AF635892

KURSBUCH

Fibromyalgie

Dr. med. Thomas Weiss

KURSBUCH Fibromyalgie

Das Standardwerk zu Fibromyalgie, chronischen Schmerzerkrankungen und funktionellen Störungen

südwest

Inhalt

„Woran arbeiten Sie?", wurde Herr K. gefragt. Herr K. antwortete: „Ich habe viel Mühe, ich bereite meinen nächsten Irrtum vor."

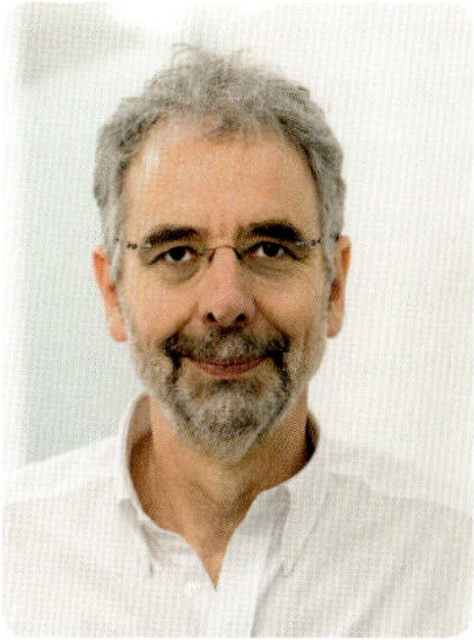

Vorwort

Fibromyalgie, das bedeutet Schmerzen fast am ganzen Körper, Müdigkeit, Abgeschlagenheit, Schlafstörungen und zahlreiche sog. funktionelle Störungen, wie etwa Reizmagen- oder Reizdarmbeschwerden. Doch manchmal sind die Unsicherheit über die Ursachen der Beschwerden und die innere Ratlosigkeit fast genauso quälend wie die Symptome selbst.

Warum habe ich solche Schmerzen? Warum bin ich nicht mehr belastbar? Warum friere/schwitze ich? Warum gehen mir Lärm, Geruch, Menschen so sehr auf die Nerven? Wie kommt es, dass ich so übersensibel reagiere? Warum kann ich nicht schlafen? Warum helfen keine Medikamente? Warum bin ich so ängstlich und schreckhaft geworden? Warum fühle ich mich so bedrückt? Und wie kommt es, dass viele Ärzte sagen, ich hätte „nichts", es sei „alles in Ordnung"? – Das sind einige der Fragen, die Betroffene vielfach in sich tragen.

Lange Zeit waren die Antworten unbefriedigend. Das Fibromyalgiesyndrom (FMS) galt als rätselhafte Krankheit. Doch viele der Rätsel werden heute besser verstanden. Ich werde mich bemühen, das aktuelle Wissen zu den genannten und vielen anderen Fragen zu vermitteln.

Was erwartet Sie noch in diesem Buch?

Zuerst ein Überblick über das gegenwärtig gesicherte Wissen zum Krankheitsbild. Hierfür gehen neben den wichtigsten Forschungsergebnissen auch die zentralen Inhalte der aktuellen deutschen Leitlinie zum Fibromyalgiesyndrom ein, an der ich 2008 und 2011 mitarbeiten konnte.

Darüber hinaus ist es mir ein Anliegen, etwas von der Sichtweise zu vermitteln, die ich aus über 30-jähriger Beschäftigung mit dem Thema Fibromyalgiesyndrom gewinnen konnte. Während ich früher eher von einem Defekt ausging, liegt es mir heute näher, Fibromyalgie als eine Anpassungsreaktion von Körper, Geist und Seele an eine bedrohliche oder als bedrohlich erlebte Situation zu verstehen. Diese Reaktionsweise geht mit hoher, manchmal maximaler Sensibilität und sehr viel Stress einher.

Ich hoffe, in diesem Buch deutlich machen zu können, dass der Kern dieser Anpassungsreaktion sinnvoll ist und ursprünglich einmal der Absicherung diente. Doch aus verschiedenen Gründen verfehlt das Absicherungsbemühen seinen eigentlichen Zweck und führt im Gegenteil zur Verunsicherung. Es entstehen auf körperlicher und seelischer Ebene vielfach Teufelskreise, aus denen ein Entrinnen nicht leicht möglich ist.

Ich würde mir wünschen, dass eine vertiefte Sichtweise der Symptome dazu beitragen könnte, die eigenen, vielleicht merkwürdigen Reaktionen mit größerem Verständnis annehmen zu können. Statt als „verrückt“ oder „krankhaft“ könnten sie als „übertrieben“ oder „unangemessen“ für die jetzige Lebenssituation angesehen werden. Das Verständnis für die Sinnhaftigkeit der Beschwerden öffnet gleichzeitig den Weg für neue therapeutische Schritte. Das heißt, beispielsweise die eigenen Ängste zu beruhigen und gleichzeitig das Wagnis einzugehen, verlorenes Terrain Schritt für Schritt zurückzugewinnen. So wird es möglich, den scheinbar sicheren Hafen der Meidung zu verlassen, der für einen Großteil der Symptomatik verantwortlich ist.

Fibromyalgie ist als Krankheitsbild auch verwirrend, weil praktisch alle Regulationen des Körpers beeinträchtigt sein können: Bewegung, Schlaf, Atmung, Herz-Kreislauf, Ausscheidung, Stoffwechsel oder Sexualität. Auch eine Überempfindlichkeit der Sinne ist sehr verbreitet.

Dadurch ergeben sich neben dem Kernsymptom Schmerz weitere leidvolle Reaktionen, die fast den gesamten Kreis der psychosomatischen Krankheiten, vor allem die sog. funktionellen Störungen, umfassen. Daher geht es in diesem Kursbuch nicht nur um Fibromyalgie im engeren Sinn, sondern auch um die angrenzenden und vielfach damit verflochtenen funktionellen Störungen.

Auch bei den therapeutischen Verfahren hat sich sehr viel getan. Die Möglichkeiten sind heute umfassend und haben gute Erfolgsaussichten, wenn nicht einseitig auf Medikamente gesetzt wird, sondern mehrere wirksame Verfahren in sinnvoller Weise miteinander kombiniert werden. Diese sog. multimodalen Therapieverfahren stellen heute den „Goldstandard“ der Behandlung dar. Bei intensivem Einsatz lassen sich damit in kurzer Zeit oft große therapeutische Fortschritte erzielen.

Neben einem Überblick über die klinischen Behandlungsmöglichkeiten möchte ich Ihnen zeigen, welche Verfahren Sie zu Hause selbst anwenden können. Eine kontinuierliche Selbsthilfe, das wird immer deutlicher, hat bei Fibromyalgie einen hohen Stellenwert. Sie ist weit mehr als ein wenig Morgengymnastik; vielmehr beinhaltet sie hochwirksame Verfahren, die bei konsequenter Durchführung zu ausgezeichneten Ergebnissen führen. Sie ist ein unabdingbarer Baustein im gesamten Heilungsprozess.

Natürlich kann es bei Fibromyalgie auch zu Rückschlägen kommen. Bei Stress, Angst, Kälte oder Überforderung können Beschwerden wieder aufflackern. Das ist bedauerlich, aber nicht unbedingt tragisch und muss Sie nicht entmutigen. Es kommt nun darauf an, die Kompetenzen zu entwickeln, Rückschläge erfolgreich zu überwinden. Dies steigert letztlich das Selbstvertrauen in die eigenen Kräfte und führt zu mehr Zuversicht und stabilerer Gesundheit. So verliert die Krankheit langsam ihren Schrecken, da sie zunehmend aus eigener Kraft zu bessern oder sogar zu überwinden ist.

Ich habe mir erlaubt, einige Gedanken mehrfach zu erwähnen. Dies mag überflüssig oder störend sein, wenn Sie das Buch von A bis Z „am Stück“ lesen. Es ist aber als Hilfe für Leser gedacht, die einzelne Kapitel nachschlagen möchten.

Die Gedanken, die Sie in diesem Buch finden, verdanke ich so vielen Menschen, dass ich meinen eigenen Beitrag nur schwer benennen könnte. Besonders natürlich den vielen Tausend Fibromyalgiepatienten, die ich behandeln konnte. Durch ihre Offenheit und Geduld, ihre Bereitschaft, neue Wege zu gehen und die Erfahrungen mit mir zu teilen, war es mir möglich, schrittweise ein besseres Verständnis zu gewinnen. Freunde und Kollegen gaben mir unzählige Anregungen.

Bedanken möchte ich mich auch bei meinen Mitarbeiterinnen, die sich täglich geduldig und liebevoll unseren Patienten widmen. Hunter Beaumont ermöglichte mir, menschliche Sensibilität und Verletzlichkeit neu zu verstehen. Hans-Peter Lutz hat das Buch mehrfach gelesen und mit zahlreichen Vorschlägen verbessert. Ganz besonders darf ich meiner Frau und Kollegin Elisabeth danken. Sie steht mir seit Jahren als kompetente Beraterin und Diskussionspartnerin zur Seite und hat mir unzählige Male ermöglicht, eine tiefere Sichtweise zu finden.

Ihr
Dr. Thomas Weiss

Einführung

Drei Fallgeschichten

Fibromyalgie hat viele Gesichter. Die typische Patientin, den typischen Patienten gibt es eigentlich nicht. Daher sollen Ihnen drei kleine Fallgeschichten eine erste Vorstellung von der Bandbreite des Symptomenkomplexes geben.

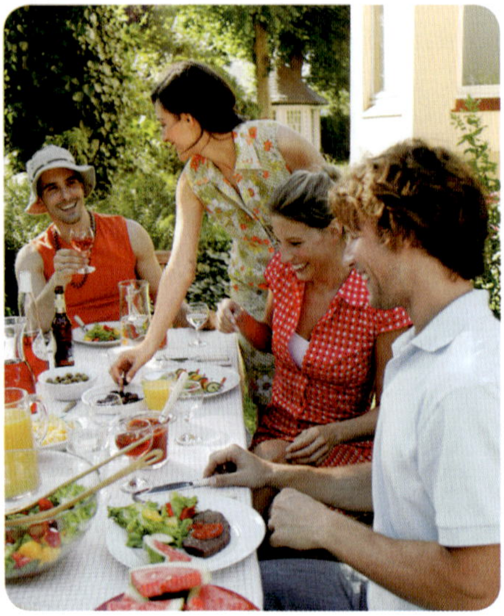

Mechthild

Der modisch gekleideten 40-jährigen Frau waren ihre Beschwerden wirklich nicht anzusehen. Sie bewegte sich ungezwungen, machte humorvolle Bemerkungen und wirkte auf den ersten Blick nicht erkennbar eingeschränkt. Doch der Realschullehrerin ging es seit mehreren Jahren nicht mehr gut.

Sie war immer schon ein sensibles Kind gewesen. Lärm und viele Menschen hatten sie erschreckt und manchmal verunsichert. Das war auch kein Wunder, schließlich waren auch beide Eltern äußerst feinfühlig. Bei ihrer Mutter kam noch eine übergroße Ängstlichkeit hinzu. Immer befürchtete sie, Mechthild könnte etwas Schlimmes passieren. Sie war, wie Mechthild sagte, eine richtige „Glucke".

Dank ihres angenehmen und zuvorkommenden Wesens war Mechthild in der Schule beliebt, hatte immer viele Freundinnen und auch junge Männer suchten ihre Nähe. Bis auf die üblichen Kinderkrankheiten, eine Blinddarmoperation und Sportverletzungen war sie auch nie ernsthaft krank.

Das Studium und die ersten Berufsjahre bereiteten ihr nur geringe Schwierigkeiten. Sie kam gut mit ihren Schülern und deren Eltern zurecht. Auch im Kollegium wurde sie geschätzt. Innerhalb von knapp zwei Jahren bekam Mechthild erst ein Mädchen und dann einen Jungen. Beide Schwangerschaften waren kompliziert; sie musste jeweils über Monate hinweg liegen und auch die Geburten erwiesen sich als langwierig und schmerzhaft.

Mechthild wollte dennoch wieder in die Schule zurück. Jetzt allerdings fiel ihr die Arbeit deutlich schwerer. Ihre Schüler wirkten auf sie laut und unmotiviert. Die Vorbereitung zu Hause war mühsam, nicht zuletzt, da sie von ihren eigenen Kindern nachts häufig geweckt wurde. Sie hatte ein schlechtes Gewissen, da sie glaubte, weder ihrer Aufgabe als Lehrerin noch der als Mutter wirklich zu genügen.

In dieser Situation trat bei ihr ein Bandscheibenvorfall auf. Die Situation war geradezu klassisch, wie ihr der Orthopäde später erläuterte. Sie wollte den Kinderwagen aus dem Kofferraum heben. Doch weil sie gleichzeitig nach ihrer Tochter schaute, die neben dem Auto stand, verdrehte sie dabei die Wirbelsäule auf unglückliche Weise. Es fuhr ihr wie ein Blitz ins Bein. Die akuten Beschwerden wurden zwar dank Schmerztabletten besser, aber dafür litt Mechthild seit dieser Zeit unter wiederkehrenden Beschwerden. Zuerst traten diese Beschwerden nur im Bereich des unteren Rückens auf, später auch im Nacken und in den Schultern. Im Verlauf von Monaten breiteten sich die Schmerzen weiter über den Körper aus.

Nachts waren die Schmerzen besonders schlimm. Sie konnte zwar einschlafen, wachte jedoch zwischen 2 und 3 Uhr morgens auf und konnte ab da keine Körperposition mehr finden, in der sie wieder einschlafen konnte. Morgens fühlte Mechthild sich dann wie gerädert.

Im Verlauf eines Jahres empfand sie sich als unkonzentriert, abgeschlagen und war leicht überfordert, litt unter wechselnden Schmerzen, einmal war es ihr zu heiß, dann zu kalt, und alles wurde ihr zu viel. Ständig litt sie unter neuen „Zipperlein“. Auch ihre Kinder gingen ihr immer mehr auf die Nerven. Selbst wenn sie nur im Kinderzimmer spielten, erschienen sie ihr zu laut. Am liebsten wäre sie auf eine einsame Insel geflohen.

Ein befreundeter Arzt, mit dem sie ihre Beschwerden besprach, empfahl ihr, sich wegen des Verdachts auf ein Fibromyalgiesyndrom untersuchen zu lassen. Ein Rheumatologe bestätigte die Diagnose.

Susanne

Susanne war 35 Jahre alt, als ich sie zum ersten Mal in der Sprechstunde sah. Die junge Physiotherapeutin war deutlich übergewichtig, die Haut im Gesicht und an den Oberarmen spannte ein wenig. Dabei ging von Susanne eine fröhliche, optimistische Ausstrahlung aus. Sie lachte gerne und viel. Susanne hatte vor einigen Jahren einen Gärtner geheiratet und arbeitete seit dieser Zeit zusammen mit ihrem Mann in der Gärtnerei.

Gesundheitliche Schwierigkeiten hatte Susanne bis zur Geburt ihrer Tochter eigentlich nie. Vielleicht einmal eine Erkältung oder eine Sportverletzung, mehr war es nicht. Nur mit dem Gewicht, da bestand schon immer ein Problem. Sie musste sehr auf das Essen achten, um nicht zuzunehmen. Am Ende ihrer Schwangerschaft hatte sie über 30 Kilogramm mehr auf den Rippen, obwohl sie sich sehr zusammengerissen hatte. Und diese Pfunde wollten nicht mehr richtig herunter, trotz Sport und Diäten. Zugegeben, sie konnte auf Süßes nicht ganz verzichten.

Was Susanne aber besonders störte, waren die Wassereinlagerungen. Sie wirkte seit ihrer Schwangerschaft im Gesicht oft aufgedunsen; vor allem morgens. Die Ringe saßen dann stramm auf den Fingern und abends waren ihre Beine schwer. Die Söckchen schnitten an den Unterschenkeln ein und sie wusste oft nicht, wie sie zu all den blauen Flecken gekommen war. Nachts wachte sie oft mit tauben Händen auf, was ein Neurologe als „Karpaltunnelsyndrom" bezeichnete. Nachdem der eingeklemmte Nerv am Handgelenk operiert war, wurde es zwar besser, doch kurze Zeit später gingen die Schmerzen auf der anderen Seite los. Sie wurde ein zweites Mal operiert.

Als sie für ihre Tochter einen Platz im Kindergarten gefunden hatte, begann sie auch wieder in ihrem alten Beruf zu arbeiten. Am Anfang klappte es ganz gut. Doch dann setzten Rücken- und Nackenschmerzen ein. Sie schlief auch nicht mehr so gut wie früher. Nachts wachte sie häufig gegen 3 Uhr auf und brauchte lange, um wieder einzuschlafen.

Sie wurde nun morgens gelegentlich darauf angesprochen, ob sie einen feuchtfröhlichen Abend verlebt hätte, so angeschwollen war ihr Gesicht. Doch in Wahrheit war sie abends höchst nüchtern und todmüde ins Bett gefallen.

Im Verlauf eines Jahres nahm sie weiter an Gewicht zu, obwohl sie nicht den Eindruck hatte, mehr zu essen. Sie fühlte sich aufgedunsen und vermied es, einen Blick in den Spiegel zu werfen. Gleichzeitig litt sie unter immer mehr Schmerzen. Am Anfang traten diese vor allem im Bereich der Lendenwirbelsäule und im Nacken auf, was sie nicht wunderte, da sie gewohnt war, bei ihrer Arbeit und auch zu Hause kräftig zuzupacken.

Sie ließ sich von einer Kollegin massieren und überwand sich zu morgendlicher Gymnastik. Die Schmerzen wurden jedoch schlimmer. Vor allem die Beine spannten und schmerzten abends, wenn sie lange gestanden hatte. Ihre Kopf-

schmerzen nahmen zu und vor allem vor der Periode fühlte sie sich sehr angespannt. Irgendwann hatte sie den Eindruck, sie habe Schmerzen am ganzen Körper.

Nach Abschluss der Diagnostik wurde deutlich, dass Susanne unter einem Fibromyalgiesyndrom litt.

Jacqueline

Als die 53 Jahre alte Jacqueline in mein Sprechzimmer kam, schien es, als wolle sie ohne Worte ausdrücken: „Vorsicht!", „Nicht fest anfassen!" Die Personalleiterin eines mittelständischen Betriebs war klein und schmal. Sie wirkte zerbrechlich.

Schmerzen hatte sie bereits seit der Kindheit. Anfangs „Wachstumsschmerzen" und Kopfschmerzen, später Menstruationsbeschwerden, Bauchschmerzen, Kopfschmerzen und ab Mitte 30 auch Migräne.

Jacqueline hatte keine einfache Kindheit gehabt. Der Vater hatte sehr viel getrunken und sowohl Mutter als auch Tochter geschlagen. Die Mutter war oft krank. Sie konnte nicht den Halt geben, den Jacqueline in dieser Situation gebraucht hätte. Als Älteste von drei Geschwistern musste sie zusätzlich früh Verantwortung für die Schwester und den Bruder übernehmen.

Mit viel Fleiß und Zähigkeit gelangen ihr ein guter Schul- und Studienabschluss. In ihrem Beruf fand sie nicht zuletzt wegen ihres unermüdlichen Einsatzes viel Anerkennung.

Weniger einfach war das Leben im privaten Bereich. Jacqueline fürchtete, enttäuscht zu werden. Es war nicht leicht für sie, sich auf feste Beziehungen einzulassen. Als dann eine langjährige Beziehung tatsächlich zerbrach, konnte sie das kaum ertragen. Sie stürzte sich so lange in die Arbeit, bis sie völlig überfordert und erschöpft war.

Sie konnte nicht mehr schlafen, fühlte sich gleichzeitig todmüde und innerlich unruhig, litt unter Ängsten, Schreckhaftigkeit, Konzentrationsstörungen, Magen-Darm-Störungen und vor allem Schmerzen „überall". Sie hatte ein Fibromyalgiesyndrom.

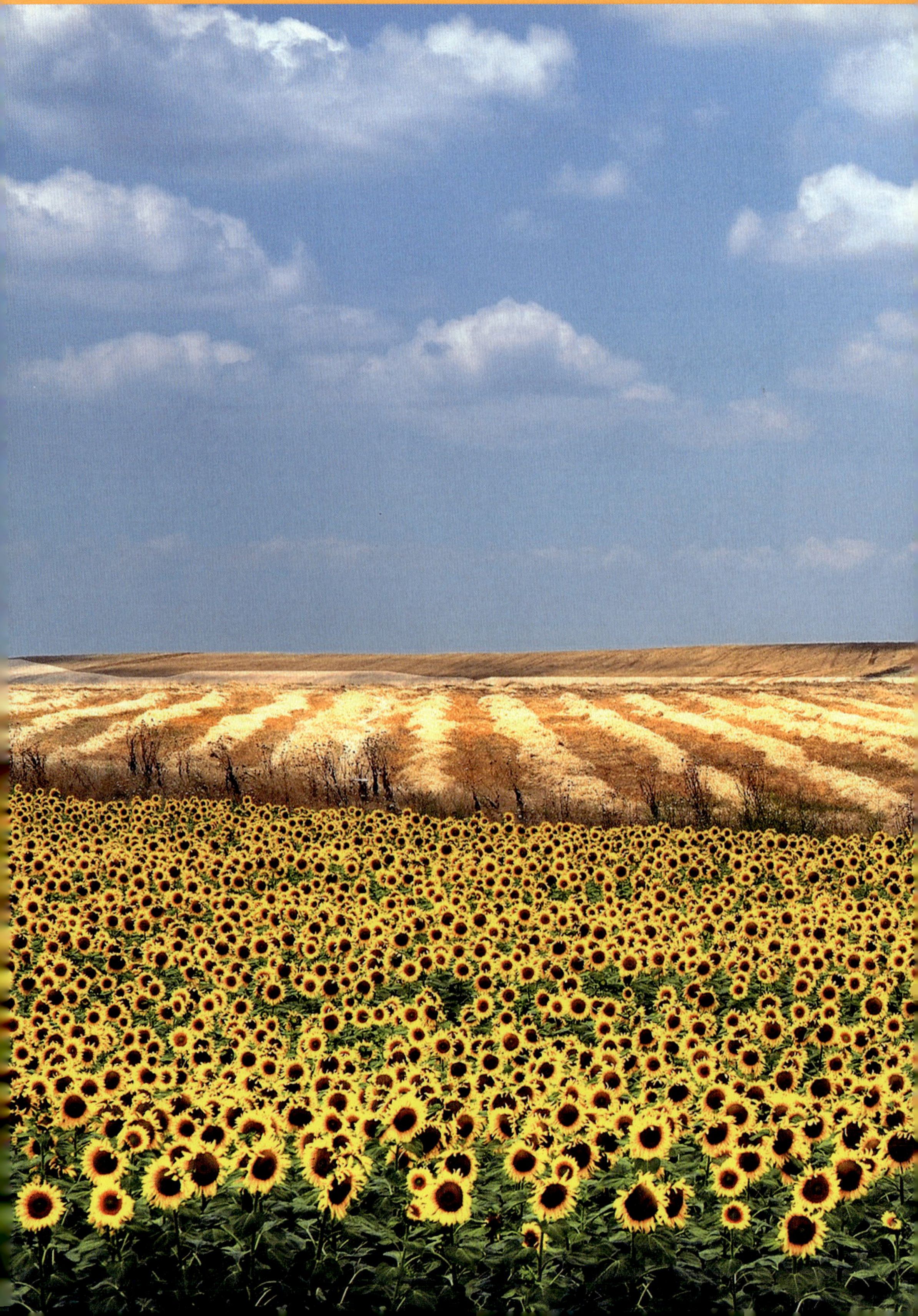

Grundlagen

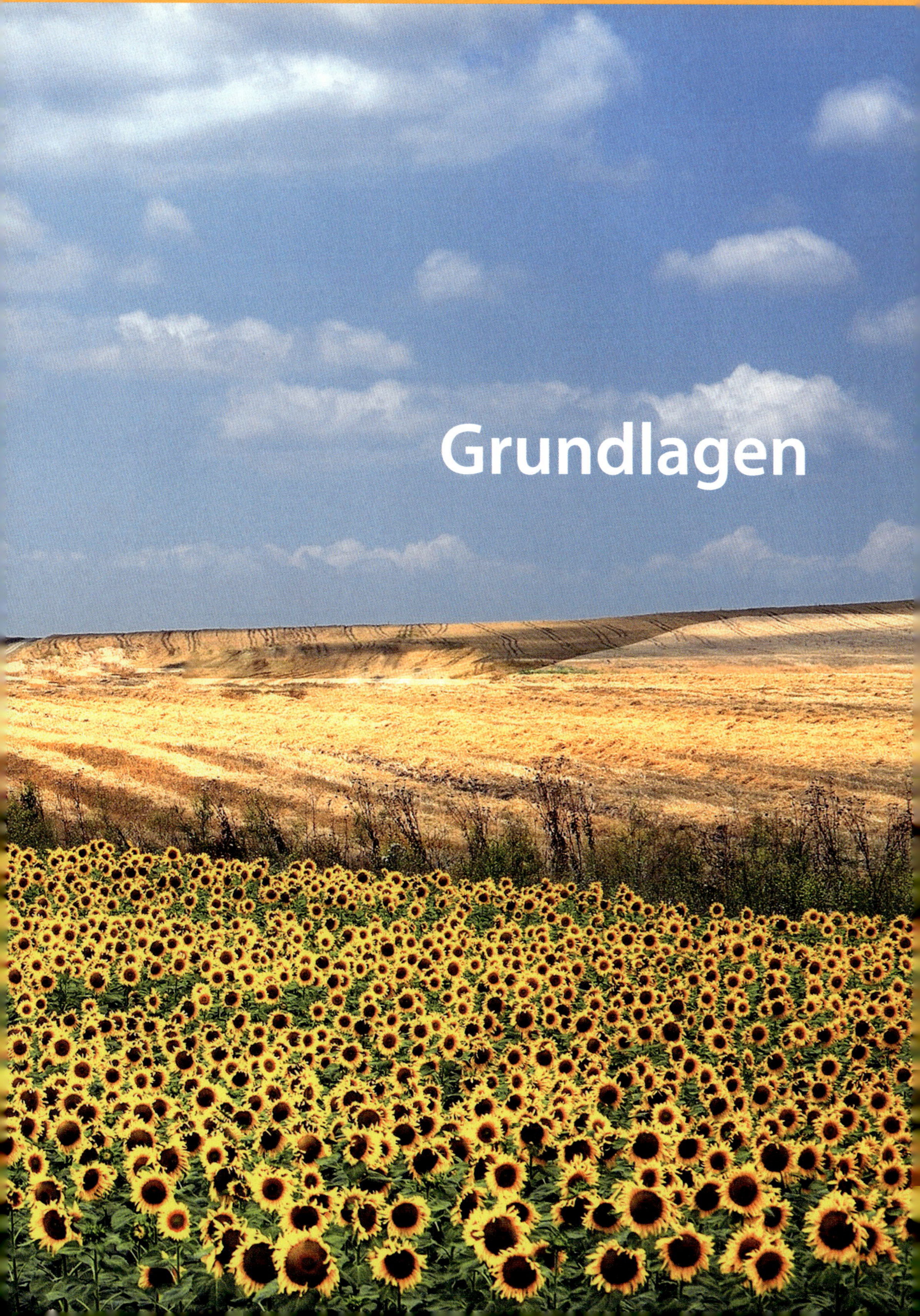

Teil 1: Zu den Grundlagen

Das Fibromyalgiesyndrom ist ein meist chronisches Krankheitsbild mit oft schubförmigem Verlauf, das sich aus mehreren Symptomen zusammensetzt. Im Vordergrund stehen ausgebreitete Schmerzen an vielen bzw. den meisten Stellen des Körpers. Dazu kommen Schlafstörungen, Abgeschlagenheit, Müdigkeit und zahlreiche weitere sog. funktionelle Beschwerden (z. B. Magen-Darm-Beschwerden) sowie eine erhöhte Reizempfindlichkeit.

Fibromyalgie oder Fibromyalgiesyndrom

Statt von „Fibromyalgie" wird in der medizinischen Welt lieber von einem „Fibromyalgiesyndrom" gesprochen. Als Syndrom wird ein gleichzeitiges Vorkommen von mehreren Symptomen (Beschwerden) bezeichnet, deren letzte Ursache nicht verstanden ist. Anders als beim Herzinfarkt (Durchblutungsstörung) oder einer Grippe (Virus) lassen sich bei Fibromyalgie nicht alle Symptome auf einen bestimmten Auslöser zurückführen. Korrekterweise sollte also von einem „Fibromyalgiesyndrom" gesprochen werden. Zur Vereinfachung wird in diesem Buch jedoch auch die Bezeichnung „Fibromyalgie" oder noch kürzer „FMS" verwendet.

Beschwerden

Wie in dem Begriff „Syndrom" schon ausgedrückt, umfasst das Fibromyalgiesyndrom zahlreiche Einzelbeschwerden. Diese Tatsache macht das Krankheitsbild auch so vielschichtig und manchmal verwirrend. Glücklicherweise treten nicht buchstäblich alle Symptome bei jedem Patienten immer auch gleichzeitig auf. Einige Patienten leiden vorwiegend unter Schmerzen und Schlafstörungen. Andere betrifft jedoch die ganze Breite des Krankheitsbildes.

Weiterhin muss berücksichtigt werden, dass an manchen Tagen/Wochen das Leiden ausgeprägt und dann wieder einigermaßen erträglich ist. Es gibt Patienten, die sogar Phasen haben, in denen sie sich kerngesund fühlen. Doch dann setzen die Symptome unvermittelt wieder ein. Stress, Kälte, Feuchtigkeit, körperliche Belastungen und Infekte führen in der Regel zu einer Zunahme der Schmerzen.

Für die Betroffenen ist diese Wechselhaftigkeit oft schwer nachzuvollziehen. Gehört Magendruck, Durchfall oder Brustschmerz nun zum Fibromyalgiesyndrom oder ist das eine völlig andere, möglicherweise bedrohliche Krankheit? An erster Stelle sollen hier die häufigsten Einzelsymptome aufgeführt werden. Später werden sie dann noch ausführlich besprochen und in einen größeren Zusammenhang gestellt.

Schmerz

Ganz im Vordergrund aller Symptome steht der Schmerz. Es gibt kein FMS ohne körperliche Schmerzen. Diese Tatsache ist einer der wenigen klaren Aspekte bei der Krankheit. Es handelt es sich immer um einen ausgebreiteten Schmerz, der (fast) im gesamten Körper vorhanden ist (siehe die Definition Seite 25ff.).

Im Gegensatz zu anderen Schmerzbildern (Zahnschmerz, Gesichtsschmerz, Schmerz nach Verletzungen) ist jedoch das Gesamtbild der Schmerzen alles andere als eindeutig. Das beginnt schon mit dem Charakter des Schmerzes. Ihn zu beschreiben, fällt den Patienten oft schwer. Er kann brennend, stechend, dumpf, bohrend, oberflächlich oder tief sein. Manchmal ist er auch alles zugleich.

Die Frage, in welchen Körperpartien der Schmerz bevorzugt auftritt, ist für viele Patienten gleichfalls nur sehr schwer zu beantworten. „Eigentlich überall", antworten dann viele von ihnen. Oder: „Fragen Sie mich lieber, wo es nicht wehtut!" Das Leid kann in den Gelenken, Muskeln, Sehnenansätzen und auch in inneren Organen auftreten. Dabei wechseln die Schmerzen häufig den Ort, weshalb sie auch als „Wanderschmerzen" bezeichnet werden. Heute treten sie in der rechten Schulter auf, morgen im linken Kniegelenk oder übermorgen in beiden Handgelenken. Es kann sein, dass ein Hausarzt eine Überweisung zur Röntgenuntersuchung des linken Kniegelenks ausstellt, doch bis der Patient beim Radiologen eintrifft, hat er dort überhaupt keine Beschwerden mehr, während das rechte Knie unerträglich wehtut.

Zumindest bei den schmerzverstärkenden Faktoren herrscht eine gewisse Klarheit. Es sind im Wesentlichen körperliche Belastungen (Sport, Arbeit), Schlafmangel, Kälte, Feuchtigkeit, Infekte und seelischer Stress. Bei einigen Patienten kommt es noch während des Sports zu Schmerzen, bei anderen erst in den Stunden danach oder in der folgenden Nacht bzw. am nächsten Tag.

Berührungs- und Druckempfindlichkeit

Bei einer isolierten Berührungsempfindlichkeit können bereits schwache, zarte Hautkontakte Unbehagen auslösen. Ein sanftes Streicheln löst Brennen oder Stechen aus. Nimmt der Druck der Hand dann zu, lässt der Schmerz erstaunlicherweise nach. Liegt dagegen eine erhöhte Druckempfindlichkeit vor, ist der Zusammenhang umgekehrt: Streicheln ist angenehm, die Berührung darf aber nicht zu stark sein, sonst kommt es zu Schmerzen.

Kälte- und Wärmeempfindlichkeit

Die allermeisten Patienten neigen zum Frieren. Einige bezeichnen sich als ausgeprägte „Frostbeulen". Wenn es dem Ehepartner im Zimmer noch schön warm ist, drehen sie bereits die Heizung auf oder kommen nicht ohne Pulli, warme Socken oder Heizkissen aus. Ich kenne Patienten, die auch im Sommer nie ohne Heizdecke schlafen.

Das Frieren kann so zur echten Beeinträchtigung der Lebensqualität wer-

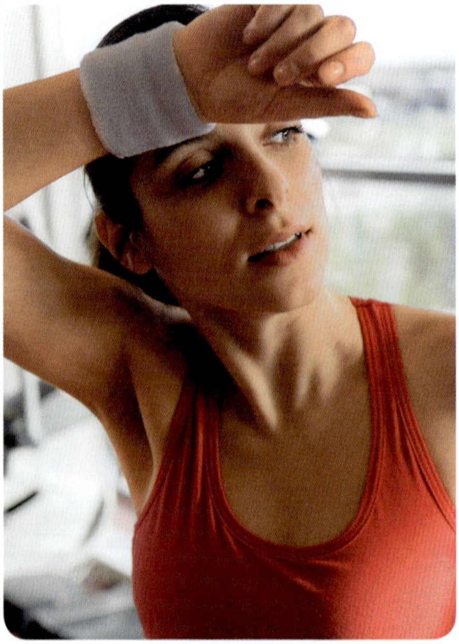

den. Etwas seltener ist die Wärmeempfindlichkeit. Kaum stellen sich erste sommerliche Temperaturen ein, leiden die Betroffenen unter der „Bullenhitze" und flüchten in kühle Gebäude. Plötzliche Schweißausbrüche erinnern an Hitzewallungen. Doch die Symptomatik lässt sich keineswegs mit einem Hormonmangel erklären und tritt auch bei jungen Patientinnen auf.

Besonders erschwert ist das Leben, wenn Kälte- und Wärmeempfindlichkeit gleichzeitig auftreten. Dann wird in den eigenen vier Wänden ständig an der Heizung gedreht. 22° C sind ungemütlich kalt und 24° C bereits viel zu warm. Für die Partner ist diese „Mimosenhaftigkeit" kaum nachvollziehbar.

An dieser Stelle soll auch die erhöhte Sensibilität auf Zugluft erwähnt werden, die gleichfalls extreme Formen annehmen kann. Ein Teil der Patienten reagiert auf minimale Luftbewegungen unbehaglich und häufig mit Angst vor Erkältungen. Selbst wenn ein Fenster in großer Entfernung nur einen Spalt weit offen steht, nehmen sie den Durchzug wahr. Die Patienten tragen oft einen Schal oder eine Decke bei sich, um sich gegen diese Unbill schützen zu können. Fast ausschließlich Frauen betrifft ein weiterer Bereich von erhöhter Sensibilität. Sie können schlechte Luft in geschlossenen Räumen kaum ertragen. Sie sind die Ersten, die sich über die verbrauchte Luft beklagen und die Fenster öffnen möchten. Von anderen Menschen werden sie dann meist erstaunt angesehen.

Reizempfindlichkeit

Wenn ein Fibromyalgiesyndrom fortschreitet, kommt es meist zu einer zunehmenden allgemeinen Reizempfindlichkeit. Diese betrifft nicht nur die Haut. Letztlich können alle Sinne überempfindlich werden. Am häufigsten ist die Lärmempfindlichkeit. Störgeräusche, mehrere Sprecher gleichzeitig oder die Mischung aus Stimmen und Musik (Partysituation) werden von den Patienten schlecht ertragen. Die Partner werden aufgefordert, ruhiger zu sprechen, die Tür leise zu schließen, nicht mit den Gegenständen zu klappern oder unangenehm mit der Zeitung zu rascheln. Häufig ist ein Tinnitus (pfeifendes, rauschendes Ohrgeräusch) mit der Lärmempfindlichkeit verbunden.

Auch die Lichtempfindlichkeit nimmt zu. Bereits bei hellem Himmel benötigen die Patienten eine Sonnenbrille, beim Autofahren nachts blendet sie der Gegenverkehr. Gegen grelles Licht gibt es diesen einfachen Schutz. Gerüchen dagegen fühlen sich die Patienten (fast ausnahmslos Frauen) völlig ausgeliefert. Sie können eine hochgradige Sensibilität gegenüber unangenehmen Körpergerüchen, aufdringlichem Parfüm, Chemikalien oder den Ausdünstungen von Speisen entwickeln. Manche Frauen sagen, sie hätten eine „feine Nase", andere leiden sehr unter ihrer erhöhten Geruchsempfindlichkeit. Für sie ist die Welt erfüllt von widerlichem, ja bedrohlichem Gestank. Dabei hat kaum eine Sinneswahrnehmung einen so engen Bezug zu den Gefühlen wie der Geruch. Wenn es überall mieft und stinkt, dann fühlen sich die Betroffenen unter Dauerstress. Dagegen hilft nur Rückzug. So weit weg wie möglich!

In aller Regel nehmen die (männlichen) Partner nichts von alledem wahr. Für sie riecht es ganz normal. Die erhöhte Sensibilität gegenüber Düften erscheint ihnen daher merkwürdig, schwer nachvollziehbar oder sogar „verdreht". Dieser Teil der erhöhten Reiz-

Die Sensoren der Haut

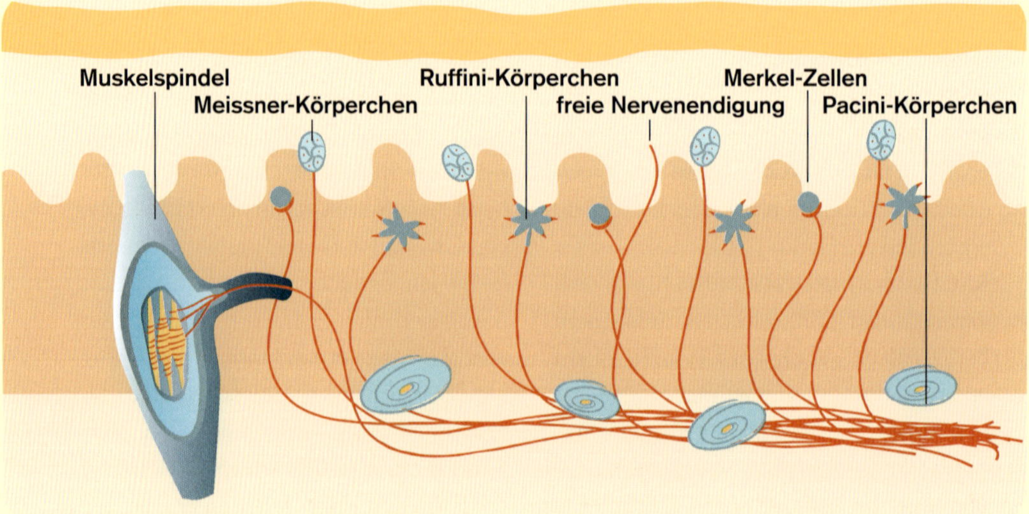

Unsere Haut ist in der Lage, höchst unterschiedliche Gefühlsqualitäten wahrzunehmen und über die Nerven an das Gehirn zu leiten. So können wir ein möglichst umfassendes Bild über unsere unmittelbare Umwelt und mögliche Gefahren gewinnen. Zwischen 100 000 bis 10 Millionen Sensoren sollen allein in der Haut liegen. Sie produzieren etwa 1 Megabit an Informationen – und das in jeder einzelnen Sekunde! Beim Gesunden werden diese Informationen zum allergrößten Teil frühzeitig herausgefiltert. Beim FMS funktioniert dieser Filter nicht richtig: Zu viele Informationen erreichen das Gehirn. Oder – anders formuliert – die Reizschwelle ist gesenkt. Die vielfältige Überempfindlichkeit ist eine Folge der gesenkten Schwelle. Es gibt zahlreiche unterschiedliche Sensoren.

Freie Nervenendigungen übertragen die **Schmerzsignale**. Sie werden auch als Nozizeptoren (lat. *nocere* = schaden) bezeichnet, weil sie einen drohenden oder eingetretenen Schaden melden. Diese Sensoren sind in riesiger Zahl in der Haut und den meisten Organen vertreten. Erstaunlicherweise sind sie relativ unempfindlich. Das mag auf den ersten Blick überraschen, ist aber natürlich sinnvoll, sonst würden wir bereits beim Hinsetzen auf einen Stuhl Schmerzen empfinden. Die Sensoren reagieren erst, wenn es wirklich brenzlig wird.

Andererseits sind die freien Nervenendigungen in der Lage, auf fast sämtliche Arten von Bedrohung zu reagieren. Dazu gehören Kälte, Wärme, mechanische oder chemische Reize. Noch etwas ist wichtig: Die freien Nervenendigungen zeigen keinerlei Gewöhnung. Sie feuern Tag und Nacht, wenn sie gereizt werden, und das auch über Wochen, Monate oder Jahre. So unangenehm dieser Effekt ist, so sinnvoll ist die Tatsache. Der ekelhafte Schmerz soll uns schließlich dazu motivieren, die Bedrohung abzuwenden und so den Körper zu schützen.

Für die **Druckwahrnehmung** sind Merkel-Zellen sowie Ruffini-Körperchen (nach ihren Entdeckern benannt) zuständig. Die beiden Sensoren gewöhnen sich sehr langsam an Reize. Mechanischen Druck nehmen sie sehr lange wahr, was jeder kennt, der am Morgen drückende Schuhe angezogen hat. Die Füße nehmen uns das den ganzen Tag lang übel. Von Gewöhnung keine Spur!

Berührung ist unabhängig vom Druck und wird durch die sog. Meissner-Körperchen aufgenommen. Im Gegensatz zum Druck gewöhnen sich die Meissner-Körperchen sehr schnell an einen Reiz. Wer ein Hemd anzieht, merkt das gleich. Die Berührung ist schon nach Sekunden vergessen.

Bei **Vibration** reagieren die Vater-Pacini-Körperchen. Auch sie gewöhnen sich rasch an den Reiz. Eine gleichförmige Vibration wird dementsprechend schnell ignoriert.

Kälte und Wärme wird von speziellen Rezeptoren, den Kälte- und Wärmerezeptoren, aufgenommen. Pro Quadratzentimeter enthält die Haut zwischen einem und drei Rezeptoren (mehr Kälte- als Wärmerezeptoren). Die meisten befinden sich im Bereich von Mund und Wangen. Daher überprüft eine Mutter das Babyfläschchen auch dort auf die richtige Temperatur.

Hat die Haut ihre richtige „Betriebstemperatur“ von ungefähr 34° C, dann reagieren beide Sensortypen überhaupt nicht. Sinkt die Temperatur, dann feuern die Kälterezeptoren. Unterhalb von 20° C lässt die Entladungsrate nach. Ist es richtig kalt, dann melden sich nur noch die Schmerzsensoren. Ein Sprung in wirklich eiskaltes Wasser löst daher eher Schmerzen als Kältegefühle aus. Das Gleiche gilt für steigende Temperatur: Die Wärmerezeptoren reagieren, wenn es wärmer wird als 34° C. Doch oberhalb 45° C stellen sie langsam ihre Aktivität ein. Bei Temperaturen darüber sind wieder die freien Nervenendigungen aktiv. Wer sich mit kochendem Wasser verbrüht, empfindet nur noch Schmerzen.

Kälte- und Wärmerezeptoren können sich bis zu einem mittleren Temperaturbereich anpassen. Beim Schwimmen im See mag das Wasser erst kühl erscheinen. Doch nachdem sich die Haut eine Weile daran gewöhnt hat, wird dies nicht mehr als unangenehm empfunden. Immer wenn Schmerzsensoren ins Spiel kommen, ist es mit der Gewöhnung vorbei. Natürlich ist dies alles von der Natur äußerst sinnvoll geregelt. Schmerz bedroht den Körper in seiner Struktur. Eine Gewöhnung daran könnte fatale Folgen haben.

empfindlichkeit wird manchmal auch als MCS (multiple chemische Sensibilität) bezeichnet.

Möglicherweise kann eine weitere Symptomatik ebenfalls als erhöhte Reizempfindlichkeit verstanden werden: der diffuse Schwindel, unter dem ein Teil der Betroffenen leidet. Es handelt sich dabei nicht um einen Drehschwindel, sondern um ein merkwürdiges Benommenheitsgefühl, das Gefühl, wie in Watte gepackt zu sein. (siehe Seite 158).

Funktionelle Beschwerden

Unter funktionellen Beschwerden können Symptome verstanden werden, bei denen einzelne Körperfunktionen (oft nur kurzfristig) beeinträchtigt sind, aber kein wesentlicher struktureller, organischer Schaden vorliegt. Diese Beschwerden treten bei FMS sehr oft auf. Am häufigsten leiden die Patienten unter einer Beeinträchtigung der Verdauung („Reizmagen- oder Reizdarmsyndrom"). Völlegefühl, Sodbrennen, Blähungen, Bauchschmerzen, Bauchkrämpfe, Durchfall oder Verstopfung sind Ausdruck dieser Symptomatik.

Weiterhin kommen oft vor: Schluckbeschwerden, Reizhusten, Beklemmungsgefühle in der Brust, Atemnot, schnelles Atmen (Hyperventilation), Herzklopfen, Herzrasen, unregelmäßiger Herzschlag, Reizblase, unerklärliche Unterleibsschmerzen, Prostatabeschwerden, Kopfschmerzen, Gesichtsschmerzen, verstärktes nächtliches Zähneknirschen, Schmerzen im Kiefergelenk, weiße oder bläuliche Verfärbung der Finger oder Zehen (Raynaud-Syndrom), Tinnitus, wechselnde Sehschärfe, trockene Augen und trockene Schleimhäute.

Die aufgeführten Symptome veranlassen die Patienten nicht selten zu umfangreichen Untersuchungen wie Labor- und Röntgendiagnostik, CT, MRT oder Endoskopien. Normalerweise ist alles ohne Befund. Auf der einen Seite fühlen sich die Betroffenen durch das gute Ergebnis erleichtert, auf der anderen Seite aber verwirrt. Warum leiden sie unter so vielen Beschwerden, wenn doch „nichts" vorliegt? (Die Auflösung dieser Frage finden Sie bei den einzelnen Symptombeschreibungen.)

Schwellungen/Schwellungsgefühle

Eine andere Gruppe von Patienten wacht morgens mit Schwellungen im Gesicht und um die Augen auf. Kopfkissen oder Bettdecke haben Abdrücke auf der Haut hinterlassen und die Ringe klemmen an den Fingern. Im Laufe des Tages kann es zu Schwellungen der Unterschenkel kommen und enge Strümpfe schneiden unangenehm ein (siehe Fallgeschichte von Susanne Seite 11ff.).

Diese Arten der Wassereinlagerungen (Ödeme) sind nicht nur unangenehm, sie gehen auch mit vermehrten Schmerzen einher. Aus meiner Sicht bilden Patienten mit ausgeprägten Ödemen eine eigene Untergruppe im Rahmen des FMS.

Schlafstörungen

Fibromyalgie ohne Schlafstörungen ist eine Rarität. Bei einem Vortrag vor *mehreren Hundert* Betroffenen meldete sich nur eine einzige Patientin auf die Frage, wer trotz FMS gut schlafe. Doch es stellte sich heraus, dass sie täglich hohe Dosen an Schlaftabletten einnahm.

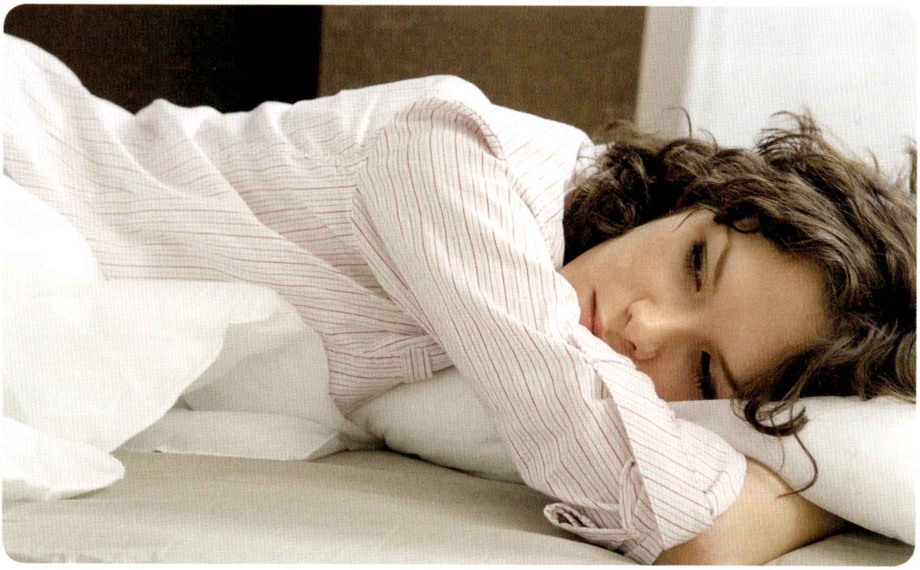

Praktisch alle Patienten sind abends völlig erschöpft. Manche nicken bereits auf der Couch beim Fernsehen ein. Das Einschlafen ist für die wenigsten ein Problem. Sie fallen todmüde ins Bett und sacken sofort weg. Doch nach zwei bis drei Stunden wachen sie auf und finden dann keine Ruhe mehr. Wie sie sich auch hinlegen, jede Stellung ist unbequem. So wälzen sie sich im Bett, während die Nacht kein Ende finden will. Erst gegen Morgen, kurz bevor der Wecker klingelt, stellt sich meist noch ein wenig Schlummer ein. Schlafstörungen und Schmerzen hängen eng zusammen. Je schlechter die Nächte, desto ausgeprägter sind am nächsten Tag die Beschwerden. Doch der Zusammenhang gilt auch umgekehrt. Kaum etwas erweckt die Lebensgeister stärker als einige erholsame Nächte (siehe Seite 219ff.).

Angst und Depressionen

Die meisten Patienten berichten, sie seien im Verlauf der Erkrankung unsicherer und ängstlicher geworden. Sie trauten sich weniger zu, gingen nicht mehr gerne unter Menschen und seien insgesamt zurückhaltender und vorsichtiger geworden. Manchmal tritt auch eine erhöhte Schreckhaftigkeit hinzu, was die Ehepartner beim Autofahren völlig unverständlich finden. „Ich fahre schon super-vorsichtig und dir ist es immer noch zu schnell!" Filme, in denen Gewalt oder Leiden vorkomme, können sie sich kaum noch ansehen.

Bei einem Teil der Patienten nimmt die Angst so stark zu, dass man von einer eigenen Angsterkrankung sprechen kann (siehe Seite 174). Auch depressive Verstimmungen sind bei Fibromyalgiepatienten verbreitet. Manchmal sind sie schon vor der Erkrankung vorhanden und können als Wegbereiter des Schmerzes verstanden werden. Besteht eine Schmerzerkrankung über Jahre, kann sich eine Depression auch in deren Folge entwickeln.

Manchmal kann kaum noch unterschieden werden, ob zwei eigenständige Erkrankungen vorliegen (FMS und Depression) oder nur eine (FMS) (siehe Seite 28).

Vergesslichkeit

„Es ist mir total peinlich, aber ich vergesse wirklich alles! Mir fallen einfache Wörter nicht mehr ein, ich suche nach Begriffen, von Namen ganz zu schweigen! Meine 80-jährige Mutter ist geistig fitter als ich!" Diese Klagen einer 45 Jahre alten Frau sind überaus typisch für Patienten mit ausgeprägten Beschwerden. Manchmal quält sie auch der Zweifel, ob das alles nicht schon die ersten Zeichen einer Alzheimer-Demenz sein könnten.

Erschöpfung und Leistungsschwäche

Je länger die Erkrankung dauert, desto stärker nimmt die allgemeine Leistungsschwäche zu. Man fühlt sich abgespannt, antriebs- und lustlos. Aufgaben, die früher „mit links" erledigt wurden, erscheinen jetzt wie ein Berg. Ein Zustand, der häufig als „fibro fog" (engl. *fog* = Nebel) bezeichnet wird. Manchmal ist diese Erschöpfung schwerer zu ertragen als die Schmerzen.

Nachlassendes sexuelles Interesse

Je länger die Schmerzen andauern, desto stärker lässt das sexuelle Interesse nach. Frauen leiden häufig unter Schmerzen beim Verkehr, Männer unter Erektionsproblemen. Für die Partner ist das sexuelle Desinteresse meist schwer verständlich und oft kränkend. Die Freude an der Sexualität kehrt jedoch in aller Regel wieder zurück, wenn die Beschwerden nachlassen.

Definitionen – Was ist ein Fibromyalgiesyndrom?

Im Verlauf der kurzen Geschichte des Begriffs „Fibromyalgie“ sind bereits mehrere Versuche unternommen worden, dieses rätselhafte Krankheitsbild wissenschaftlich zu definieren.

Definition nach ACR, 1990

1990 wurde von der amerikanischen Gesellschaft für Rheumatologie (American College of Rheumatology, ACR) Fibromyalgie erstmalig anhand einer Reihe von Kriterien definiert. Diese sog. „ACR 1990“-Kriterien werden auch heute noch viel verwendet. Nach Wolfe et al. (1990) spricht man von einem Fibromyalgiesyndrom, wenn:

- eine längere Vorgeschichte (mehr als drei Monate) mit über den Körper verbreiteten Schmerzen besteht; diese müssen auf beiden Seiten des Körpers (links und rechts) sowohl unterhalb als auch oberhalb der Taille bestehen und auch das Achsenskelett (Rücken/Brust) umfassen,
- eine Reihe von sog. Tenderpoints (besonders schmerzhafte Stellen) auf einen Daumendruck von 4 Kilogramm einen Schmerzreiz auslöst; es werden 18 Schmerzpunkte definiert; mindestens 11 müssen für die Diagnose „positiv“, d.h. schmerzhaft, sein.

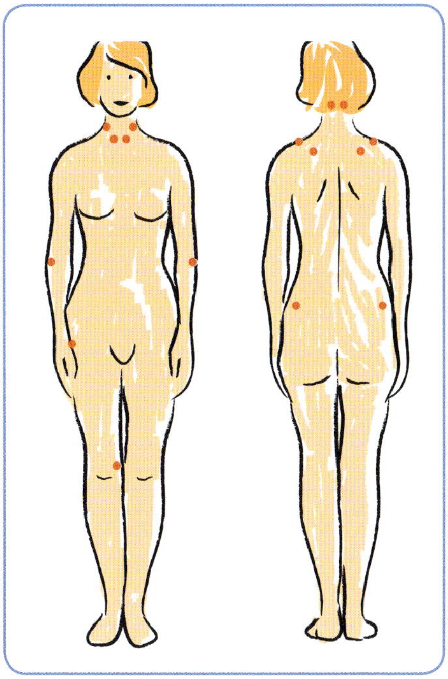

Tenderpoints nach ACR 1990

Deutsche Leitlinie 2008

Diese erste Definition des FMS wurde immer wieder kontrovers diskutiert. Insbesondere wurde die Rolle der Tenderpoints bezweifelt. Kommt es wirklich darauf an, dass bestimmte Punkte schmerzen? Ist der generalisierte, flächige Schmerz nicht wesentlich wichtiger? Liegt wirklich bei 10 von 18 Punkten kein FMS vor, während bei 11 von 18 die Diagnose plötzlich sicher ist?

Diese Situation war zweifellos unbefriedigend. In Deutschland einigten sich daher nach langer Diskussion die Vertreter von zahlreichen wissenschaftlichen Fachgesellschaften, darunter der

Autor dieses Buches, auf eine eigene Leitlinie zum Fibromyalgiesyndrom.

Das Ergebnis wurde im Rahmen der Arbeitsgemeinschaft der Wissenschaftlichen Medizinischen Fachgesellschaften AWMF (www.awmf.org/leitlinien/detail/ll/041-004.html) 2008 veröffentlicht. Hier die wesentlichen Bedingungen für ein FMS:

- chronische Schmerzen in mehreren Körperregionen (siehe ACR-Kriterien),
- typische Symptome: Steifigkeits- und Schwellungsgefühl der Hände, Füße und im Gesicht, Müdigkeit, Schlafstörungen und andere vegetative und psychische Symptome,
- 11 von 18 Tenderpoints können, aber müssen nicht vorhanden sein,
- falls Kontrollpunkte – die eigentlich nicht wehtun dürfen – dennoch schmerzen, schließt das ein Fibromyalgiesyndrom nicht aus.

Definition nach ACR, 2010

In der Zwischenzeit ging in der amerikanischen Gesellschaft für Rheumatologie (ACR) die Diskussion über das Fibromyalgiesyndrom weiter. Nun wurden auch hier die Tenderpoints als entscheidendes Kriterium aufgegeben. 2010 veröffentlichten Wolfe und andere Autoren eine neue Definition, die seither als „ACR 2010"-Kriterien bezeichnet wird.

Statt der Tenderpoints sind nun entscheidend:

- die Größe der schmerzhaften Regionen, gemessen anhand eines „regionalen Schmerzindex" mit 19 Regionen:
  - Schultergürtel links, Schultergürtel rechts
  - Oberarm links, Oberarm rechts
  - Unterarm links, Unterarm rechts
  - Hüfte links, Hüfte rechts
  - Oberschenkel links, Oberschenkel rechts
  - Unterschenkel links, Unterschenkel rechts
  - Oberer Rücken, unterer Rücken
  - Wange links, Wange rechts
  - Nacken
  - Brust
  - Bauch

  Die Skala reicht von 0 (keine Schmerzregion ist betroffen) bis 19 (alle genannten Körperregionen sind betroffen).
- das Ausmaß der Beschwerden, gemessen anhand einer „Symptomschwere-Skala". Unter den körperlichen Beschwerden werden die oben aufgeführten funktionellen Beschwerden, Magen-Darm-Beschwerden und verschiedene Formen der Reizempfindlichkeit verstanden. Die Skala reicht von 0 (keine Probleme) bis 12 (schwere Beeinträchtigung auf vielen Ebenen).

Ein Fibromyalgiesyndrom besteht entsprechend, wenn

- ausgebreitete Schmerzen mit einem regionalen Schmerzindex von 7 oder höher bestehen und gleichzeitig die Symptomstärke mindestens 5 beträgt;

Symptomschwere-Skala

	Keine Probleme	Leichte oder wechselnde Beschwerden	Mäßige, häufige Beschwerden	Schwere, beeinträchtigende Beschwerden
Erschöpfung	0	1	2	3
Nicht erholsamer Schlaf	0	1	2	3
Geistige (kognitive) Beeinträchtigung	0	1	2	3
Körperliche Beschwerden	0	1	2	3

alternativ können die Schmerzen auch weniger ausgebreitet sein (Indexwert mindestens 5), dafür müssen jedoch heftigere Symptome vorliegen (Symptomstärke mindestens 9),

- die Symptome in ähnlicher Stärke mindestens schon 3 Monate bestehen,
- die Beschwerden nicht durch eine andere Erkrankung hervorgerufen werden.

Deutsche Leitlinien 2011 und 2017

Bei der Überarbeitung der deutschen Leitlinien 2011 und 2017 wurde die Definition nochmals leicht verändert. Darin werden die Definitionen von AWMF 2008 und ACR 2010 verschmolzen. Es müssen für die Diagnose nun sowohl ausgebreitete Schmerzen als auch eine gewisse Beschwerdestärke vorhanden sein. Bei der Beschreibung der ausgebreiteten Schmerzen kann entweder der regionale Schmerzindex (mindestens 7 von 19 Regionen) verwendet werden oder auch die ursprüngliche ACR-1990-Beschreibung (alle vier Körperquadranten und das Achsenskelett).

Bei der Beschwerdestärke kann entweder die Symptomschwere-Skala herangezogen werden oder auch die Kombination von Steifigkeits- oder Schwellungsgefühlen, Müdigkeit (körperlich/geistig) und Schlafstörungen. Auch hier gilt, dass keine andere Erkrankung vorliegen sollte, die für die Beschwerden verantwortlich gemacht werden könnte.

Zusammenfassung: Für den Laien mag dieser Streit um Begriffe und Definitionen schwer zu verstehen sein. Im Kern geht es jedoch immer um die Erfassung der Ganzkörperschmerzen sowie der zahlreichen sog. funktionellen Beschwerden. Wer also unter ausgebreiteten Schmerzen leidet, die (fast) überall auftreten, sich abgeschlagen, erschöpft und unausgeschlafen fühlt, sich nicht mehr gut konzentrieren kann und außerdem unter körperlichen Beeinträchtigungen leidet, der hat ein Fibromyalgiesyndrom, sofern sich die Beschwerden nicht durch eine andere Erkrankung erklären lassen.

Unklare und ähnliche Befunde

Eingebildete Beschwerden?

Bei dem FMS gibt es nur wenige messbare körperliche Auffälligkeiten. Bei Routineuntersuchungen (Labor, Röntgen) gibt es meist keinen Befund bzw. keine Veränderungen, die das Beschwerdebild erklären würden.

Besonders bei gutachterlichen Fragestellungen wird häufig auf die Diskrepanz zwischen dem geringen körperlichen Befund und den ausgeprägten Beschwerden hingewiesen. Manchmal fällt dann in diesem Zusammenhang die Äußerung, die Schmerzen seien wohl nur eingebildet. Dazu ist anzumerken, dass Schmerzen von Natur aus nie eingebildet sein können! Schmerz ist immer ein subjektives Erleben.

Wer Schmerzen hat, hat Schmerzen oder er lügt! (siehe Seite 77, EEG-Experiment) Manchmal ist es schwer oder gar unmöglich zu erkennen, woher bestimmte Schmerzen rühren. Eingebildet können sie jedoch nicht sein, selbst wenn die Ursache nicht gefunden wird.

Fibromyalgie oder Depression?

Langjährige Schmerzen gehen häufig mit depressiven Verstimmungen einher. Umgekehrt leiden Patienten mit Depressionen gleichzeitig unter Schmerzen. Von psychiatrischer Seite wird manchmal festgestellt, dass ein Fibromyalgiesyndrom im Grunde nichts anderes sei als eine Depression mit vermehrten Schmerzen. Was sagt die Forschung dazu? Nach repräsentativen Untersuchungen zeigt tatsächlich ein Teil der Fibromyalgiepatienten Zeichen einer Depression. Und ebenso leiden depressive Patienten vermehrt unter Schmerzen. Doch umgekehrt gibt es sehr viele Fibromyalgie-Betroffene, die keinerlei Zeichen von Verstimmung zeigen. Je

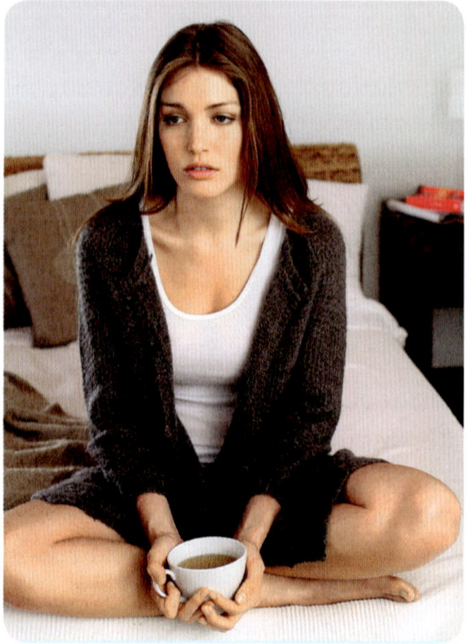

Definition der somatoformen Störungen nach ICD 11 (= Internationale Krankheitsklassifikation)

Zum 1.1.2022 trat das neue Krankheits-Klassifikationssyndrom der WHO in Kraft. Fibromyalgie wird nun darin nicht mehr wie im ICD 10 als eigenständiges Krankheitsbild aufgeführt (M79.70) sondern unter der Rubrik „chronische ausgebreitete Schmerzen“ (ICD11: MG30.1) aufgeführt: „Chronische weit verbreitete Schmerzen (CWP) sind diffuse Schmerzen in mindestens 4 von 5 Körperregionen und gehen mit erheblichem emotionalem Leid (Angst, Ärger/Frustration oder depressive Stimmung) oder funktioneller Behinderung (Beeinträchtigung der Aktivitäten des täglichen Lebens und eingeschränkte Teilnahme an sozialen Aufgaben) einher. Die CWP ist multifaktoriell bedingt: Biologische, psychologische und soziale Faktoren tragen zum Schmerzsyndrom bei. Die Diagnose ist angemessen, wenn die Schmerzen nicht direkt auf einen nozizeptiven Prozess (von Schmerzsensoren vermittelt – siehe S.62) in diesen Regionen zurückzuführen sind und Merkmale vorliegen, die mit nozizeptiven Schmerzen und identifizierten psychologischen und sozialen Faktoren übereinstimmen.“ Außerdem kann nun erstmalig die Stärke, die weiteren Beeinträchtigungen und der Schmerzverlauf mit verschlüsselt werden.

nach Untersuchung liegt diese Gruppe bei bis zu 75 Prozent. Und ebenso zeigt die große Mehrheit der depressiven Patienten keinen „Ganzkörperschmerz“. Es handelt sich also um überlappende Erkrankungen, die jedoch keineswegs identisch sind.

Fibromyalgie oder somatoforme Störung?

Eine weitere Abgrenzung ist zwischen FMS und den somatoformen (= in körperlicher Art und Weise/physischen) Störungen notwendig. Diese Diagnose wird häufiger in psychosomatischen Kliniken gestellt. Manchmal wird auch von einer „somatoformen Schmerzstörung“ gesprochen.

Die meisten FMS-Patienten fühlen sich durch die Bezeichnung „somatoforme Störung“ nicht gut verstanden. Nach der ICD-Definition (siehe oben) scheint die Unterstellung nicht weit zu liegen, die ganzen Beschwerden seien doch ziemlich übertrieben und möglicherweise nur der Versuch des Patienten, die Aufmerksamkeit auf sich zu lenken. Trotz wiederholter Versicherungen der Ärzte wollten die Patienten ihren „Irrtum“ einfach nicht einsehen

Anhaltende somatoforme Schmerzstörung (nach ICD 10)

Die vorherrschende Beschwerde ist ein andauernder schwerer und quälender Schmerz, der durch einen physiologischen Prozess oder eine körperliche Störung nicht hinreichend erklärt werden kann. Er tritt in Verbindung mit emotionalen Konflikten oder psychosozialen Belastungen auf, denen die Hauptrolle für Beginn, Schweregrad, Exazerbation (Verschlimmerung) oder Aufrechterhaltung der Schmerzen zukommt. Die Folge ist meist ein beträchtlich gesteigerter Bedarf an persönlicher oder medizinischer Hilfe und Unterstützung.

und hielten „hartnäckig" an Forderungen nach weiteren Untersuchungen fest, die nur zu sinnlosen Kosten führen würden. Obwohl die eigentlichen Ursachen, nämlich Lebensereignisse, Konflikte usw. auf der Hand lägen, „widersetze" sich der uneinsichtige Patient dieser schlichten Erkenntnis. Kurz: Der Patient ist selbst schuld, wenn aus der angebotenen Therapie nichts wird, was dann für alle enttäuschend sei.

Abgesehen von der nicht allzu subtilen Entwertung, die in der Definition der somatoformen (Schmerz-)Störung enthalten ist, stellt sich erneut die Frage, ob die diagnostische Einschätzung einer wissenschaftlichen Überprüfung standhält. Doch dem ist nicht so. Fibromyalgiepatienten glauben keineswegs nur an körperliche Ursachen. Im Gegenteil – die meisten Betroffenen nennen auch von sich aus Stress, Alltagsbelastungen, Kindheitserlebnisse und emotionale Faktoren als (Teil-)Ursachen der Symptomatik.

Die Inanspruchnahme des Gesundheitswesens ist ebenfalls höchst unterschiedlich. Bei manchen Patientengruppen trifft dies zu, bei anderen jedoch nicht. Organisatorische Fragen und die Art der Krankenversicherung (privat oder gesetzlich) sind dabei nicht zu vernachlässigen.

Ob der Arzt-Patient-Kontakt erfreulich oder frustrierend ist, hängt naturgemäß von beiden Seiten ab. Wenn Ärzte nur unzureichende Therapien anbieten können, wird der Kontakt für den Patienten kaum befriedigend verlaufen. Ein Teil der Fibromyalgiepatienten weist schwere Belastungsfaktoren in ihrer Kindheit auf, doch bei anderen ist das nicht der Fall. Ähnlich verhält es sich mit Alltagskonflikten und psychiatrischen Vorerkrankungen.

Mit anderen Worten: Es ist bei den somatoformen Störungen ähnlich wie bei der Depression. Ein Teil der Patienten erfüllt das Kriterium der somatoformen Schmerzstörung, ein anderer nicht. Somit kann auf die Diagnose „Fibromyalgiesyndrom" nicht verzichtet werden. Bei aller Unzulänglichkeit des Begriffs liegt seine Stärke auch in der Tatsache, dass lediglich versucht wird, ein Krankheitsbild zu beschreiben und nicht Aussagen über die möglichen Ursachen zu machen.

Weitere Überschneidungen

Neben den erwähnten Überschneidungen gibt es einige weitere überlappende Krankheitsbilder:

- Angststörungen
- Reizmagen- und Reizmagensyndrom
- Prämenstruelles Syndrom (Menstruationsbeschwerden)
- Migräne
- Erschöpfungssyndrom (CFS, Chronic Fatigue Syndrome), und
- andere funktionelle Störungen (siehe Seite 102ff.)

Häufigkeit

Lange Zeit ging die Medizin davon aus, dass ein Fibromyalgiesyndrom eine eher seltene Erkrankung sei. Dank umfangreicher Forschung gibt es derzeit recht genaue Angaben zur Häufigkeit. Sie liegt entsprechend der Definition der deutschen Leitlinie bei etwa 3 Prozent der Bevölkerung. Das entspricht 2,5 bis 3,0 Millionen Menschen in Deutschland. Zum Vergleich: Die Zuckerkrankheit *(Diabetes mellitus)* ist bei rund 5 Millionen Deutschen diagnostiziert. Allerdings ist beim größten Teil der Patienten die Diagnose noch nicht gestellt.

Die meisten Betroffenen sind Frauen. In einer großen deutschen Untersuchung mit 1647 FMS-Patienten waren 95 Prozent weiblich. Allerdings liegen die Zahlen bei Männern deutlich höher, wenn eine Bevölkerungsgruppe systematisch auch auf bisher nicht diagnostizierte Menschen durchforstet wird. Beim „starken Geschlecht" denken Ärzte weniger häufig an diese „Frauenkrankheit" und diagnostizieren z. B. eher einen Bandscheibenvorfall oder ein Erschöpfungssyndrom. Der Altersgipfel der Erkrankung liegt im mittleren Lebensalter (50 bis 55 Jahre). Allerdings kann die Erkrankung auch Jugendliche und Hochbetagte betreffen.

Für Kinder und Jugendliche gibt es noch keine genaue Definition des Krankheitsbilds. Es wird meist als „jugendliches FMS" (JFMS) oder „Schmerzverstärkungssyndrom" bezeichnet. Ausgebreitete Schmerzzustände treten bei Kindern und Jugendlichen überraschend häufig auf (7 bis 15 Prozent). Die Kombination von diffusem Schmerz mit anderen Symptomen (Kopfschmerzen, Schlafstörungen, Abgeschlagenheit, Bedrücktheit) ist dagegen deutlich seltener. Nun reduziert sich die Zahl auf etwa 1 Prozent aller Kinder und Jugendlichen. Die Therapie orientiert sich bei den jungen Patienten an der Behandlung von Erwachsenen. Mit der Gabe von Medikamenten sollte allerdings sehr zurückhaltend umgegangen werden.

Diagnostik

Bis ein Fibromyalgiesyndrom wirklich sicher diagnostiziert wird, gehen oft mehrere Jahre ins Land. Aufgrund der vielfältigen Beschwerden suchen die Betroffenen verschiedene Fachärzte auf, die natürlich die Symptomatik jeweils aus ihrer speziellen Sicht untersuchen. Vor lauter „Bäumen" (Einzelsymptomen) geht oft der Blick auf den „Wald" (FMS) verloren. Im Laufe der Zeit häufen sich über die Patienten dann dicke Krankenakten mit immer mehr Krankheitsbezeichnungen an.

Tatsächlich ist die Diagnose eines Fibromyalgiesyndroms nicht sonderlich kompliziert, sofern der untersuchende Arzt an die Krankheit denkt und über

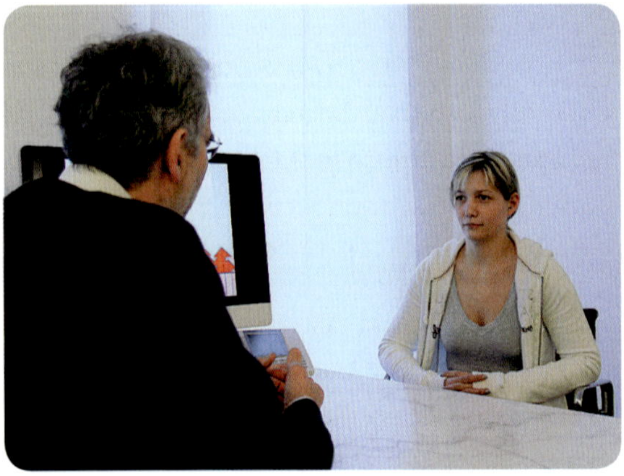

ausreichend Erfahrung auf diesem Gebiet verfügt. Folgende Schritte sollten (gemäß Leitlinie) beachtet werden:

- Die Patienten zeichnen ihre Schmerzen in ein Körperschema ein oder geben an, welche Körperregionen bei ihnen betroffen sind.
- Der Arzt erhebt eine übliche Anamnese (Vorgeschichte) und befragt sie nach ihren Schmerzen und weiteren Symptomen (u. a. Müdigkeit, Schlafstörungen, funktionelle Störungen).
- Es folgt eine vollständige körperliche Untersuchung.
- Die Laboruntersuchungen beschränken sich auf ein Basislabor (Blutsenkung, CRP, kleines Blutbild, Kreatininkinase, Kalzium, Vitamin D, TSH). Bei Verdacht auf andere Krankheiten sollte die Diagnostik erweitert werden.
- Bildgebende Verfahren (Röntgen, CT, Ultraschall usw.) werden gleichfalls nur bei Verdacht auf andere Krankheiten angewandt.
- Das Ganze muss nicht lange dauern. Liegen die technischen Befunde bereits vor, dann kann die Diagnose bereits am Untersuchungstag gestellt werden.

Definition von Untergruppen

Das Fibromyalgiesyndrom ist kein einheitliches Krankheitsbild. Die betroffenen Personen sind denkbar unterschiedlich (siehe Einführung). Daher wird seit Jahren nach möglichen Untergruppen gesucht. Wie lässt sich dieses komplexe Krankheitsbild sinnvoll untergliedern? Gibt es Gruppen mit guter oder schlechter Prognose? Wie sieht eine spezifische Therapie der einzelnen Patientengruppen aus?

Um das Ergebnis vorwegzunehmen: Es gibt noch keine befriedigende Einteilung. Hier jedoch ein Überblick der bisherigen Ergebnisse:

Bei den meisten Einteilungsvorschlägen gibt es eine Gruppe, die durch starkes psychisches Leiden charakterisiert ist. Die Betroffenen sind in höherem Ausmaß ängstlich, depressiv und berichten über verstärkte Schlafstörungen. Dabei kann nach dem Zeitpunkt des Auftretens von seelischer Symptomatik noch weiter differenziert werden: Trat diese bereits vor der Schmerzerkrankung oder erst danach auf?

Eine zweite Gruppe kann möglicherweise durch ihren Umgang mit den Schmerzen beschrieben werden. Es sind Patienten, die zum „Katastrophisieren" neigen und sich schonen und zurückziehen.

Wirksame Therapiemaßnahmen werden von ihnen aus unterschiedlichen Gründen nicht in Angriff genommen. Diese Gruppe wird häufig auch als „dysfunktional" bezeichnet. Durch ihren Umgang mit dem Schmerz machen diese Menschen alles noch schlimmer.

Durch die Betrachtung der zwischenmenschlichen Beziehungen ist es möglich, eine weitere Untergruppe abzugrenzen. Welche Belastungen und Konflikte liegen hier vor und wie wird damit umgegangen? Ist der Patient fest in eine stabile Partnerschaft/Familie eingebunden? Hat er viele gute Freunde und Bekannte? Macht ihm die Arbeit Freude und ist sein Arbeitsplatz sicher? Oder ist all dies nicht gegeben? Es dürfte kaum überraschen, dass im ersten Fall die Behandlung leichter sein wird als im zweiten.

Auch durch die Betrachtung von körperlichen Faktoren kann eine Gruppe beschrieben werden. Leidet der Patient seit Jahrzehnten unter Migräne? Sind schwere Veränderungen an Wirbelsäule oder Gelenken vorhanden? Müssen andere körperliche Beschwerden ertragen werden? Wie geht er mit den Beschwerden um? Hat er gelernt, mit diesen Einschränkungen zu leben, oder ist er völlig verzweifelt und hilflos?

Schließlich kann die persönliche Biografie untersucht werden. Wie war die Kindheit? Gab es dort Belastungsfaktoren? War Vater oder Mutter überängstlich? Gab es körperliche oder seelische Übergriffe? Gab es schwere Schicksalsschläge? Aus meiner Sicht ist es möglich, zwei weitere Gruppen abzugrenzen. Es gibt Patienten, bei denen sticht höchste Sensibilität gegenüber allen Innen- und Außenreizen hervor. Sie sind empfindlich auf Berührung, Druck, Lärm, Licht, Kälte, Wärme, Geruch, Geschmack und neigen zu Gleichgewichtsstörungen.

Auch die Patientinnen mit ausgeprägten Ödemen (Wassereinlagerungen), oft in Verbindung mit Übergewicht, scheinen eine eigene Untergruppe zu bilden. Bei ihnen sind Fortschritte nur durch eine spezifische Therapie gegen die Ödeme zu erreichen.

Letztlich zielt die Frage nach Untergruppen auf die verschiedenen Ursachen des Fibromyalgiesyndroms. Liegen vorwiegend genetische, biografische, psychische, körperliche oder soziale Faktoren vor? Wie ist deren Mischungsverhältnis? So selbstverständlich diese Überlegungen alle klingen mögen – noch sind wir weit von einer exakten Einteilung des FMS entfernt.

Risikofaktoren

Bei der Beschreibung von Untergruppen wurde bereits auf einige Risikofaktoren eingegangen. An dieser Stelle sollen die Ergebnisse der umfangreichen Forschung vollständiger dargestellt werden. Später (ab Seite 60, Teil 3) geht es um ein vertieftes Verständnis: Wie kommt es zu den Beschwerden? Was haben sie zu bedeuten? Wieso treten so viele Symptome gleichzeitig auf?

Vererbung

Es gilt als sicher, dass eine genetische Disposition für FMS vorhanden ist. In Familien sind Mütter und Töchter am häufigsten betroffen. Vererbt werden Besonderheiten im Stoffwechsel der großen Botenstoffe des Nervensystems wie Serotonin, Dopamin oder Adrenalin. Da diese „Neurotransmitter“ nicht nur bei der Entstehung von FMS, sondern bei zahllosen Erkrankungen eine Rolle spielen, treten somit auch andere Schmerzerkrankungen, Depressionen oder einfach nur eine erhöhte Sensibilität familiär gehäuft auf. Das Fibromyalgiesyndrom als solches wird also nicht vererbt, wohl aber eine gewisse Anfälligkeit für eine ganze Gruppe von Krankheiten.

Epigenetik

Die Epigenetik (lat. *epi* = nach, zusätzlich) ist eine relativ neue Forschungsrichtung. Sie untersucht genetische Informationen, die nicht im eigentlichen Programmcode (dem Genom) vorkommen, sondern zusätzlich in den Zellen enthalten sind. Bekannt wurde etwa das Anti-Stress-Gen. Es wird beim Neugeborenen aktiv, wenn seine Welt nach der Geburt geborgen und geschützt ist. In der Folge entspannt sich der Körper, Stressbereitschaft und erhöhte Aufmerksamkeit lassen nach.

Wer schlimme Erlebnisse in der frühen Kindheit hat, bei dem bleibt das Gen inaktiv. Das Gen kann seine wohltuende Aktivität nicht entfalten. Ausgeschaltete Anti-Stress-Gene fanden sich sowohl bei traumatisierten Menschen als auch bei Laborratten, denen eine liebevolle mütterliche Pflege vorenthalten wurde. Sie bleiben hochsensibel und reagieren viel stärker auf Bedrohungen aus der Umwelt. Offenbar sind auch Eltern mithilfe der Epigenetik in der

Im klinischen Alltag achte ich besonders auf die folgenden Faktoren:

Schmerz: Wie ausgeprägt ist der Schmerz? Wie wird er auf der visuellen Analogskala angegeben? Wo tritt er auf (Zeichnung)? Wie wird der Schmerz beschrieben? Wird er durch Kälte und Feuchtigkeit schlimmer? Ist er bereits während oder erst nach körperlicher Belastung vermehrt? Wie wirkt sich seelischer Stress aus?
Sensibilität: Wie ist die allgemeine Reizschwelle? Wie ist die Empfindlichkeit auf Druck, Berührung, Kälte, Wärme, Lärm, Licht, Geruch, Geschmack oder Lageänderung?
Psychische Faktoren: Wie ausgeprägt ist die Angst? Gibt es eine vermehrte Vorsicht, Schreckhaftigkeit (z.B. „schlechter Beifahrer") oder gar Panikattacken? Liegt ein Meidungsverhalten vor (Menschen, offene Plätze, Enge, Fahrstühle, öffentliche Auftritte)? Gibt es in der Vergangenheit oder Gegenwart depressive Verstimmungen? Wie sind der Antrieb und das Durchhaltevermögen? Liegt ausgeprägte Erschöpfung auf körperlichem oder seelischem Gebiet vor?
Funktionelle Störungen: Liegen weitere funktionelle Störungen vor wie etwa Reizdarm, Reizmagen, Reizblase, Reizhusten, Unterbauchschmerzen, chronische Beckenschmerzen, chronische Prostatitis, Herzklopfen, Atemnot, Schwindel, Benommenheit und ähnliche Beschwerden?
Schlafverhalten: Wie erholsam ist der Schlaf? Liegen eher Ein- oder Durchschlafstörungen vor? Gibt es Hinweise auf andere Schlafstörungen wie Schlafapnoe oder Restless-Legs (unruhige Beine)?
Ödeme: Liegen zusätzlich Wassereinlagerungen vor? Etwa Schwellungen der Augen und Finger am Morgen, Spannungsgefühle der Beine am Abend?
Körpergewicht: Kam es zu einer Gewichtszunahme oder -abnahme im Verlauf der Erkrankung? Wie ist das Essverhalten bei Stress und Schmerz?
Biografie: Wurde in der Kindheit die Erfahrung gemacht, dass die Welt nicht sicher ist? Liegen z.B. schwere Belastungen in der Familie vor (Alkoholismus, Übergriffe, psychische Störungen, traumatische Erlebnisse)? In diesem Fall reagieren Kinder in aller Regel mit einer Absenkung der Reizschwelle. Sie lernen, zwischen den Zeilen zu lesen und auf Kleinigkeiten zu achten. Allerdings macht Sie dies auch für eine Schmerzerkrankung anfälliger.
Genetische Faktoren: Gibt es Zeichen für eine erhöhte Sensibilität in der Herkunftsfamilie? Leiden Mutter oder Vater an vermehrten Schmerzen, Ängsten, Depressionen oder funktionellen Beschwerden (z.B. Reizdarmsyndrom, Migräne)?
Soziale Faktoren: Wie ist die Einbindung in Familie, Freunde und Beruf? Ist der Arbeitsplatz sicher? Geht eine Bedrohung von der finanziellen Lage aus? Gibt es einen Rentenwunsch?

Durch die Beantwortung der obigen Fragen ist es möglich, eine Therapie gezielt zu planen. Liegen z.B. relevante seelische Belastungsfaktoren in Kindheit oder Gegenwart vor, wird ein Patient vermutlich erheblich von einer Psychotherapie profitieren. Fehlen diese, wird der Erfolg psychotherapeutischer Verfahren gering sein.

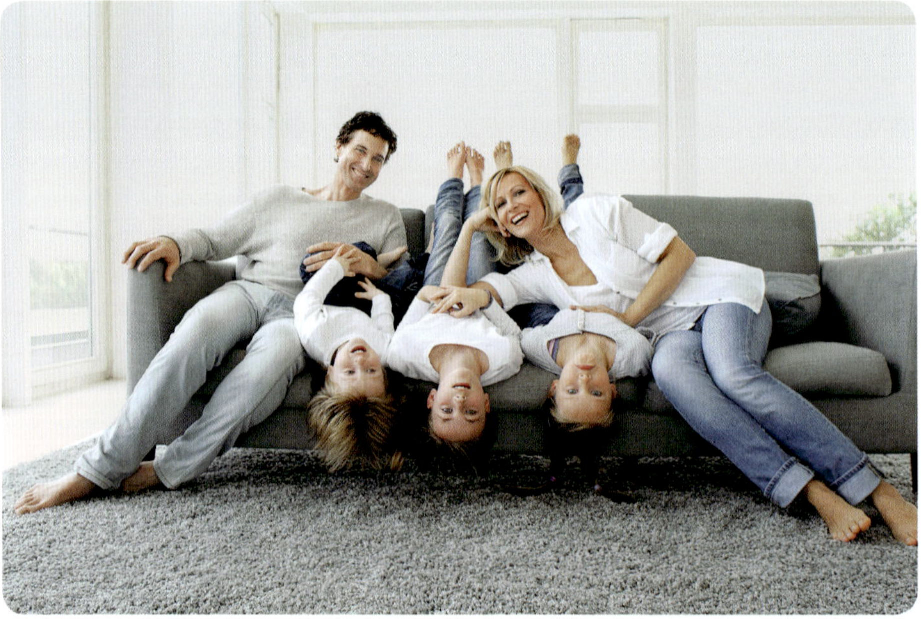

Lage, ihre Kinder schon im Mutterleib über die Umweltbedingungen zu informieren. „Stell dich schon einmal darauf ein, die Welt draußen ist ziemlich gut/ schlecht." So treten die Sprösslinge gut vorbereitet ins Leben ein.

Damit wird deutlich, dass Vernachlässigung und Gewalt, sowohl bei den Eltern als auch bei den Betroffenen selbst, zu strukturellen Veränderungen im Körper führen, die Schmerzen und andere Störungen begünstigen. Allerdings sind diese Ergebnisse kein Grund zur Verzweiflung oder Hoffnungslosigkeit.

Zwar ist noch vieles in diesem Zusammenhang unklar, doch ist zumindest bei Versuchstieren der Vorgang auch wieder umkehrbar. Bei guter Pflege und liebevoller Zuwendung wird das Anti-Stress-Gen wieder aktiv. Inwieweit solche epigenetische Faktoren beim FMS eine Rolle spielen, ist noch nicht genau geklärt, allerdings wahrscheinlich.

Lebensereignisse

Im Leben des Erwachsenen stellen sich Körper, Seele und Geist immer wieder aufs Neue auf reale oder vermutete Gefahren ein.

Bei der Reizverarbeitung muss dafür ein Kompromiss gefunden werden. Auf der einen Seite benötigen wir so viele Informationen aus der Umwelt wie irgendwie möglich. Auf der anderen Seite benötigen wir genau das Gegenteil, so wenige Signale wie nötig, um einen klaren Kopf zu behalten.

Wir können uns nur auf das Wesentliche konzentrieren, wenn die Lage klar ist. Bei unklarer, diffuser Bedrohung ist die beste Strategie, hochsensibel möglichst viele Informationen aufzunehmen; eine sinnvolle Reaktionsweise, die uns jedoch gleichzeitig anfälliger macht für Fehlinterpretationen.

Vegetative Steuerung

Wie bereits beschrieben (siehe Seite 22), liegt bei FMS eine erhöhte Störanfälligkeit des vegetativen Systems vor. Reizdarmsymptome, Atembeschwerden, Herzklopfen, vermehrtes Schwitzen, Frieren und zahlreiche weitere Symptome sind die Folgen.

Bei der Untersuchung der Regulationssysteme des Körpers zeigen sich insbesondere im Bereich der Stressregulation einige Auffälligkeiten. Die Steuerungskette vom Hypothalamus zur Hypophyse und zur Nebennierenrinde (siehe Seite 46) ist überempfindlich auf äußere Reize. Selbst nachts können die Betroffenen schlecht abschalten, leiden vielmehr unter der erhöhten Sympathikus-Aktivität.

Körperliche Krankheiten

Auch körperliche Krankheiten verändern die Sensibilität für den eigenen Körper. Besonders bedeutsam sind alle Krankheiten, die

- bedrohlich,
- schmerzhaft,
- in der Ursache unklar sind,
- soziale Konsequenzen haben, z.B. eine verminderte Teilhabe, ein drohender Verlust der Arbeit, oder
- nicht erfolgreich zu behandeln sind.

Angesichts solcher Krankheiten wird die Wahrnehmung sensibler und der Körper reagiert auf Signale, die er vorher als unwesentlich ausgeblendet hat. Nach einem Herzinfarkt nehmen daher viele Menschen den eigenen Herzschlag vermehrt bzw. verstärkt wahr und stellen – beängstigt – fest, dass sie unter „Herzstolpern“ oder Herzrhythmusstörungen leiden.

Vergleichbare Veränderungen können auch nach einer Krebserkrankung, nach langjähriger Migräne, beim Reizdarm und den meisten chronischen Schmerzen auftreten. Gut untersucht ist auch die rheumatoide Arthritis (Gelenkrheuma). Bis zu 20 Prozent der Betroffenen erfüllen bei dieser Erkrankung gleichzeitig das Kriterium für ein Fibromyalgiesyndrom.

Frühe Kindheit

Der Verlauf der Kindheit hat eine große Auswirkung auf die Sensibilität. Je ungestörter die kindliche Entwicklung verläuft, je mehr Eltern und Umwelt Sicherheit, Geborgenheit und Eindeutigkeit vermitteln, umso leichter fällt es dem Kind, sich ungestört zu entwickeln und die anfänglich chaotische Wahrnehmung zu ordnen (siehe Epigenetik Seite 34).

Doch leider ist eine wirklich ungestörte Kindheit selten. Dominieren Unsicherheit und Unberechenbarkeit in der Erfahrungswelt des Kindes, ist der Ordnungsprozess erschwert.

In einer verwirrenden, unsicheren Welt ist es äußerst sinnvoll, eine erhöhte Sensibilität zu entwickeln und so potenzielle Gefahren frühzeitig zu orten. Die gesteigerte Feinfühligkeit kann also als Anpassungsstrategie verstanden werden. So können sich die Kinder auf mögliche Bedrohungen einstellen, da nichts schlimmer ist als eine Attacke, die uns überraschend trifft.

Wer also in der frühen Kindheit gelernt hat, dass die Welt nicht sicher ist, der wird als Erwachsener eher sensibler und feinfühliger sein. Eigenschaften, die vielerlei Vorteile in sich bergen. Doch dieser Vorteil wird mit einem Nachteil erkauft: Die hohe Sensibilität macht auch anfällig für Erkrankungen, die mit einer erhöhten Körperwahrnehmung einhergehen, z.B. psychosomatische Erkrankungen.

Dies trifft besonders zu, wenn z.B. nach einer Trennung, einer schweren Krankheit oder einem beruflichen Konflikt die innere Ordnung verloren geht und ein Chaos der Gefühle aufkommt. Dann besteht die Gefahr, dass auch Körperwahrnehmungen nicht mehr richtig zugeordnet werden können und harmlose Impulse als Warnsignale verkannt werden.

Überdimensionierte Diagnostik?

Kaum etwas ist so schwer zu ertragen wie namenloses Leid. Wenn ein Patient nicht weiß, wie Schmerzen und Abgeschlagenheit zu erklären sind, dann führt das zu einer größeren inneren Beunruhigung, als wenn die Symptomatik eine klare und behandelbare Ursache (z.B. eine Infektion) hat. Daher führt die richtige Diagnose eines FMS bei den allermeisten Patienten zu einer großen inneren Entlastung. Es ergeben sich nun natürlich andere Fragen (Was tun? Wer hilft?), doch dominiert meist die Erleichterung, dass „das Kind endlich einen Namen hat".

Bis es so weit ist, kann jedoch auch manches ungünstig verlaufen. Die zahllosen Beschwerden beim FMS lenken die Betroffenen oft zu unzähligen Ärzten. Viele Untersuchungen werden aufgestellt. Manche führen zu klaren Ergebnissen („Alles bestens!"), bei anderen ist das Ergebnis nicht ganz eindeutig („Da könnte noch etwas sein"). Im Laufe der Zeit kann es daher geschehen, dass sich eine Reihe von vagen Verdachtsdiagnosen anhäuft, die alle nicht endgültig auszuschließen sind.

Statt zu größerer Sicherheit kann die überdimensionierte Diagnostik eine Zunahme der Unsicherheit beim Patienten zur Folge haben. Das wiederum führt zur stärkeren Selbstbeobachtung und damit zu erhöhter Schmerzanfälligkeit. Insofern kann ein Übermaß an Diagnostik schädlich sein. Eine Begrenzung der Diagnostik auf das Sinnvolle und Notwendige ist daher in sich schon therapeutisch.

Zusammengefasst gibt es also nicht ein bestimmtes Ereignis, das geeignet ist ein Fibromyalgiesyndrom auszulösen. Die Auslöser sind vielfältig und unspezifisch. Das Problem liegt letztlich in einem Missverhältnis zwischen schädigenden und schützenden Einflüssen im Verlauf eines Lebens.

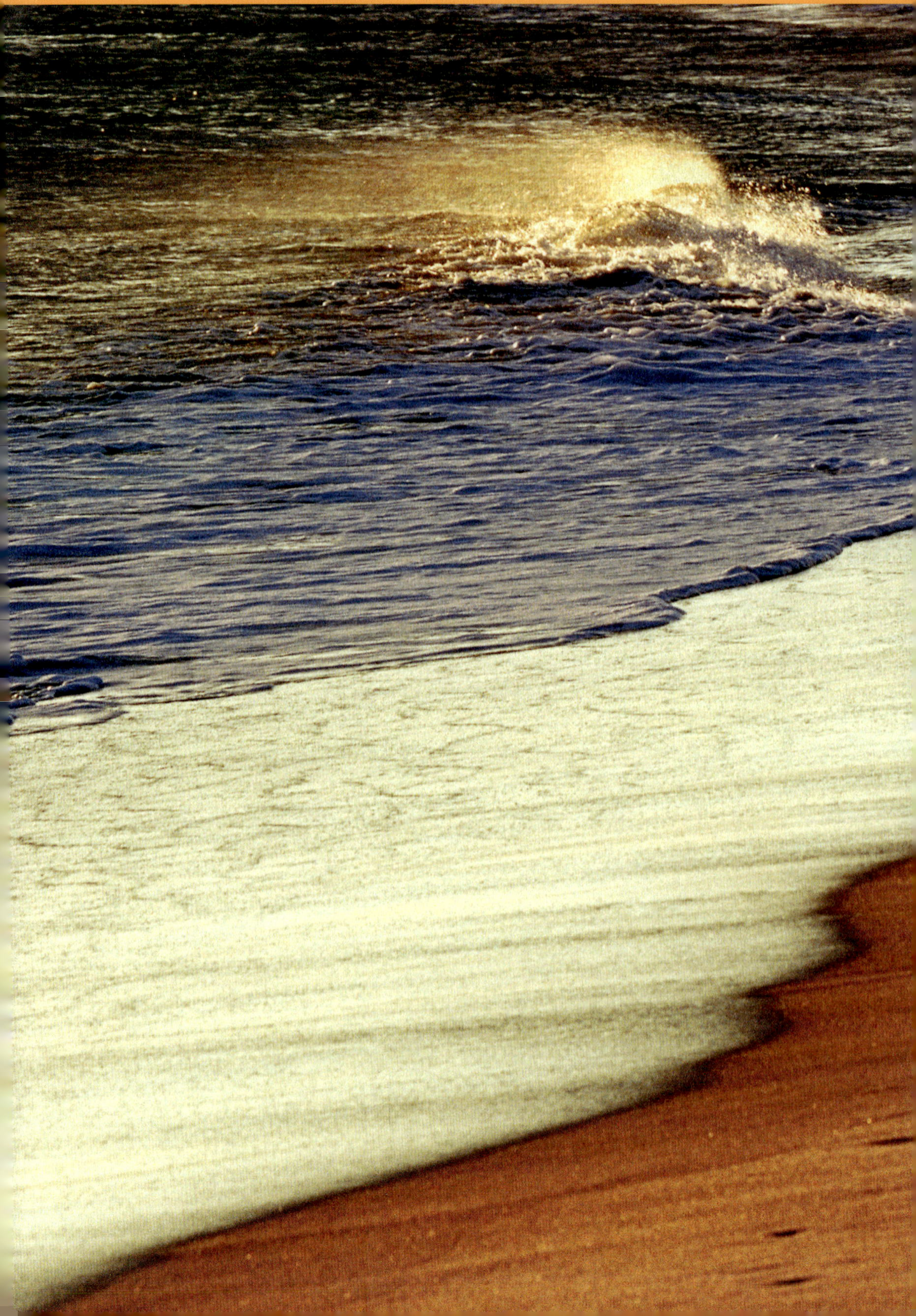

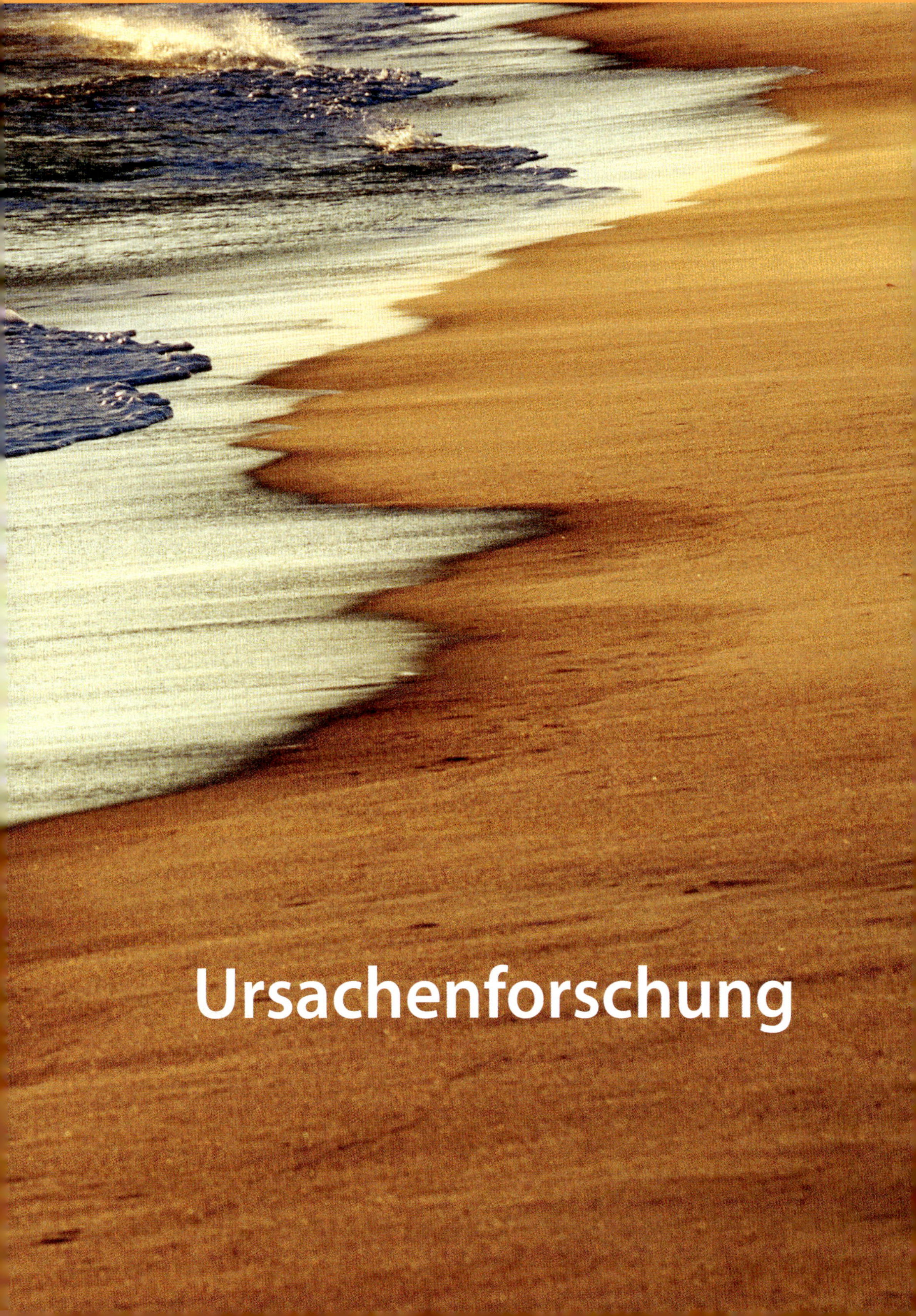

Ursachenforschung

Teil 2: Ursachenforschung

Einführung

Die meisten Veränderungen bei FMS erscheinen den Betroffenen unverständlich, sinnlos und verwirrend zu sein. Immer wieder treten neue Symptome auf. Werden diese medizinisch untersucht, dann entpuppen sie sich in der Regel als „nichts". Kein Wunder, dass die Patienten den Eindruck haben, bei ihnen sei etwas Wesentliches nicht in Ordnung, sie würden vielleicht „spinnen".

Warum reagiert der Körper mit einer so ausgeprägten Sensibilität? Steckt dahinter tatsächlich ein Defekt oder liegt hinter den verschiedenen Beschwerden ein tieferer Sinn? Darum geht es in diesem Kapitel.

Während der Blick bisher auf das Fibromyalgiesyndrom im engeren Sinn gerichtet war, soll nun mit größerem Abstand auf die Zusammenhänge geblickt werden. Dazu sind zwei kleine Abstecher nötig. Einer in die Entwicklungsgeschichte der Menschheit und einer in die persönliche Geschichte eines Menschen.

Exkurs 1: Entwicklungsgeschichte

Wir Menschen leben in einer unsicheren, ja bedrohlichen Welt. Diese banale Tatsache wird von uns gerne übersehen, da wir uns in unserem Alltag normalerweise recht sicher fühlen dürfen. Wir fahren ein sicheres Auto, leben in „gesicherten" Verhältnissen und haben hoffentlich eine sichere Arbeit. Und wenn etwas schiefgeht, dann sind wir abgesichert. Wir haben Versicherungen gegen alle nur denkbaren Gefahren. Wir versichern unser Auto, das Haus oder dessen

Möbel, wir versichern uns gegen Krankheiten, Unfälle, Brände – sogar das eigene Leben können wir versichern lassen. Trotz des positiven Namens erhalten wir damit natürlich keinen Schutz vor Schicksalsschlägen, sondern nur vor deren finanziellen Folgen.

Sicherheit ist auch in einer riesigen Zahl weiterer Bereiche von zentraler Bedeutung. Das reicht von der öffentlichen Sicherheit über den Schutz vor Einbruch und Diebstahl bis hin zum intimsten Bereich der Paarbeziehung. Sicherheitsfragen haben Vorrang vor vielen, ja fast allen anderen Fragen, da es ohne Schutz vor vitaler Bedrohung keine Entfaltung in anderen Bereichen geben kann.

Wirft man einen Blick in unsere biologische Vergangenheit, dann waren wir Menschen nicht nur Jäger und Sammler, sondern wahrscheinlich genauso oft Gejagte und Verfolgte. Wir standen als Leckerbissen auf dem Speiseplan unserer tierischen Gegner weit oben. Die Zeit, seit wir vom Menü der Tiger und Löwen gestrichen wurden, ist – in entwicklungsgeschichtlichen Zeiträumen gedacht – noch nicht lange her. Die Bedrohung durch Tiere, Witterungsverhältnisse, Hunger und Seuchen war über den allergrößten Zeitraum unserer Existenz auf diesem Planeten eine überaus reale, ja, tägliche Erfahrung. Die Menschen wurden daher früher meist nicht alt. Wird man sich der Zeiträume bewusst, so stehen Millionen von Jahren Bedrohung nur wenige Jahrhunderte oder gar Jahrzehnte von relativer Sicherheit gegenüber. Unsere biologische Existenz musste sich notgedrungen auf diese prekäre Situation einstellen. Viele Fähigkeiten verdanken wir letztlich dem dauernden Druck der äußeren Bedrohung. Die Evolutionstheorie hat uns im Gefolge Darwins hierzu ein umfassendes Wissen geschenkt.

In diesem Kontext möchte ich auf zwei Fähigkeiten eingehen, die mir im Zusammenhang mit den hier behandelten Krankheiten besonders wichtig erscheinen: die Entwicklung der Stressreaktion und die Ausbildung von Hochleistungs-Sinnesorganen.

Stress

Unter Stress (wörtlich: Druck oder Anspannung) versteht man die körperliche und seelische Reaktion auf einen äußeren Reiz, den *Stressor*. Ein einfaches Beispiel wäre die Einwirkung von Hitze (Stressor) auf den Körper und das Schwitzen als Stressreaktion. Die begriffliche Unterscheidung ist oft unscharf. Manchmal wird auch der Stressor (hier Hitze) als Stress bezeichnet.

Unter „Stressreaktion“ wird die Art und Weise verstanden, wie wir mit einer äußeren Bedrohung umgehen. Im Alltag halten wir Stressreaktionen oft für etwas Negatives und für gesundheitlich nachteilig. Tatsächlich ist der Begriff neutral. Die Stressreaktion kann auch positiv gesehen werden, noch mehr: Sie ist lebensnotwenig, was etwa beim Schwitzen augenscheinlich wird.

Machen wir zur weiteren Verdeutlichung eine kleine Zeitreise zurück an einen schönen, warmen Sonntagnachmittag vor 2 Millionen Jahren. Wir haben gerade die Reste der Antilope zu Mittag gegessen, die wir am Donnerstag erjagt hatten. Sie ist in der warmen Sonne schön mürbe geworden, sodass sie auch roh lecker schmeckt.

Danach vertreten wir uns bei einem kleinen Spaziergang durch die Savanne ein wenig die Beine. Der Bauch ist voll,

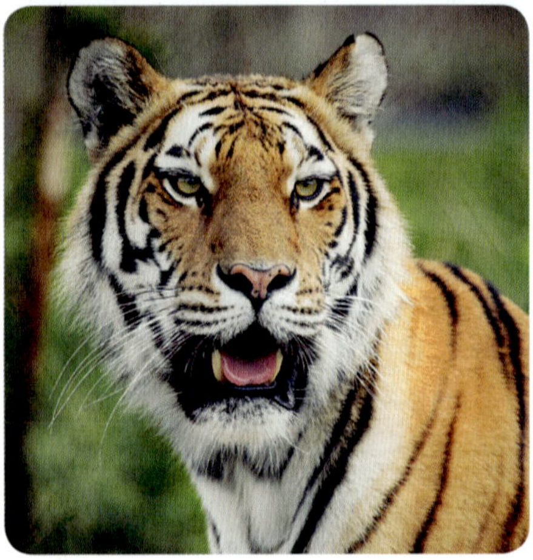

wir fühlen uns ein wenig träge, denken vielleicht an die nette junge Frau vom Nachbarstamm oder machen uns kritische Gedanken über die eigene Figur. Plötzlich das Knacken eines trockenen Holzes, ein Fauchen, dann steht er vor uns: ein Tiger!

Ohne angeborene Stressreaktion könnte die Szene so weitergehen: „Sieh an, ein Tiger! Ist er vielleicht freundlich? Will er nur spielen? Ob er schon gefrühstückt hat? Sollte ich mich besser entfernen? Und das mit meinem schweren Magen und den müden Gliedern! Muss das wirklich ausgerechnet jetzt sein? Vielleicht schon, also, Kreislauf in Schwung bringen, kurz dehnen und dann besser los." Es lässt sich leicht vorstellen, wie die Begegnung an diesem prähistorischen Tag ausgegangen wäre.

Zum Glück waren wir Menschen bereits damals zu einer fulminanten Stressreaktion in der Lage: Mit dem ersten Knacklaut schärfen sich die Sinne. Das Gehör, der Geruchssinn wird besser, das Auge genauer. Der Tiger wird so fast gleichzeitig gehört, gesehen und gerochen, obwohl er noch hinter einem Busch verborgen ist.

Sofort wird klar: Maximale Gefahr! Ohne einen einzigen Gedanken zu verschwenden, ist die tödliche Bedrohung bis in die letzte Zelle des Körpers spürbar. Im selben Bruchteil der Sekunde stellt der Körper sämtliche Ressourcen zur Verfügung. Blutdruck und Puls schnellen nach oben, die Durchblutung der Skelettmuskulatur wird gesteigert, Blutzucker und Fettsäuren werden ausgeschüttet, die Atmung vertieft, die Sauerstoffaufnahme und die Anzahl der roten Blutkörperchen nehmen zu. Die Pupillen sind maximal geweitet und das

Auge fokussiert ausschließlich auf die Gefahr.

Gleichzeitig werden alle Prozesse gehemmt, die im Augenblick nicht absolut notwendig sind: Die Durchblutung des Magen-Darm-Trakts wird gedrosselt, das Immunsystem blockiert, der schwere Bauch ist nicht mehr wahrnehmbar, alle anderen Gedanken – auch die an die junge Dame –, sind wie weggeblasen. Das alles spielt sich zwischen dem Knacken und dem ersten Fauchen des Tigers ab, vollautomatisch, ohne Überlegung und ohne jedes Training. So vorbereitet, kann der Mensch die wenigen Sekunden nutzen, die ihm verbleiben. Nach einem kurzen Sprint erreicht er den nächsten Baum. Der Sonntagnachmittag ist hoffentlich gerettet.

Im ersten Fall – der bewussten Überlegung – wurde der langsame Prozess des Großhirns karikiert. Sein großer Vorteil ist Genauigkeit, Reflexion und die Berücksichtigung von Erfahrung. Sein Nachteil ist die Geschwindigkeit. Das Großhirn denkt langsam.

Das zweite Beispiel zeigt, wie schnell und umfassend die Stressreaktion uns Menschen befähigt, in Extremsituationen zu überleben. In Sekundenbruchteilen sind wir vollständig auf Kampf oder Flucht eingestellt. Der Nachteil hier ist die Kopflosigkeit solcher Entscheidungen. Im Nachhinein kann sich herausstellen, dass bei Einschaltung des Großhirns eine schwächere Reaktion angemessener gewesen wäre. Vielleicht war der Tiger ja alt, krank oder desinteressiert.

Stressreaktion

Am Anfang jeder Stressreaktion steht erst einmal eine Sinneswahrnehmung. In diesem Fall ein Geräusch: das Knacken eines Zweiges. Solch ein Signal ist an sich eine neutrale Wahrnehmung. Erst durch den Kontext und die eigene Erfahrung erhält es seine Bedeutung. Es könnte belanglos sein: Nur ein Vogel, der im Unterholz nistet. Es könnte auch erfreulich sein: Die nette junge Frau kommt zu einer Stippvisite. Oder auch bedrohlich: So hört sich der erwähnte Tiger an, der sich hungrig anschleicht. Die Entscheidung über diese lebenswichtigen Fragen dürfen dem Großhirn nicht alleine überlassen werden. Es wäre viel zu langsam und damit – wie ausgeführt – hoffnungslos überfordert.

Alle Impulse, die von unseren Sinnesorganen kommen, unterliegen bereits vor der bewussten Wahrnehmung durch das Großhirn einer Vorkontrolle. Hier wird unterschieden: bedrohlich, irrelevant oder angenehm. Vor allem der Thalamus, das „Tor zum Bewusstsein", regelt im Zusammenspiel mit anderen Hirnteilen diese zentrale Aufgabe.

Diese Vorauswahl hat einen entscheidenden Vorteil: Sie ist schnell und sorgt für eine Entlastung des Großhirns, das sich so anderen Aufgaben widmen kann. Die ständige Eingangskontrolle der Sinne findet zu jedem Zeitpunkt statt. Auch während Sie diesen Text lesen, ist zum Beispiel Ihr Gehör ständig aktiv und analysiert die Geräusche. Sobald etwas Ungewohntes auftaucht, wird die Aufmerksamkeit geweckt („Arousal“). Selbst nachts im Schlaf ist dieser „Gefahren-Radar“ aktiv und lässt uns aufschrecken, wenn ungewohnte Geräusche auftreten. Fällt an dieser Stelle die Entscheidung „gefährlich“, wird nun unverzüglich das Großhirn informiert.

Doch damit nicht genug: Gleichzeitig gehen Impulse an das sog. limbische System, das unsere Gefühle beherrscht. Es handelt sich um einen entwicklungsgeschichtlich uralten Teil des Gehirns, der sich um den Thalamus schmiegt. Neben dem Mandelkern (Amygdala) gehören die Mammilarkörper, der Hypocampus und andere Hirnstrukturen zu diesem „Gefühlszentrum“.

Die Impulse gehen zugleich an den Hypothalamus, die Zentrale für unsere hormonelle Steuerung. Von hier aus werden Steuersubstanzen („Releasing Hormones“) an die Hypophyse gesandt. Diese wiederum regelt alle Drüsen des Körpers wie Sexualorgane, Nebennierenrinde, Schilddrüse oder Bauchspeicheldrüse. Wichtig ist in diesem Zusammenhang die Reaktion der Nebennierenrinde. Sie produziert die Stresshormone Kortison, Adrenalin und Noradrenalin.

Schließlich wird auch das Nervensystem aktiviert. Das haben wir gleich in doppelter Ausführung. Einmal als bewusstes oder somatisches (= körperliches) Nervensystem, mit dem wir zum Beispiel unsere Arme und Beine steuern. Daneben gibt es das unwillkürliche oder vegetative Nervensystem, mit dem Atmung, Herzschlag, Blutgefäße, Verdauung usw. geregelt werden. Man könnte es als „inneres Betriebssystem“ des Körpers bezeichnen.

Anatomisch und funktionell gliedert sich das vegetative Nervensystem – etwas vereinfacht – erneut in zwei Bereiche: den Sympathikus und den Parasympathikus. Bei akutem Stress wird vor allem der Sympathikus aktiv. Er veranlasst die Steigerung von Blutdruck und Puls, vertieft die Atmung und sorgt unter anderem für die Weitstellung der Pupillen. Kurz, es ist der Stressnerv, der uns blitzschnell in Höchstform versetzt. Der Parasympathikus hat eine andere Funktion: Er ist dafür zuständig, dass wir uns im Anschluss an eine Stressreaktion wieder regenerieren und erholen. Entspannung, Blutdrucksenkung, Verdauung und Ausscheidung – das alles ist seine Domäne.

Bei akuter Stressreaktion laufen mehrere Prozesse in kürzester Zeit zugleich ab. Sobald ein Signal als bedrohlich interpretiert wird, passiert folgendes:

- Das Großhirn, das Bewusstsein, wird informiert.

- Das limbische System sorgt für die passende emotionale Färbung, nämlich Angst oder Panik.
- Das somatische, bewusste Nervensystem aktiviert die Skelettmuskulatur.
- Das vegetative, unbewusste Nervensystem stellt alle Organe auf Kampf oder Flucht ein.
- Ein bedrohter Mensch ist mit jeder Zelle von einem Augenblick auf den nächsten in kompletter Alarmbereitschaft, eine optimale Reaktion, um das Überleben zu sichern.

Der innere Wächter

Es ist vielleicht eine überraschende Erkenntnis, dass vor der bewussten Wahrnehmung bereits „ein gewisses Etwas" alle Signale, beispielsweise nächtliche Geräusche, registriert, überprüft und bewertet. Am Ende steht dann die Entscheidung: aussortieren oder an das Bewusstsein weitergeben. Die riesige Masse aller Signale wird auf diesem Weg aussortiert, da sie keine Relevanz hat. Es kommt jedoch darauf an, die wenigen tatsächlichen Bedrohungen fehlerfrei zu erkennen.

In der Nacht schützt diese Instanz, die sich anatomisch in der Region des Thalamus befindet, unseren Schlaf vor unnötigen Belästigungen und garantiert so einen sorgenfreien Schlummer. Man kann sie mit einem Nachtwächter vergleichen, der nur in begründeten Fällen in sein Horn bläst.

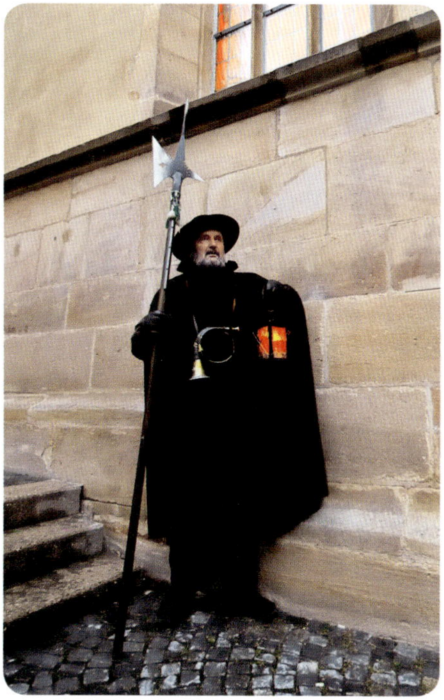

Dieser „Nachtwächter" arbeitet vollständig unabhängig. Er lässt sich vom Bewusstsein nicht in seine Arbeit hineinreden, und das ist gut so. Das Bewusstsein hätte nachts schon gerne seine Ruhe, um sich ungestört zu entspannen. Es könnte auf den Gedanken kommen, dem Nachtwächter den Mund bzw. sein Horn zu verbieten. Das wäre aus naheliegenden Gründen keine gute Idee. Es soll nur erneut an Wölfe, Tiger oder auch Einbrecher erinnert werden.

Der Nachtwächter in uns ist komplett autonom und kontrolliert nicht nur den Schlaf, sondern den gesamten Daten-Input. Ob Berührung, Geruch, Wärme,

Kälte, Vibration oder Schmerzreiz – alles wird von ihm geprüft und bewertet. Er ist in puncto Sicherheit der Chef vom Dienst. Wie bei jedem Sicherheitsdienst gilt hier die Devise: Lieber einen Fehlalarm als einen fehlenden Alarm! Nachlässigkeit wird manchmal mit der Höchststrafe bezahlt.

Je gefährlicher die Umgebung, je mehr schlechte Erfahrungen der Nachtwächter in der Vergangenheit (vor allem der Kindheit) machte, desto eher wird er geneigt sein, in sein Horn zu blasen. Misstrauen bis hin zu einer kleinen Paranoia ist für Sicherheitspersonal keine Charakterschwäche, dafür wird es bezahlt. Dennoch gibt es Wächter, die des Guten eindeutig zu viel tun. Sie warnen bei Signalen, die beim besten Willen keine Gefahr darstellen. Bei Fibromyalgie und vielen anderen chronischen funktionellen Störungen gibt es solch übervorsichtiges Sicherheitspersonal. Es bewertet schon kleinste Störungen als Bedrohung für das gesamte System und irritiert mit ununterbrochenen Fanfarenklängen. Das Bewusstsein reagiert auf die schlimmen Nachrichten mit Angst, Erregung und einer Stressreaktion (siehe Seite 44ff.).

Doch was ist zu tun? Der überaktive Nachtwächter lässt sich leider nicht in seine Arbeit hineinreden. Es hilft nur wenig, wenn ihm das Bewusstsein zu erklären versucht, die Gefahrenlage sei weniger bedrohlich. Das Wachpersonal ist von Natur aus skeptisch. Es darf sich nicht durch theoretische Überlegungen beeinflussen lassen. Es lernt nur aus konkreter, eindeutiger und wiederholter Erfahrung. Erst wenn die Bedrohungslage der eigenen Wahrnehmung nach längerer Zeit nachvollziehbar abgenommen hat, darf die Aufmerksamkeit ein wenig schwächer werden. Vorher nicht!

In seiner Autonomie ist das Sicherheitspersonal mit dem Immunsystem zu vergleichen. Auch dieses ist vollständig autark. Während uns der innere Wächter vor Löwen & Co. warnt, schützt uns das Immunsystem vor den Widersachern aus dem Mikrokosmos. Im Lauf des Lebens lernt es beständig durch die Auseinandersetzung mit Bakterien und Viren. In sein Tagewerk lässt es sich nicht hineinreden. Weder unser Bewusstsein noch die allermeisten Medikamente können es beeinflussen. Nebenbei kann auch das Immunsystem übertrieben sensibel reagieren. Bei Allergien und auch bei Autoimmunerkrankungen (z.B. Gelenkrheuma) übertreibt es gewaltig, greift körpereigenes Gewebe an und zerstört es.

Diese Überlegungen zur Entwicklungsgeschichte und unserem inneren Warnsystem mögen sehr weit vom Fibromyalgiesyndrom entfernt erscheinen. Sie sind aber für die Therapie von entscheidender Bedeutung. Im Therapieteil werden daher Methoden vorgestellt, die geeignet sind, unser inneres Sicherheitspersonal zu überzeugen, nicht andauernd Fehlalarme auszulösen. Sobald es nämlich mit einer Gefahrenlage gelassener umgeht, wird das Bewusstsein seltener mit Alarmsignalen belästigt. Und damit lassen dann nicht nur die Schmerzen nach, sondern auch die Anspannung und erhöhte Reizbarkeit.

Stressfolgen

Unter äußerer Bedrohung verändert sich die Wahrnehmung. Die Sinne optimieren ihre Funktionsweise. Je nach Art der Bedrohung fokussiert der Körper auf das Wichtige und blendet Nebensächliches aus. Droht eine akute Gefahr, sehen, hören und riechen wir besser. Die Sinne sind maximal geschärft. Bekannt ist der sog. Tunnelblick angesichts der Gefahr. Durch die Konzentration auf eine Gefahrenquelle unter Vernachlässigung aller sonstigen Informationen sind wir in Extremsituationen in der Lage, diese eine Bedrohung mit maximaler Intensität ins Visier zu nehmen. So schaffen wir es, Details zu verwerten, die uns sonst verborgen geblieben wären. Manchmal scheint sich sogar die Zeit zu dehnen, so „hochgetaktet" arbeitet nun das Gehirn.

Solche Stressphasen sind z.B. Kampf- und Fluchtsituationen oder Lebenskrisen, wie der Tod eines Partners/Angehörigen, Verlust der Arbeit, Überarbeitung und finanzielle Probleme. Auch schöne Ereignisse, wie die Geburt eines Kindes, können durch die damit verbundene Überforderung in Stress ausarten. Oft gelingt es erst nach Monaten oder Jahren, eine solche Stressphase zu meistern. Solange sie anhält, geht es den Betroffenen überraschenderweise noch vergleichsweise gut. Sie fühlen sich zwar bis an die Grenze gefordert, doch nehmen sie diese Tatsache kaum wahr. Der eigene Körper ist manchmal wie ausgeblendet.

Ein Fallbeispiel: Bernadette und Manfred führten gemeinsam einen Handwerksbetrieb mit 15 Mitarbeitern. Manfreds Bauchspeicheldrüsenkrebs kam völlig unerwartet. Innerhalb weniger Monaten wurde er bettlägerig, war nicht mehr in der Lage, den Betrieb zu führen.

Bernadette kümmerte sich um alles, die Arzttermine, die Pflege und den Betrieb. Sie meisterte alles, auch wenn sie nur wenig zum Schlafen kam. Der Betrieb lief weiter, sie übernahm Manfreds Aufgaben und versuchte, trotzdem so häufig wie möglich an seiner Seite zu sein.

Das kann sich jedoch ändern. Überschreitet die Belastung eine kritische Größe, nimmt die Bedrohung weiter zu oder fällt eine wichtige Unterstützung weg, dann kippt dieses labile Gleichgewicht. Die Leistungsfähigkeit nimmt rapide ab. Die Betroffenen fühlen sich grenzenlos erschöpft, leiden unter Schlafstörungen, Ängsten, Depressionen und körperlichen Beschwerden. Was früher mit Leichtigkeit erledigt wurde, ist nun ein Ding der Unmöglichkeit.

Die neue Situation erscheint wie das negative Spiegelbild der vorherigen Überforderung. Bestand anfangs eine erhöhte Leistungsfähigkeit, ist sie nun – oft erheblich – gemindert. War die geistige Regsamkeit gut, ist sie nun verschlechtert. Bestand anfangs eine allgemein erhöhte Aktivität, ist diese nun reduziert.

Vor allem ändert sich jetzt die Wahrnehmung. War sie in der Stressphase streng auf die Gefahr fokussiert, wird sie in der Folge diffus und verliert in der Folge ihre klare Orientierung. Die Betroffenen werden allgemein überempfindlich gegen Lärm, Licht und Geruch. Auch die Körperempfindung verändert sich: Zahllose kleinere und größere Beschwerden treten nun auf. Gelenke, Muskeln, Sehnen und innere Organe bereiten Missempfindungen oder Schmerzen. Wurden in der akuten Stressphase nur spezifische Sinneswahrnehmungen gezielt verarbeitet, so werden nun die meisten, manchmal alle, Reize undifferenziert an das Zentralnervensystem weitergeleitet. Die notwendige Folge ist eine vollständige Überforderung unserer internen Verarbeitungskapazität.

Am Ende besteht eine allgemein gesteigerte Sensibilität, die sich sowohl auf die Außen- wie die Innenwelt bezieht und auch die Wahrnehmung der zwischenmenschlichen Kommunikation umfassen kann. Es entsteht eine – manchmal extreme – „Dünnhäutigkeit“. Die betroffenen Menschen scheinen das Gras wachsen zu hören. Kommen sie in eine Gesellschaft, springen die Ausstrahlungen der Anwesenden sie förmlich an. Die Gefühle der anderen scheinen unmittelbar in sie einzudringen.

Zurück zu unserem Fallbeispiel: Manfred starb ein Jahr nach der Diagnose des Krebses. Die ersten Wochen danach waren mit vielen Aufgaben um die Beerdigung ausgefüllt. Bernadette gelang es auch, den Betrieb zu übergeben. Eigentlich hätte sie froh sein müssen, die Belastungen abbauen zu können. Stattdessen fühlte sie sich nur leer, erschöpft und grenzenlos müde. Nun nahm sie auch ihre vielen kleinen Beschwerden wahr, die sie vorher einfach hatte wegdrängen können. Sie litt unter Rückenschmerzen, häufigen Kopfschmerzen, Bauchbeschwerden und zahlreichen weiteren Beschwerden. Menschen gingen ihr auf die Nerven, sie wollte nur noch ganz weit weg.

In der Partnerschaft kann dies zu Konflikten führen, wenn ein hochsensibler Partner Gefühle des anderen wahrnimmt, die diesem selbst noch verborgen sind. Als Beifahrer zucken die Betroffenen häufig zusammen, bremsen instinktiv oder bitten den Partner um eine vorsichtigere Fahrweise. Der Partner erscheint zu laut, zu intensiv, zu expansiv, seine Bewegungen und Berührungen scheinen zu grob zu sein. Die so Angesprochenen reagieren nicht selten mit Unverständnis. Sie seien doch „ganz normal", der andere solle nicht so „empfindlich" sein.

Wenn Wichtiges und Unwichtiges fast gleichermaßen aufgenommen wird, kommt es zu einer Überflutung mit Signalen aus Umwelt und Körper. Das führt zu Konzentrationsstörungen, Vergesslichkeit und Einschränkungen der geistigen Leistungsfähigkeit. Alles ist zu viel, insbesondere alle Situationen, in denen starke Reize auftreten: helles Licht, laute Geräusche, intensive Düfte, anstrengende körperliche Belastungen oder besonders alle Situationen, bei denen mehrere intensive Eindrücke gleichzeitig auftreten, wie bei der Ansammlung von vielen Menschen. Die Betroffenen meiden daher Partys, laute öffentliche Veranstaltungen oder ähnliche Orte der Reizüberflutung.

Die betroffenen Menschen schildern, sie kämen sich ungeordnet vor, seien leicht verwirrt und würden zunehmend ängstlicher. Selbst Geringfügiges mache ihnen nun Angst oder bedrohe sie. Oft kommen dann Wortfindungsstörungen, Vergesslichkeit und Konzentrationsstörungen dazu. Gleichzeitig wächst der Wunsch nach Rückzug und dem Schutz vor Reizen. Die Welt wird als gefährlich, bedrohlich wahrgenommen. Der Wunsch nach dem Leben auf einer einsamen Insel keimt auf. Das ist die „Prinzessin-auf-der-Erbse-Lösung". Mithilfe von vielen Matratzen möchte sie sich gegen ihre gesteigerte Sensibilität schützen. Solange sie nur genügenden Schutz vor den Außenreizen (Erbsen) hatte, war ihr Schlaf kaum gestört. Der Nachteil dieser Lösung: Die übersteigerte Sensibilität lässt so nicht nach. Im Gegenteil: Die Prinzessin braucht im Laufe der Zeit immer mehr Matratzen. Oft suchen solche „Prinzessinnen" erst dann nach neuen Lösungen, wenn der Raum zwischen der obersten Matratze und der Decke schon ziemlich eng geworden ist.

Kurz: Vermeidung und Schonung bieten eine hervorragende Möglichkeit, kurzfristig mit der gesteigerten Sensibilität umzugehen. Doch die Probleme nehmen zu.

So unterschiedlich die Symptomatik beim FMS ist, bei den verschiedenen Beschwerden tauchen immer wieder drei Faktoren auf:

- vermehrte Stressreaktion (ausgelöst durch Bedrohung/Angst),
- erhöhte Aufmerksamkeit und allgemein gesteigerte Sensibilität,
- starke Reizüberflutung ohne Unterscheidungsmöglichkeit (wichtig/unwichtig).

Exkurs 2: Individualgeschichte

Im Gegensatz zu den meisten Tieren sind wir Menschen bei der Geburt vollständig hilflos und Gefahren schutzlos ausgeliefert. Wir sind ganz auf fremde Hilfe angewiesen. Dagegen ist unser Sensorium (v.a. Hören, Fühlen, Riechen) bereits weit entwickelt. Und wir verfügen über eine Waffe – unsere Stimme –, mit der wir lautstark Hilfe herbeirufen können. Gleichzeitig reagiert die Mutter eines Neugeborenen auf genau diesen Laut besonders feinfühlig.

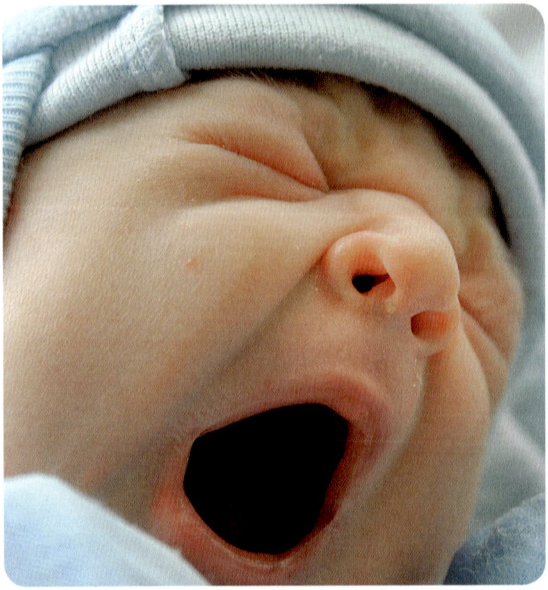

In der ersten Lebensphase ist die Sensibilität des Neugeborenen noch diffus und unausgerichtet. Es verfügt noch nicht über die Fähigkeit, genügend zu unterscheiden, was bedrohlich ist und was nicht. Doch es bestehen echte Gefahren. Wird ein Baby nicht ausreichend versorgt oder geschützt, droht ihm unweigerlich der Tod. Hinzu kommt, dass sich der Säugling noch nicht erinnern kann, wie bestimmte Bedrohungen, z.B. Hunger, regelmäßig überwunden werden. Das Baby lebt nur in der Gegenwart, der aktuelle Hunger scheint ohne Ende zu sein. Kein Wunder also, dass Babys so heftig und andauernd ihrer Angst Ausdruck geben. Das Schreien „wie am Spieß" vermittelt unmittelbar, in welcher inneren Panik sie sich befinden. Sie können weder zwischen den wirklichen und den nur vermeintlichen Bedrohungen unterscheiden noch sind sie in der Lage, sich in irgendeiner Weise selbst zu helfen.

Erst im späteren Leben ändert sich dies. Nun gliedert sich die Welt Schritt für Schritt. Welche Gefühle entstehen im Inneren, welche in der Außenwelt? Wie unterscheidet man zwischen Hören, Sehen und Riechen? Welche Beschwerden kommen aus der Haut, der Muskulatur oder aus dem Bauch? Welche sind gefährlich und welche nicht? Welche gehen vorüber? Gleichzeitig nimmt die Handlungskompetenz zu. Das Kind lernt, wie es sich zunehmend selbst helfen kann. So vermindert sich die Abhängigkeit. Ebenso kann das Kleinkind nun auf Erfahrungen zurückschauen. Der

Hunger ist zwar unangenehm, es ist aber ein Zustand, der wieder vorübergeht.

Eltern kennen diese Probleme zur Genüge. Wenn ein Baby weint oder schreit, dann kann es eine ganze Weile dauern, bis die Ursache gefunden ist, da das Neugeborene selbst nicht unterscheiden kann, von welcher Seite die Störung kommt. Ob das Unbehagen von innen oder außen kommt, ob Hunger, Schmerz, Kälte, Lärm oder die volle Windel das Wohlbefinden stört, das alles bleibt dem neuen Erdenbewohner noch verborgen.

Anfänglich ist die physische Präsenz der Mutter entscheidend, um Schutz und Sicherheit zu vermitteln. Durch Wiegen, Tragen, Streicheln, durch ihre liebevolle Stimme und/oder Singen beruhigt sich das innere Chaos. Später, mit zunehmender Erinnerungsfähigkeit, kann ein Kind auch ohne die Präsenz der Mutter lernen, welche Signale gefährlich sind und welche nicht. Die Welt gewinnt an Struktur und Ordnung. Damit nimmt ihre Bedrohlichkeit auf vielen Ebenen ab. Bezüglich der Körperwahrnehmung erfährt ein Baby, wie sich Hunger und Schmerz im Bauchraum unterscheiden. Welche Impulse aus der Muskulatur sind normal, welche sind Warnsignale? Wann melden Hitzesensoren Gefahr, wann sind sie nur Zeichen von wohltuender Wärme? Ein Prozess, der sich im Laufe der persönlichen Entwicklung immer weiter fortsetzt.

Das braucht Zeit. Noch im Kindergartenalter ist es für die jungen Erdenbürger nicht möglich, die verschiedenen Bauchgefühle voneinander zu unterscheiden. Der Bauch wird als Ganzes wahrgenommen. Oberbauchschmerzen, Unterleibsschmerzen, Flankenschmerzen sind noch nicht klar vom Hunger abzugrenzen. Das fordert von Kinderärzten oft viel Geduld. Die Schilderungen der kleinen Patienten lassen sie oft im Dunkeln tappen. Deuten die Klagen eher auf eine gefährliche Blinddarmentzündung oder doch nur auf harmlose Verdauungsprobleme hin?

Auch eine kleine, harmlose Schürfwunde löst bei vielen Kleinkindern noch Panik und heftige Schmerzen aus, da sie nicht wissen können, dass Blut nicht in jedem Fall „Gefahr" bedeutet. Klebt ein Pflaster auf der Wunde, ist die Welt wieder in Ordnung, der Schmerz ist im Nu vergessen.

Am Anfang des Lebens leben wir daher in einer sehr grob gerasterten Welt mit nur wenigen Kategorien (gut/schlecht, satt/hungrig), während im Laufe der Entwicklung immer mehr Nuancen und Unterscheidungen hinzukommen. Gleichzeitig kann ein Kind erkennen, welche Probleme es selbst lösen kann und wo es auf fremde Hilfe angewiesen ist. Ein Erwachsener fühlt sich daher bei Weitem nicht so schnell verunsichert oder bedroht. Das gilt besonders, wenn die Eltern Sicherheit und

Vertrauen in die eigenen Fähigkeiten vermitteln konnten. Auch die Abwesenheit von Krieg, Naturkatastrophen, finanziellen oder sonstigen Sorgen wirkt sich in aller Regel positiv auf dieses Grundgefühl der inneren Sicherheit aus. Es sind günstige Voraussetzungen für die seelische Stabilität. Das innere Warnsystem kann sich entspannen.

Es gibt jedoch Situationen, in denen sich auch ein Erwachsener diffus bedroht und verunsichert fühlt. Nun kommt es zu Entwicklungen, die gewisse Parallelen zu frühkindlichen Prozessen aufweisen. Das innere Warnsystem wird wieder übersensibel und verliert an Differenzierungsfähigkeit. Die Betroffenen werden in vielen Bereichen überempfindlich, ängstlich und schreckhaft. Die Welt scheint bedrohlich, verwirrend und gefährlich zu sein. Es gelingt nur noch schwer, zwischen Wichtigem und Unwichtigem adäquat zu unterscheiden – eine Lage, die an die Reizverarbeitung von Kleinkindern erinnert. Die Betroffenen scheinen kopflos und desorientiert zu sein.

Stress und funktionelle Störungen

Welche Auswirkung hat die gesteigerte Sensibilität für die Regulation von Körpervorgängen? Dazu einige grundsätzliche Überlegungen.

Alle Vorgänge im Körper sind geregelt. Das gilt für Prozesse wie die Atmung und den Blutdruck genauso wie für den Zuckerhaushalt und die Zellteilung. Im Prinzip funktionieren sie nicht viel anders als die Regelung der Heizung im Haushalt.

Es gibt einen Sollwert, z.B. 22° C, der von einem Thermometer im Wohnzimmer (Messfühler) überprüft wird. Sinkt die Temperatur, weil jemand vergessen hat, das Fenster zu schließen (Störgröße), dann kommt es zu einem Abfall der Temperatur, der Istwert liegt zu niedrig. Nun gibt der Thermostat (Regler) einen Befehl an die Steuerung der Heizung (Stellglied), die Temperatur zu erhöhen. Ist der Sollwert wieder erreicht, schaltet der Thermostat die Heizung wieder ab. Man spricht von einem negativen Feedback: Der Anstieg der Temperatur führt zu einer „Hemmung" der Heizung. Für die Stabilität von Systemen ist dieses negative Feedback von großer Bedeutung: Nur so wird der richtige Sollwert erreicht.

Was passiert nun, wenn ein Messfühler überempfindlich auf Kälte reagiert? Die Heizung springt zu früh an, die Temperatur steigt über den Sollwert. Analoges gilt bei einer erhöhten Sensibilität auf Wärme. Hier sinkt die Temperatur ab. Und wenn der Messfühler übersensibel sowohl auf Wärme als auch auf Kälte reagiert, kommt es zu einem dauernden Anspringen und Abstellen der Heizung in kleinsten Zeitabschnitten.

Zurück zur erhöhten Sensibilität des Körpers. Diese hat eine direkte Auswirkung auf die geregelten Funktionen. Es kommt entweder zu einer übermäßigen Hemmung oder einer übertriebenen Stimulierung. Die Körperfunktionen werden instabil. Viele Fibromyalgie-Betroffene neigen zum Frieren und – merkwürdigerweise – auch zum Schwitzen. Gehen sie abends zu Bett, benötigen sie eine Wärmflasche und es können gar nicht genug Decken im Bett sein. Kurze Zeit später ist ihnen alles viel zu warm. Sie bekommen einen Schweißausbruch und strampeln die überflüssigen Decken weg. Lässt der Schweißausbruch dann nach, setzt kurze Zeit später wieder das Frieren ein. Einige Patienten durchlaufen in der Nacht mehrere solche Zyklen. Manche müssen jeweils das durchnässte Nachthemd wechseln.

Offenbar stimmt hier etwas nicht mit der Regulation. Anfänglich hat der Messfühler übertrieben auf die Kälte des Bettes reagiert („Achtung: Erfrierungsgefahr!") und dem Körper den Befehl zum Heizen gegeben. In der Folge stieg die Temperatur über den Sollwert von 37° C an. Wenig später stellte der Messfühler eine erhöhte Temperatur fest („Achtung: Fieber!") und veranlasste den Körper, die Temperatur massiv zu senken, was am besten durch Schwitzen geschieht. Nun stürzte die Körpertemperatur wieder ab, und das gleiche Spiel begann von Neuem. Es wundert nicht, dass Menschen, die solche Nächte durchleben, morgens völlig erschöpft und „wie gerädert" aufwachen.

Fibromyalgie als Anpassungsreaktion: Das Urwaldprogramm

Für die akuten Gefahrensituationen verfügen wir Menschen über eine angeborene Stressreaktion, die uns leistungsfähiger, schneller und aufnahmefähiger macht. Die Wahrnehmung ist hochgradig strukturiert, alles Unwesentliche wird ausgeblendet. Nur die eigentliche Quelle der Gefahr und die möglichen Auswege stehen im Fokus der Aufmerksamkeit. Idealtypisch wäre die Begegnung mit einem hungrigen wilden Tier zu nennen.

Ist die Gefahrenlage dagegen unklar, verwirrend und unübersichtlich, besteht die bessere Strategie in einer allgemeinen Senkung der Wahrnehmungsschwelle. Der Körper versucht, durch eine maximale Empfindlichkeit wieder Orientierung und damit Sicherheit zu gewinnen. Typisch wäre eine Situation im Urwald. Es ist unklar, ob die Gefahr gerade von Spinnen, Schlangen, Tigern oder feindlichen Menschen ausgeht. Maximale Aufmerksamkeit aller Sinne ist die beste Überlebensstrategie. Doch die erhöhte Sensibilität wird auf

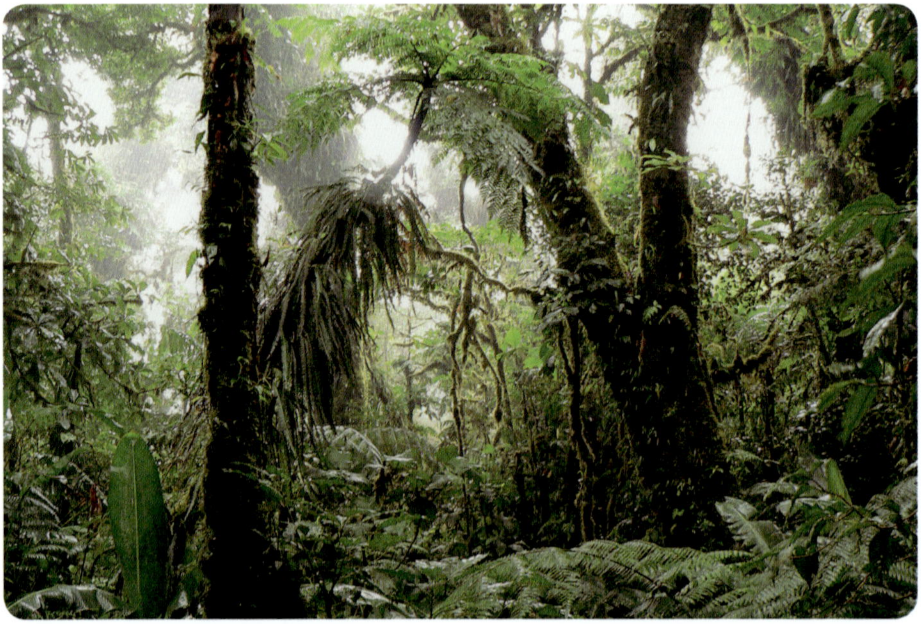

Dauer mit dem Nachteil der Reizüberflutung erkauft. Der offensichtlichste ist die erhöhte Schmerzempfindlichkeit und Reizempfindlichkeit z.B. gegenüber Licht, Lärm, Berührung oder Geruch.

Doch auch die Körperfunktionen können durch die überempfindlichen Sensoren beeinträchtigt werden. Regulationsvorgänge werden gestört und es kommt zu einer zu starken Erregung/Hemmung in schneller Folge. Die Beeinträchtigungen von Atmung, Verdauung, Blutdruck, Gleichgewicht usw. lassen sich weitgehend so erklären. Durch Schmerz, Angst und durch die verwirrenden funktionellen Störungen kommt es nun zu einer Dynamik, bei der sich die Sensibilität noch weiter steigert. Dies ist ein merkwürdiges Paradoxon. Gerade der Versuch, den Körper durch eine Absenkung der Reizschwelle abzusichern, führt zu einer Reizüberflutung und somit zur Verunsicherung. Ab einer gewissen Schwellensenkung, gepaart mit Angst und Unsicherheit, hält sich das Phänomen selbst aufrecht. Weil die Reizschwelle gesenkt ist, kommt es zu einem vermehrten Einstrom von beunruhigenden Signalen, was wiederum zum Absenken der Reizschwelle führt – ein Teufelskreis. Was nun folgt, wird zum einen durch die persönliche Biografie, zum anderen durch die Entwicklungsgeschichte des Menschen verständlich. Je unsicherer die Kindheit war, desto größer werden auf der geistigseelischen Ebene die Vorsicht und das Misstrauen.

Beim FMS wird im Körper vermutlich nun ein Programm aktiviert, das einst in Urwald und Wildnis dem Überleben diente. Es besteht aus maximaler Aufmerksamkeit, muskulärer Anspannung, der Bereitschaft, sofort zu flüchten oder anzugreifen, und einem hochgradigen Misstrauen vor den Signalen aus der Umwelt (Stressreaktion). Dies könnte auch erklären, warum sich viele Betroffene unter einer diffusen Dauerbedrohung fühlen, die nicht aus der tatsächlichen Lage erklärbar ist. „Mir könnte es gut gehen, aber ich fühle mich so, als ob der Mörder hinter jeder Ecke lauern könnte." Besondere Gefahren drohen in der Nacht. Überlebt haben Menschen, die bei den kleinsten Signalen hellwach und kampfbereit waren. Wer dagegen seelenruhig und tief geschlafen hat, wird dies nicht allzu oft getan haben.

Damit gewinnen auch die Schlafstörungen beim Fibromyalgiesyndrom einen tieferen Sinn. Das Aufwachen bei jedem kleinsten Geräusch ist ein Versuch der Absicherung. Selbstverständlich macht es heute nur wenig Sinn, hellwach im Bett zu liegen, nur weil der Partner leise geschnarcht hat. Heute haben sich die Anforderungen gewandelt: Nun sind diejenigen im Vorteil, die in jeder Situation schlafen können wie die Babys. Sie gehen morgens topfit ins Büro und ahnen nicht, welchen Gefahren sie früher nachts ausgesetzt gewesen wären. Etwas überspitzt lässt sich feststellen, dass Fibromyalgiepatienten ein hochsinnvolles Verhalten in der falschen Situation zeigen.

Gerade die Eigenschaften, die damals das Überleben garantierten, erweisen sich nun als Nachteil. Oder, wie es eine Patientin sagte: „Im Urwald wäre ich spitze gewesen!"

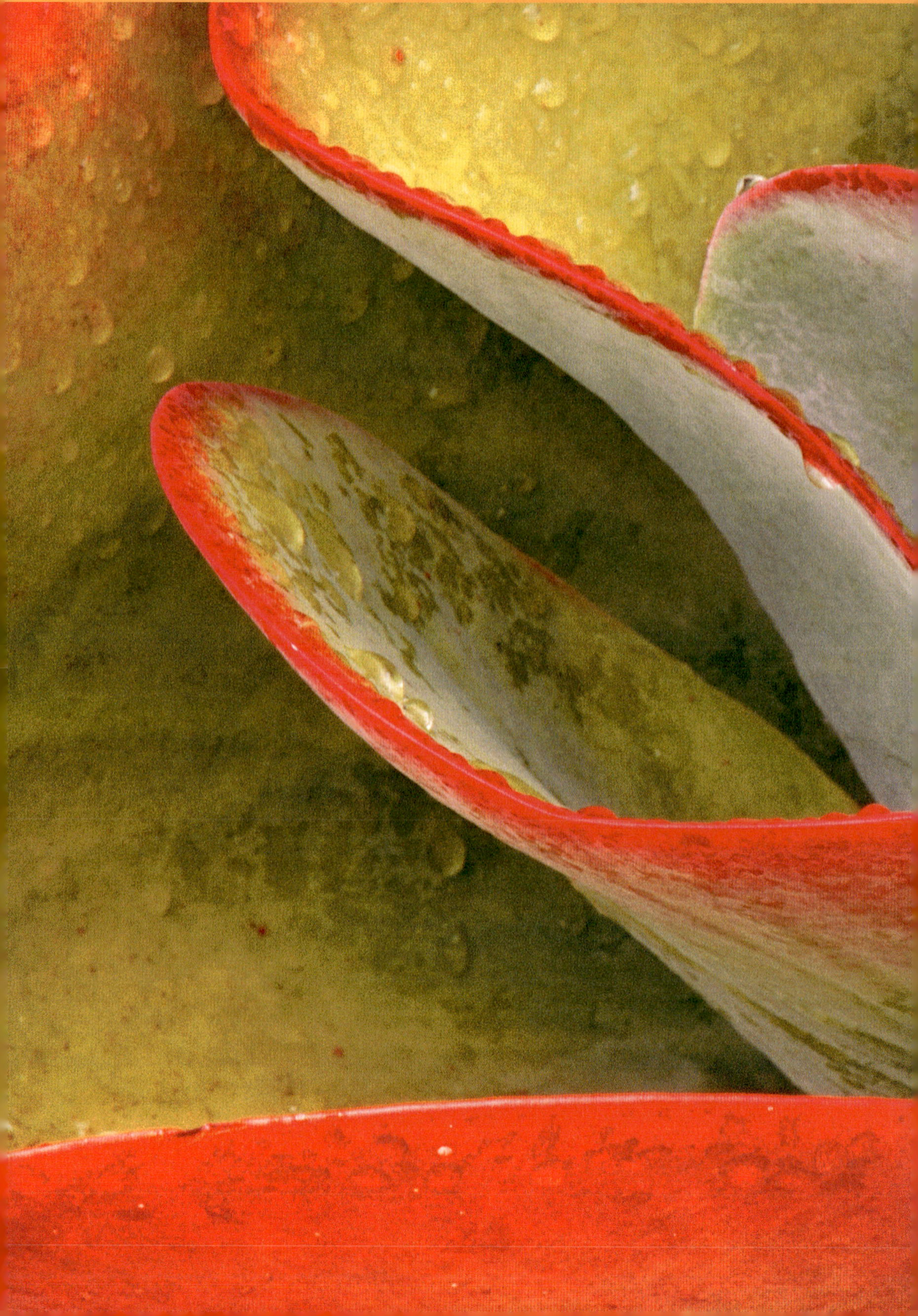

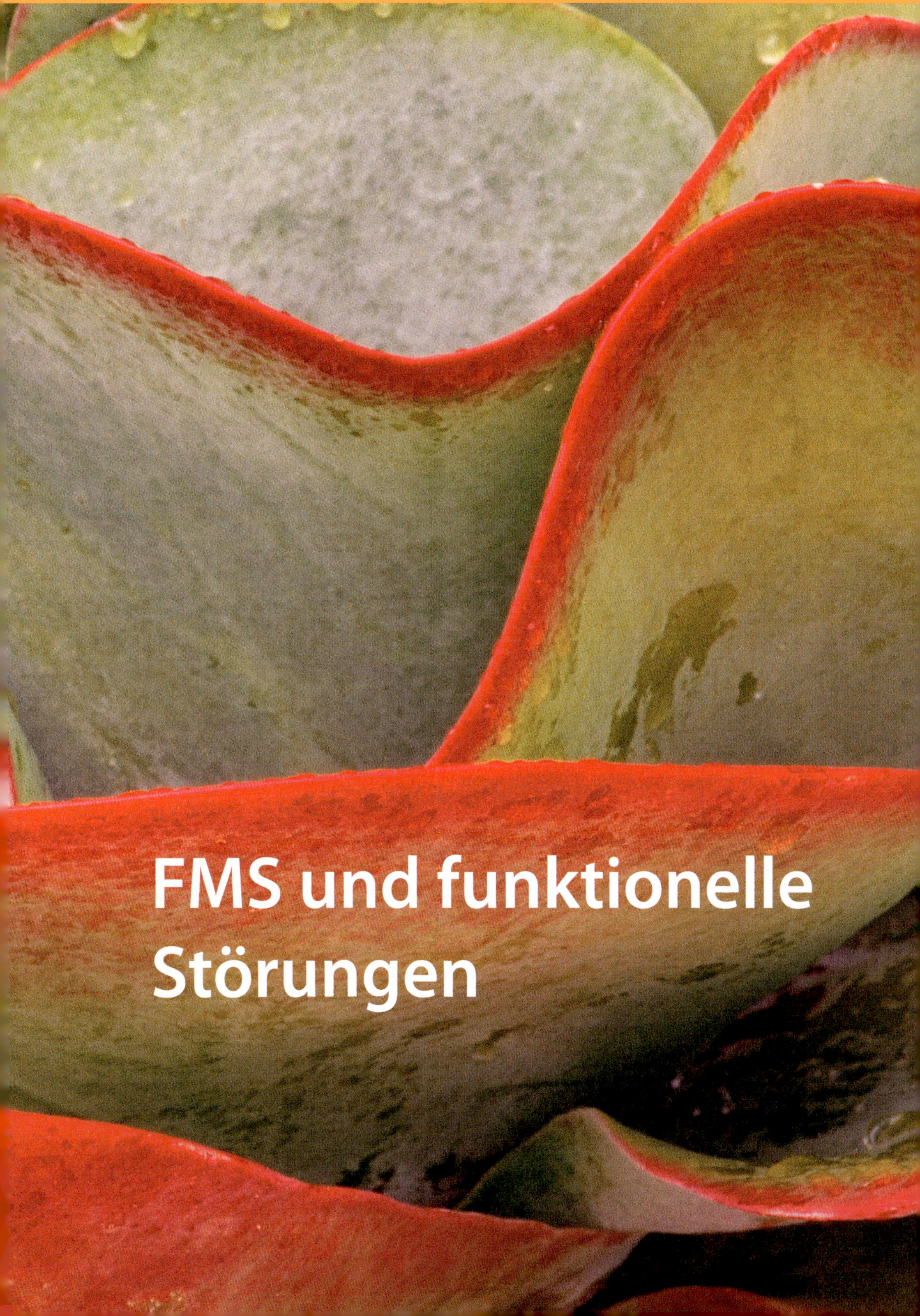

FMS und funktionelle Störungen

Teil 3: FMS und funktionelle Störungen

In diesem Teil sollen nun die einzelnen Beschwerdebereiche näher beschrieben werden. Damit soll die Grundlage für ein besseres Verständnis und eine gezielte Therapie geschaffen werden.

Fallgeschichte

Amelie ist eine junge Frau von knapp 30 Jahren. Sie ist modisch gekleidet und wirkt auf dezente Weise attraktiv. Ihre Schmerzen sieht man ihr wirklich nicht an. Begonnen hatte alles mit Migräne. Unter der litt sie bereits am Ende der Schulzeit. Meist kam es zu den Anfällen vor der Periode und beim Eisprung.

Im Studium war Amelie ehrgeizig. Sie setzte sich hohe Ziele und erreichte diese im Allgemeinen auch. Doch vor ihrem Examen als Betriebswirtin häuften sich nicht nur die Migräneattacken, vielmehr kamen auch anhaltende Nacken- und Spannungskopfschmerzen hinzu. Manchmal hielten diese Schmerzen viele Tage an.

Sie war froh, als die Schmerzen einige Wochen nach dem bestandenen Examen schließlich nachließen. Doch leider nicht für lange Zeit. Ihre erste Stelle bei einer Beratungsfirma forderte sie erheblich. Nach einigen Monaten mit wenig Schlaf traten die hartnäckigen Dauerkopfschmerzen wieder auf. Diesmal bekam es Amelie mit der Angst zu tun. Würde sie in der Lage sein, die Arbeit zu meistern?

Sie versuchte, sich ihre Kopfschmerzen nicht anmerken zu lassen und sich zusammenzureißen. Angesichts ihrer schnellen Auffassungsgabe gelang es ihr trotz der Beschwerden, die Arbeit zu bewältigen. Aber es blieb kaum noch Zeit für anderes.

Kaum zu Hause angelangt, dachte sie nur noch an eine heiße Dusche und ans Bett! Es dauerte eine Weile, bis ihr auch der eigentümliche Muskelkater am Abend auffiel. Dabei hatte sie tagsüber nur am Schreibtisch gesessen und ihren Sport seit Monaten vernachlässigt. Schaffte sie es samstags tatsächlich, ein wenig zu joggen, fühlte sie sich am nächsten Tag völlig zerschlagen.

Amelie bemühte sich, auch dies zu ignorieren. Im Verlauf der folgenden Zeit kamen dann auch Schmerzen in den Gelenken und Sehnenansätzen hinzu. Als dann das Wetter noch nasskalt und regnerisch wurde, hatte sie manchmal das Gefühl, es würde ihr „überall" wehtun.

Als ich Amelie nach der Art ihrer Schmerzen befrage, erklärt sie mir, die Schmerzen seien merkwürdig. Es sei ganz anders, als wenn sie sich früher gestoßen oder verletzt hätte. Es sei so etwas wie „Muskelkater oder Grippe" am gesamten Körper.

Schmerzen

„Schmerz ist ein unangenehmes Sinnes- oder Gefühlserlebnis, das mit tatsächlicher oder potenzieller (möglicher) Gewebeschädigung einhergeht oder von betroffenen Personen so beschrieben wird, als wäre eine solche Gewebeschädigung die Ursache."

So lautet die Definition der Internationalen Gesellschaft zum Studium des Schmerzes (International Association for the Study of Pain).

Ausgeprägte, wandernde Schmerzen bilden das Kernsymptom des FMS. In diesem Kapitel soll ein vertieftes Verständnis des Phänomens „Schmerz" erreicht werden. Es geht um anatomische und physiologische Grundlagen, psychologische Aspekte, den Unterschied zwischen akutem und chronischem Schmerz und den Besonderheiten von Schmerz bei Fibromyalgie.

Warum tut Schmerz weh?

Schmerz ist die unangenehmste aller Wahrnehmungen. Ein Leben ohne Schmerz erscheint vielen Menschen daher gleichbedeutend mit einem Leben ohne Leid. Tatsächlich gibt es sehr, sehr wenige Menschen, die von Geburt an keinerlei Schmerzen empfinden (sog. CIPA-Syndrom). Sie können zwar Wärme, Kälte, Berührung, Druck und Vibration so empfinden wie andere auch, nur der Schmerz ist ihnen unbekannt.

Die Folgen der Schmerzfreiheit sind jedoch keineswegs positiv. Bei den betroffenen Kindern kommt es zu zahllosen Verletzungen, z.B. beim Spielen, da ihnen das Warnsignal fehlt. Die so entstehenden Verstümmelungen der Gliedmaßen machen oft Amputationen notwendig. Die meisten Kinder sterben noch im Kleinkindalter; das Erwachsenenalter erreichen nur wenige. Sehr häufig ist die Störung der Schmerzempfindung bei Diabetikern. Wer über Jahre einen erhöhten Blutzuckerspiegel hat, dessen Nerven leiden. An den längsten Nerven, denen für die Füße, können Taubheitsgefühle auftreten. Die Zuckerkranken spüren nicht, wo Sie „der Schuh drückt". Da meist eine Gefäßverkalkung hinzukommt, heilen die aufgetretenen Wunden nicht richtig. Die Folge sind chronische Geschwüre, die leider auch heute noch zu Amputationen führen können. Damit wird deutlich, dass Schmerz vor allem die Aufgabe hat, uns vor drohenden Schädigungen zu warnen. Sein unangenehmer Charakter ist von der Natur gewünscht und überaus sinnvoll. Wir versuchen, dem peinigenden Gefühl aus dem Weg zu gehen und halten so den Körper unbeschädigt.

Physiologie

Die Schmerzforschung unterscheidet zwischen dem Gefühl „Schmerz" und dem, was an organischen Prozessen hinter dem Gefühl steht. Dieser zweite Teil wird „Nozizeption" genannt. Das Wort setzt sich aus den beiden lateinischen Ausdrücken *nocere* (= schädigen) und *percipere* (= wahrnehmen) zusammen. Wenn man sich also kräftig stößt, löst das ein Feuerwerk an Nervenimpulsen (Nozizeption) aus, die dann zur Schmerzwahrnehmung führen. Auch wenn der Impuls und das Gefühl eng gekoppelt scheinen – der Zusammenhang ist weniger direkt.

Im Eifer des Gefechts kann es durchaus vorkommen, dass ein Stoß nicht wahrgenommen wird. Die Nerven feuern, aber es tut nicht weh. Und auch umgekehrt bestehen beim Phantomschmerz unerträgliche Schmerzen in einem Arm oder einem Bein, das in der Realität nicht mehr vorhanden ist. Zwischen dem gefühlten Schmerz und der Nervenaktivität (Nozizeption) bestehen demnach komplizierte Verhältnisse.

Nozizeptoren

Die eigentlichen Nerven für mögliche Schädigungen werden also Nozizeptoren genannt. Im Körper sind sie in riesiger Zahl z.B. in der Haut, den Muskeln und Gelenken, den inneren Organen, Gefäßen und den Knochen vorhanden. Lediglich die Leber und das Gehirn sind frei von den Schmerzmeldern. Daher können sowohl eine Leberpunktion als auch Gehirnoperationen unter örtlicher Betäubung durchgeführt werden.

Wie groß die gesamte Zahl der Sensoren für den Schmerz ist, kann nur grob geschätzt werden. Sie liegt in manchen Hautregionen bei 200 Schmerzpunkten pro Quadratzentimeter, in der Summe kommen so zwischen einigen Hunderttausend und einigen Millionen zusammen (siehe Seite 20f.).

Der Schmerz wird beim Menschen über dicke und dünnere Nerven transportiert. Die dickeren (A-Delta-Fasern) haben eine zusätzliche äußere Hülle (Myelinscheide), während die dünneren (C-Fasern) diese nicht aufweisen.

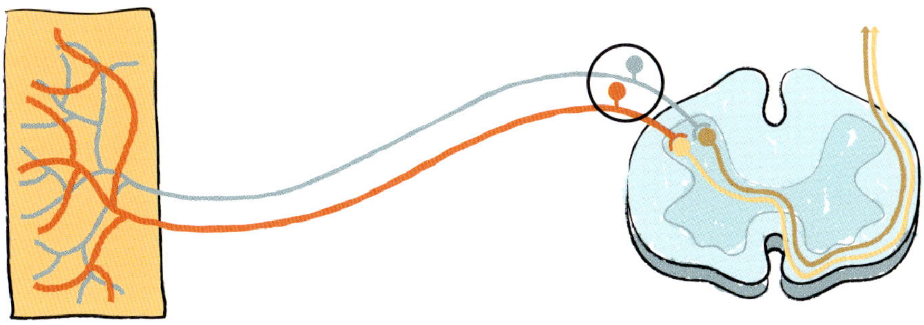

Reizleitung von den Nozizeptoren der Haut zum Rückenmark

Der Vorteil der Extra-Isolierung liegt in der Geschwindigkeit: bis zu 30- bis 50-mal schneller transportiert die dicke A-Delta-Faser die Informationen. Um den Unterschied deutlich zu machen: Die langsamen Fasern transportieren in gemütlicher Fußgängergeschwindigkeit, die schnellen tatsächlich mit Rennwagentempo.

Wer sich einmal kräftig das Schienbein stößt, kann die beiden Fasertypen hervorragend bei der Arbeit beobachten: Als Erstes kommt es unmittelbar zu einem stechenden oder brennenden Schmerz. Das war das Werk der schnellen Fasern. Kurze Zeit später folgt ein dumpfes, bohrendes Gefühl – die langsamen Impulse sind im Schleichtempo angekommen.

Nozizeptoren sind freie Nervenendigungen und sitzen in der Haut weit verzweigt sowohl dicht unter der Oberfläche als auch in der Tiefe. Ihre feinsten Ausläufer bündeln sich zu dickeren Nerven, die dann zum eigentlichen Zellkörper in der Nähe des Rückenmarks führen. Im Rückenmark (genauer: im Hinterhorn des Rückenmarks) wird nun zum ersten Mal umgeschaltet. Der Erregungsimpuls wird verarbeitet und ggf. in Richtung Gehirn weitergeleitet.

Die Sensoren dienen nicht der reinen Schmerzwahrnehmung. Ihre Aufgabe ist es, uns vor allen möglichen Schädigungen zu warnen. Das können eine Verletzung (Stiche, Schläge), aber genauso Hitze, Kälte oder chemische Reize sein. In jedem Fall entsteht ein Warnsignal. Dabei sprechen die Nozizeptoren später an als die empfindlicheren Druck- und Berührungssensoren oder auch die Kälte- und Wärmerezeptoren (siehe S. 118).

Neurogene Entzündung

Ein Stoß löst Schmerzen aus. Oft kommt es aber auch zu einer Rötung, Schwellung und Überhitzung des Gewebes, kurz: zu einer Entzündung. So unangenehm dieser Zustand ist, diese Reaktion ist heilsam. Sie ist Ausdruck der Reparaturanstrengungen des Körpers. Auch wenn man in der Medizin gelegentlich davon spricht, man müsse die Entzündung „bekämpfen", sollte in der Regel die Ursache der Entzündung ins Visier genommen werden. Die Entzündungsreaktion selbst zeigt nur, dass der Körper eine Baustelle eröffnet hat.

Die Nozizeptoren selbst spielen bei Entzündungen eine gewichtige Rolle. Sobald sie festgestellt haben, dass eine Schädigung vorliegt, sorgen sie dafür, dass ein ganzer Cocktail von chemischen Botenstoffen freigesetzt wird. Dazu zählen Histamin, Bradykinin, Substanz P, CGRP und viele andere. Die Blutgefäße werden weit gestellt, verschiedene Zellen (z.B. Mastzellen) wandern ins Gewebe ein und beginnen ihre Aufräumarbeiten, was mit einer Schwellung des Gewebes verbunden ist: eine Mischung aus Zellen und Hormonen, die in der Wissenschaft gelegentlich respektlos als „Entzündungssuppe" bezeichnet wird.

Gleichzeitig wird das Gewebe vermehrt schmerzempfindlich. Im gesunden Gewebe ist nur ein Teil der Nozizeptoren aktiv. Ein größerer Teil ist so unempfindlich, dass man von „schlafenden" Nervenendigungen spricht. Das ändert sich jedoch während der Entzündungsreaktion: Die Schläfer werden wach und nehmen gleichfalls an der Reizübertragung teil. Ein erneuter Stoß auf das geschwollene Gebiet löst jetzt ungleich heftigere Schmerzen aus. Zweifellos ist dies unangenehm, stellt aber einen perfekten Schutz für die geschädigte Region dar.

Noch eine Besonderheit sei hier erwähnt: Normalerweise transportieren die Nozizeptoren die Information nur in eine Richtung, also z.B. von Haut oder Muskeln in Richtung Gehirn. Es geht aber auch andersherum. Ist ein Nerv in seinem Verlauf gereizt, so kommt es zu einer schmerzhaften Schwellung an seinem Ursprungsort, etwa der Haut. Man spricht dann von einer „neurogenen Entzündung" (neurogen = durch den Nerv bedingt).

Aufgrund der komplexen Verschaltung von Nerven kann es auch vorkommen, dass bei starken Schmerzen in einer Region in einer benachbarten Zone Entzündungen und vermehrte Schmerzempfindlichkeit auftreten. Das Schmerzareal wird größer.

Der Ablauf der geschilderten Prozesse dauert keine Tage oder Wochen: Bereits nach ein bis zwei Stunden kommt es zu einer Sensibilisierung sowohl in der Peripherie (Haut, Muskeln) als auch im Rückenmark. Bei verschiedenen Hauterkrankungen (z.B. Neurodermitis, Schuppenflechte) soll die neurogene Entzündung eine wesentliche Rolle spielen. Auch bei Darmerkrankungen, Asthma, Migräne, Reizblase, interstitieller Zystitis (chronische Blasenentzündung) und Schmerzen am Bewegungsapparat könnte die neurogene Entzündung eine (Teil-)Ursache darstellen. Ob auch bei Fibromyalgie diese Art der Entzündung vorliegt, ist noch ungeklärt, aber wahrscheinlich.

Impulsübertragung

Die Impulse der A-Delta- und der C-Fasern gelangen auf diesem Weg ins Rückenmark. Dabei handelt es sich um ein etwa fingerdickes und rund 45 cm langes Nervengeflecht, quasi den „Kabelbaum" für alle ein- und ausgehenden Signale. In regelmäßigen Abständen verlassen jeweils links und rechts zwei Nervenstränge das Rückenmark. Der hintere ist für die eingehenden Signale (Schmerz, Temperatur, Berührung usw.), der vordere für die Bewegung (Motorik) zuständig. Die Signale der Nozizeptoren gelangen über die hintere Wurzel in das Zentrum des Rückenmarks, das in der Draufsicht einem Schmetterling ähnelt. An dieser Stelle werden die Informationen bereits einer ersten Einschätzung unterzogen. Was ist wichtig? Was nicht? Was erfordert eine sofortige Reaktion?

Reflexe

Manche Schmerzsignale (z.B. Hitzereize) sind so bedrohlich, dass sie eine unmittelbare Reaktion erforderlich machen. Die Hand zuckt reflektorisch zurück, noch bevor wir die Verbrennung wahrgenommen haben. Bei den Reflexen entscheidet das Rückenmark alleine, ohne vorher das Großhirn um Erlaub-

Ablauf der Erregung bei Reflexen

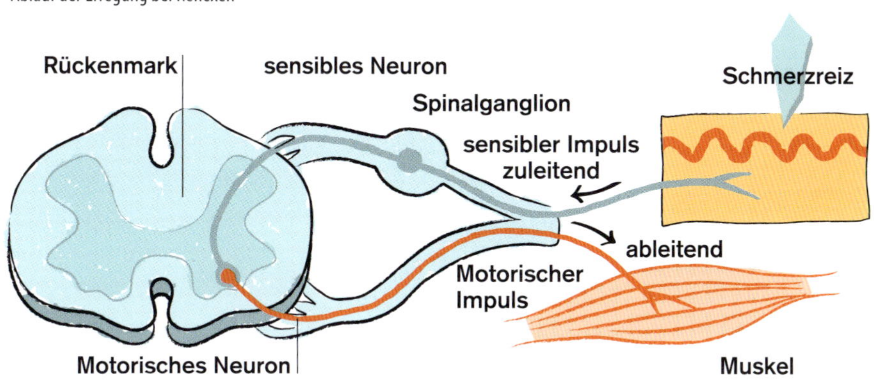

nis zu bitten. Der entscheidende Vorteil ist bereits genannt: Der zeitaufwendige Weg vom Rückenmark ins Großhirn, das Nachdenken und der Weg zurück entfallen. Der Nachteil liegt darin, dass das Rückenmark immer nach „Schema F“ entscheidet. Daher können wir nicht verhindern, dass der Körper bei bestimmten Gefahren zusammenzuckt.

Reflexe sind Abläufe, die sich im Laufe der Evolution als optimaler Schutz erwiesen haben. Sie sind unflexibel, aber überaus zuverlässig. Nimmt die Bedrohungslage zu, dann werden Schutzreflexe leichter ausgelöst. Patienten mit Fibromyalgie fühlen sich häufig bedroht, was angesichts von Dauerschmerzen verständlich ist. Manche Reflexe wie der sog. Schreckreflex werden deshalb bei ihnen wesentlich leichter ausgelöst. Beim Schreckreflex kann eine Berührung, ein Geräusch oder ein Anblick zu einer automatischen Schutzreaktion führen. Die Betroffenen zucken zusammen, ziehen die Schultern nach oben, winkeln die Arme an, schließen die Augen, nehmen den Kopf zurück und die Beine werden steif: eine Schutzhaltung. Auch beim plötzlichen Zusammensacken oder dem unwillentlichen Fallenlassen von Gegenständen sind reflektorische Prozesse beteiligt.

Eine Fibromyalgiepatientin berichtete etwa, sie habe kaum noch heiles Geschirr, so häufig würden ihr die Haushaltsgegenstände aus der Hand fallen.

Die Verschaltung im Rückenmark

Im Rückenmark werden nicht nur Reflexe gesteuert. Hier werden Reize komplex von kürzeren Zwischennerven (Interneuronen) verarbeitet. So kommt es zu einer Auswahl von Reizen, die nach oben an das Gehirn weitergeleitet werden. Angesichts Hunderttausender Signale besteht auch eine dringende Notwendigkeit, diese Zahl zu begrenzen. Je nach Situation trifft bereits das Rückenmark wichtige Vorentscheidungen.

Eine weitere Methode zur Datenreduktion ist die Bündelung von unterschiedlichen Schmerznerven. So werden die Nerven von inneren Organen und Haut miteinander verschaltet (sog. Head'sche Zonen). Verschaltet sind etwa die Nerven, die vom Herzen kommen, mit denen des linken Arms oder der Schulter.

Schmerzsignale aus der Haut sind sehr viel häufiger und damit wahrscheinlicher als Impulse aus inneren Organen. Wenn sich das Herz nun tatsächlich einmal meldet, z.B. wegen einer Mangeldurchblutung, dann werden die Schmerzen im Bereich des linken Armes wahrgenommen, obwohl dieser daran völlig unschuldig ist. Das Gehirn reagiert mit einer statistischen Überlegung. Bisher sind die Impulse immer aus dem Arm gekommen, jetzt wird es wohl auch so sein. In gleicher Weise ist die Gallenblase mit der rechten Schulter verbunden. Daher kann eine Gallenkolik neben Bauchschmerzen auch Schulterschmerzen verursachen. Nach einem Herzinfarkt oder einer Gallenkolik stellt sich das Gehirn auf die neue Lage ein. Nach einer blitzschnellen Risikokalkulation entscheidet es sich im Zweifelsfall eher für die Wahrnehmung der gefährlicheren Variante. Nun werden umgekehrt Impulse aus dem Arm oder der Schulter als Herzschmerzen bzw. Bauchschmerzen verarbeitet.

Thalamus

Zurück zum Informationsstrom. Die Signale aus dem Rückenmark treffen irgendwann im Gehirn ein. Die Ankunftsstelle ist der Thalamus, eine Ansammlung von Nervenkernen im Mittelhirn. Diese Region wird häufig als „Tor zum Bewusstsein" bezeichnet (siehe Seite 45). Sie ist noch sehr viel mehr als das Rückenmark an den Entscheidungen beteiligt, welche Informationen an das Bewusstsein weitergegeben werden und welche besser ausgeblendet bleiben.

Die verschiedenen Thalamuskerne und -bereiche haben unterschiedliche Aufgaben. Der seitliche Teil (lateral) ist zum Beispiel für die Wahrnehmung einzelner Signalqualitäten zuständig, der mittlere (mediale) für deren emotionale Bewertung. Weiter gibt es „spezifische Kerne" mit speziellen Aufgaben (z.B. Hören, Riechen, Schmerzverarbeitung). Je nach Situation leitet der Thalamus also manche Informationen an das Bewusstsein weiter. Es macht einen großen Unterschied, ob wir gerade Pilze sammeln, auf Brautschau sind oder uns bedroht fühlen. Entsprechend der Lage versorgen uns Thalamus & Co. mit den passenden Daten.

Schmerzinformationen aus dem Thalamus erreichen gleichzeitig das sog. limbische System, eine Ansammlung von verschiedenen Nervenkernen, die sich an den Thalamus anschmiegen (Hippocampus, Fornix, Corpus mamillare, Gyrus cinguli, Mandelkern). Es wird auch als „emotionales Gehirn" bezeichnet. Alle grundlegenden Gefühle wie Angst, Liebe, Aggressivität, Lust werden von hier aus beeinflusst. Dabei beschränkt sich das limbische System nicht auf die Gefühlswelt. Auch intellektuelle Fähigkeiten scheinen hier teilweise beheimatet zu sein. Die enge Beziehung zwischen dem Thalamus und dem limbischen System macht deutlich, dass die emotionale Bewertung von Schmerzen einen entscheidenden Einfluss auf die Art der Verarbeitung hat. Weitere enge Beziehungen gibt es zu anderen Hirnteilen, die für die vegetative Steuerung (Hirnstamm), die Wachheit und die Steuerung der Hormone zuständig sind (Hypothalamus/Hypophyse).

Alles, was bisher beschrieben wurde, steht vor jeder bewussten Wahrnehmung. Das Bewusstsein hat bisher von den komplexen Regulationen und Auswahlprozessen überhaupt nichts mitbekommen, obwohl die Schmerzsignale schon durch eine Reihe von Kontrollinstanzen überprüft und bewertet wurden.

Das Großhirn

Die Schmerz- und Sinnesinformationen werden zuletzt ans Großhirn weitergeleitet. Nun endlich werden sie bewusst wahrgenommen. Eine wesentliche Rolle spielt dabei eine Region, die sich in der Mitte des Gehirns etwa vom Scheitel zu den Ohren zieht (Gyrus postzentralis). Der gesamte Mensch wird in dieser sog. primären somatosensorischen (= Körperwahrnehmung) Region verzerrt abgebildet.

Bestimmte Regionen wie Lippen, Zunge, Hände, Füße und Genitalien sind überproportional groß, während andere deutlich kleiner sind, was auch einen kleinen Rückschluss auf ihre Bedeutung erlaubt. Essen, Bewegung und Fortpflanzung sind schließlich die zentralen Elemente der menschlichen Existenz.

Zusammenfassung: So kompliziert das Gesagte klingen mag, es ist bereits stark vereinfacht. Doch wird damit vielleicht deutlich, dass die Empfindung „Schmerz" auf einem äußerst komplizierten Regelungsprozess beruht. Descartes hatte im Jahr 1664 noch die Vorstellung, die Schmerzverarbeitung sei mit einem Seil zu vergleichen, an dessen Ende eine Glocke hänge. Die Hitze eines Feuers zieht quasi an der Glocke,

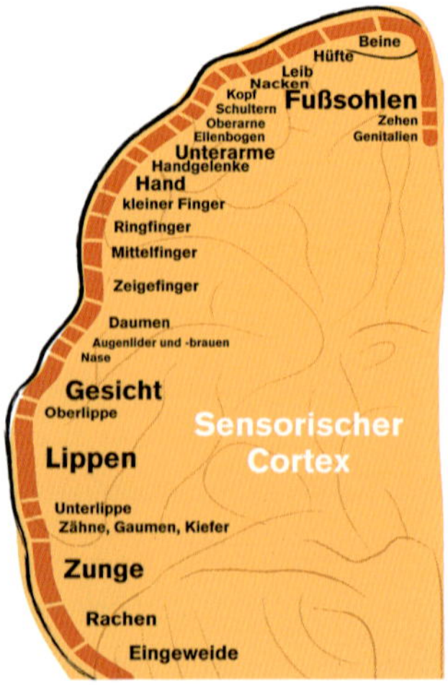

Sensorische Hirnrinde

die dann im Gehirn läutet. Heute ist klar, dass das Signal der Nozizeptoren auf vielfältige Weise bereits vor unserer bewussten Wahrnehmung verstärkt oder abgeschwächt wurde. Genetik, Lebenserfahrung, seelisches Befinden und die aktuelle Situation beeinflussen die Schmerzverarbeitung.

Psychologische Faktoren

Bisher war vor allem von der körperlichen Verarbeitung von Schmerzsignalen die Rede. Doch wie Schmerz empfunden wird, hängt auch von der seelischen Bedeutung eines Signals ab. Angenommen, jemand stößt sich an einer Tischkante, dann löst dies eine vermehrte Aktivität der Nozizeptoren aus. Ob und wie diese empfunden wird, hängt jedoch ganz von den Umständen ab.

- Wurde ich absichtlich von einem Widerling gestoßen?
- War es aus Versehen?
- War ich selbst daran schuld?
- Kam es dazu aus Übermut, bei einem Tanz mit einem attraktiven Partner?

Im ersten Fall ist der Schmerz wahrscheinlich recht unangenehm, im letzten wird er möglicherweise kaum wahrgenommen. Schmerzen im Bauchraum können auf eine übergroße Portion Bohnen zurückgeführt werden. Oder sie lassen an einen Verwandten denken, der lange unter ungeklärten Bauchschmerzen litt. Trotz seiner starken Schmerzen wurde nichts gefunden, bis er schließlich qualvoll an einem Dickdarmkrebs starb. Es ist nicht schwer, sich auszumalen, welche Konsequenzen diese jeweiligen Gedanken für die Schmerzverarbeitung haben. Schmerzen sind die wichtigsten Warnsignale des Körpers. Sie hängen ganz wesentlich mit der Bedrohung zusammen, die wir im Laufe des Lebens erfahren haben. War die Welt sicher oder nicht? (siehe auch Seite 34ff.)

War die frühe Kindheit ungetrübt und das Elternhaus ein Hort der Sicherheit und Geborgenheit, dann wird das heranwachsende Kleinkind ein höheres Maß an Vertrauen in die Umwelt entwickeln. Anders jedoch, wenn Erwachsene unzuverlässig, unberechenbar oder gar übergriffig waren. In diesem Fall wird ein Kind instinktiv ein höheres Maß an Sensibilität entwickeln, um sich zumindest auf diese Situation einstellen zu können. Eine Patientin drückte es so aus: „Ich konnte bereits als ganz kleines Kind am Klang seiner Schritte auf der Treppe erkennen, ob mein Vater betrunken war oder nicht. Wenn ja, habe ich mich versteckt, sonst bin ich ihm entgegengelaufen." Kleine Kinder können sich möglicherweise nicht gegen schlimme Erfahrungen wehren, sie können sich jedoch darauf einstellen. Denn nichts ist schlimmer als eine Verletzung, die aus heiterem Himmel kommt.

Es gibt eine Fülle von wissenschaftlichen Untersuchungen, die zeigen, dass Misshandlungen, traumatische Erlebnisse, Suchtproblematiken der Eltern oder sexuelle Übergriffe die Wahrscheinlichkeit von Schmerzerkrankungen wie Fibromyalgie deutlich erhöhen. Im rechten Licht besehen, ist diese erhöhte Sensibilität keine krankhafte Reaktion des Körpers. Es ist vielmehr die Bemühung, in einer als feindlich erlebten Umwelt früher zu warnen oder sensibler zu werden. Eigentlich ein sinnvolles Verhalten, das jedoch Schmerzerkrankungen begünstigt.

Die erhöhte Sensibilität bei einer belasteten Kindheit zeigt sich nicht nur in Form von Schmerzen, sondern möglicherweise auch in Bezug auf andere Sinnesorgane. Es kommt zu dem, was als „zentrales Sensitivierungssyndrom" („Central Sensitization" nach M. B. Yunus) bezeichnet wird. Das gesamte

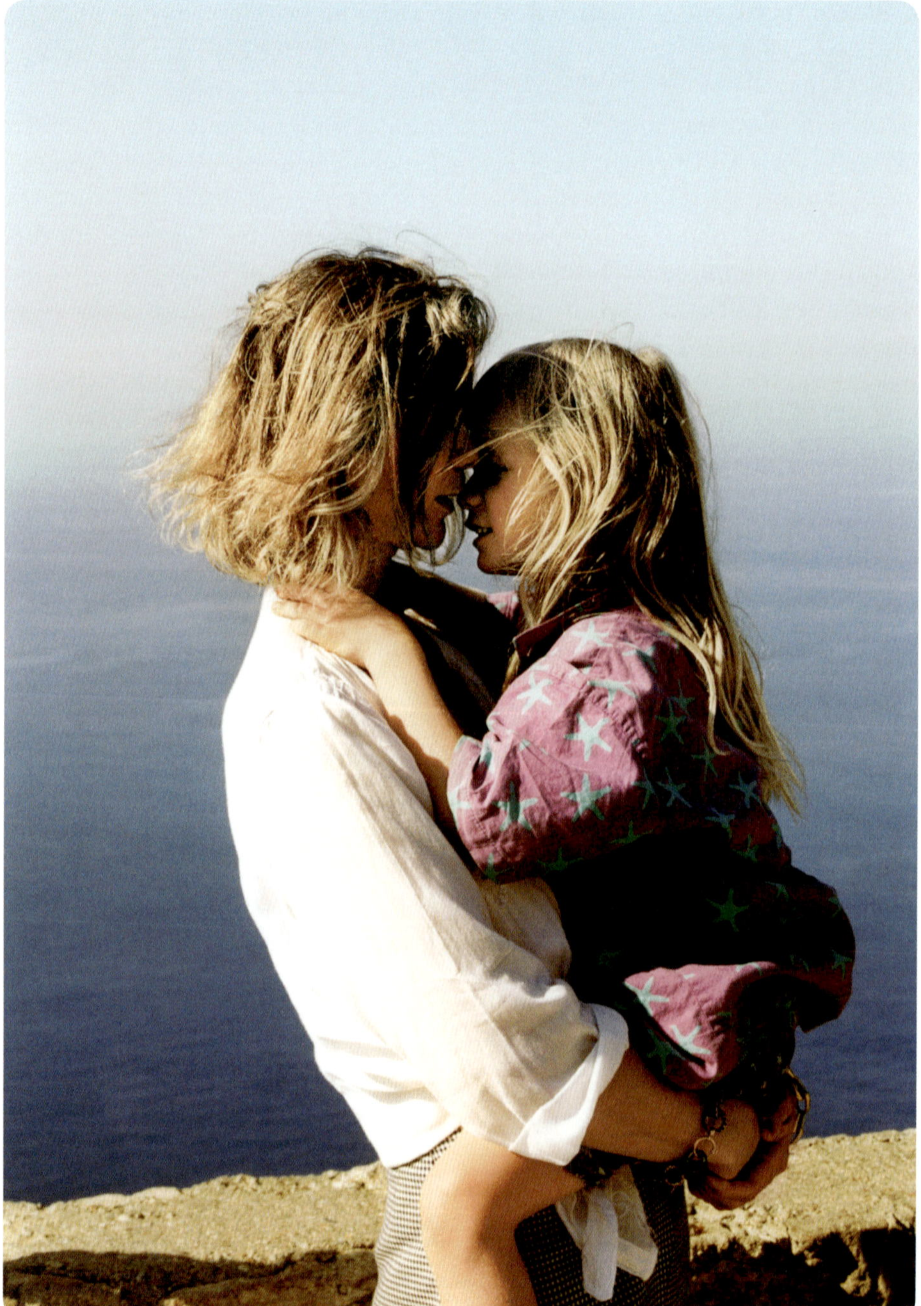

Zentralnervensystem gerät in eine erhöhte Alarmbereitschaft (siehe Seite 115) oder ist zumindest in Krisenzeiten schnell dazu bereit. Die Folge sind Lärm-, Licht-, Berührungs-, Geruchs- oder Schmerzempfindlichkeit.

Kommt es nun zu Krisen, vor allem körperlicher oder seelischer Bedrohung, reagiert ein solches System mit einer deutlich rascheren Anpassung, d.h. es neigt dazu, die Sensibilität schnell zu erhöhen, um so in einen Zustand der erhöhten Wachsamkeit zu gelangen.

Gelernt ist gelernt

Schmerzen werden gelernt, so das Ergebnis langjähriger Forschungen. Natürlich nicht so wie Vokabeln, schließlich möchte man sie ja loswerden, dennoch spielt bei Schmerz auch das Lernen eine große Rolle. Angenommen, eine Mutter ist zu ihrer Tochter weniger liebevoll und zuwendend, als sich die Tochter dies wünschen würde. Im Alltag ist sie vielleicht überfordert oder hat in ihrem Leben selbst nicht so viel Liebe erhalten, dass sie diese problemlos weitergeben könnte. Wenn sich die Tochter jedoch verletzt oder erkrankt, dann ist sie in der Lage, ihr ganzes Mitgefühl und ihre Mütterlichkeit zu zeigen. Trotz der vorhandenen Schmerzen wird die Tochter diese Zuwendung in vollen Zügen genießen können. Endlich erhält sie das, was sie sich gewünscht hat. Wiederholt sich diese Situation einige Male, dann „lernt“ die Tochter, dass Krankheit oder Schmerzen ein Weg sind, um Liebe und Zuwendung zu erhalten. Diese Erfahrung wird der Tochter vermutlich genauso wenig bewusst sein wie ihrer Mutter.

Dennoch wird die Tochter in ihrem späteren Leben mehr dazu neigen, auf mögliche Schmerzen zu achten und diese Beschwerden auch zu äußern. Nach außen mag das als wehleidig erscheinen. Doch im Kern ist es nur gelernt. Für das kleine Kind war es eine Möglichkeit, ein wenig von dem zu erhalten, was es dringend gebraucht hat. Auch in der Partnerschaft gibt es ähnliche, in der Regel unbewusste Prozesse. Dazu hat eine Mannheimer Forschergruppe (Kati Thieme, Herta Flor) ein erhellendes Experiment durchgeführt. Sie baten Paare, bei denen die Frau unter Fibromyalgie litt, gemeinsam ein Fenster zu putzen. Für viele Fibromyalgiepatienten keine leichte Übung.

Vereinfacht kam Folgendes dabei heraus: In einer ersten Gruppe setzte sich der Ehemann auf einen Stuhl und beobachtete, wie sich seine Frau mit der Arbeit abmühte. Wie zu erwarten, hatten diese Frauen besonders viele hartnäckige Beschwerden. In der zweiten Gruppe putzte die Frau den Teil, den sie gut erreichen konnte, während der Mann die anderen Bereiche übernahm. Diese Paare brachten ausgesprochen günstige Voraussetzungen für eine Beschwerdelinderung mit.

Überraschend war jedoch eine dritte Gruppe. Hier sprang der Mann bei den geringsten Beschwerden ein und übernahm praktisch die gesamte Arbeit. Eigentlich sollte man meinen, dass diese „vorbildlichen" Ehemänner ihren Frauen am ehesten die Chance auf Heilung bieten würden. Doch das war nicht der Fall. Denn durch die innere Gleichung: Schmerzen = Hilfe, wurde das Schmerzverhalten unbewusst unterstützt und damit das Leiden paradoxerweise verlängert.

Meidung, wenn die Lösung zum Problem wird

„Ein gebranntes Kind scheut das Feuer." Diese Redensart zeigt, dass manche Erfahrungen im Leben wirklich nur ein Mal gemacht werden müssen. Der Schmerz ist so eindrücklich, dass er das ganze Leben nicht vergessen wird. Die Meidung ist bezüglich Feuer, Herdplatten oder Steckdosen eine optimale Strategie für ein gesundes, langes Leben. Schmerzen lösen sehr oft ein Meidungs- und Schonverhalten aus. Dies ist bei einer akuten Verletzung außerordentlich sinnvoll, da durch eine Ruhigstellung die Heilung gefördert wird.

Bei chronischen Schmerzen, z.B. chronischen Rückenschmerzen, liegen die Dinge jedoch komplizierter. Hier bringt die Lösung „Schonung" zwar kurzfristig eine Entlastung, doch die mangelnde Bewegung hat Konsequenzen. Muskeln werden abgebaut, Bänder verkürzt, sogar Knochen verlieren langfristig an Festigkeit. Am Ende verstärkt das, was als Lösung gedacht war, das eigentliche Problem: Die Schmerzen werden durch den Trainingsmangel schlimmer.

Anfänglich war man noch in der Lage, ein paar Kilometer spazieren zu gehen, dann sind es nur noch einige Hundert Meter, am Ende möchte man gar nicht mehr aus dem Haus und hat dennoch Beschwerden. Die zunehmenden Schmerzen scheinen den Rückzug zu erzwingen. Die Betroffenen geraten in eine Abwärtsspirale von Schonung, Verlust an Fähigkeiten und zunehmenden Beschwerden. In dieser Situation liegt es natürlich nahe, den Spieß einfach umzudrehen und ein Fitnessstudio zu besuchen. In einigen Fällen mag dieser an sich logische Schritt funktionieren. Ist die Schmerzschwelle aber sehr tief abgesunken, dann wird auch diese Lösung zum Misserfolg. Auch leichtes Training löst dann so heftige Reize in den überempfindlichen Nozizeptoren aus (siehe Seite 62ff.), dass der Schmerz nur noch weiter verstärkt wird. Wie das Dilemma zu durchbrechen ist, dazu mehr im Therapieteil ab Seite 182.

Angst und Furcht

Angst und Furcht sind für die Schmerzverarbeitung so bedeutsam, dass es sich lohnt, ihren Einfluss etwas genauer zu betrachten. Wer einmal allein in einem unheimlichen, dunklen Wald spazieren gegangen ist, der weiß, dass sich in dieser Situation die Sinne schärfen. Vor allem das Gehör wird besser. Knacklaute, die sonst überhört würden, können jetzt möglicherweise eine Schreckreaktion auslösen. Die Sinnesschärfung betrifft jedoch praktisch alle Wahrnehmungsqualitäten. Wir riechen intensiver, und ein Falter, der den Arm berührt, lässt uns zusammenzucken.

Der biologische Sinn ist offensichtlich. Ist es unklar, wo die Quelle der Gefahr liegt, macht es sehr viel Sinn, in jeder Hinsicht sensibler zu sein. Diejenigen unserer Vorfahren, die das gut konnten, haben sich früher in Sicherheit gebracht und waren in der Lage, erfolgreich Nachkommen aufzuziehen. Obwohl die heutigen Gefahren kaum mehr von Tigern und Schlangen ausgehen, reagieren wir nach wie vor nach dem Schema, das für unsere Vorfahren ein echtes Erfolgsrezept war. Wenn es gefährlich wird, spitzen wir die Ohren, schärfen wir unsere Sinne.

Angst spielt bei den meisten Patienten mit chronischen Schmerzerkrankungen daher eine Rolle. Besonders nachhaltig wirkt dabei ein Angstanfall, eine Panikattacke, bei der die Betroffenen befürchteten, ihr „letztes Stündlein" zu erleben. Nach solchen Angstzuständen fühlen sich viele Menschen oft dauerhaft verunsichert. Dies gilt insbesondere dann, wenn sie sich dabei körperlich bedroht fühlten, etwa durch die Folgen des zu schnellen Atmens (Hyperventilation, siehe ab Seite 167).

Wer solch eine Angstattacke durchgestanden hat, lebt nicht selten in der dauerhaften Befürchtung, diese Hilflosigkeit erneut durchleben zu müssen. Das sensible Nervensystem gerät in einen Alarmzustand und stellt auf erhöhte Wachsamkeit. Leider steigt damit auch die Rate der Fehlalarme. An sich harmlose oder unwesentliche Signale werden falsch interpretiert und als bedrohlicher wahrgenommen, als sie tatsächlich sind. Verspannungen, Bauchzwicken, Gelenkbeschwerden werden intensiver, schmerzhafter als zuvor registriert.

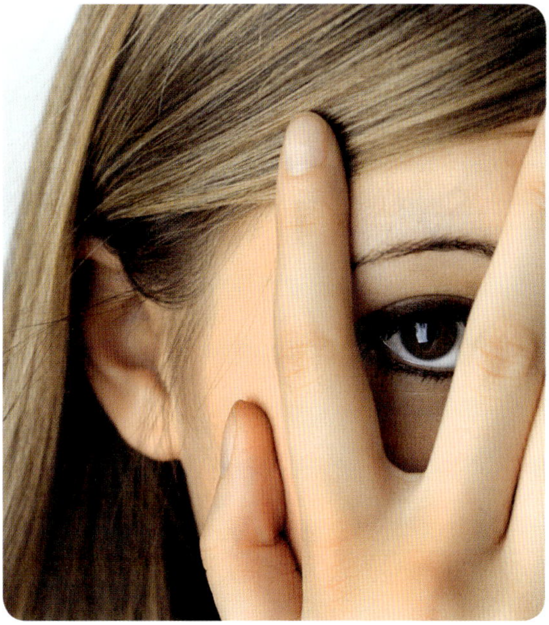

Nicht selten steigert sich das zu einem Teufelskreis. Die stärker wahrgenommenen Schmerzimpulse machen Angst, was die Reizschwelle noch weiter senkt. Es kommt zu einem vermehrten Einstrom von Schmerzsignalen. Das Nervensystem fühlt sich nun darin bestätigt, dass die Welt genauso gefährlich ist, wie es befürchtet hat. So beharrt es stur auf seiner verzerrten Meinung.

Um es noch einmal zu betonen: Alle diese Prozesse laufen vor jeder bewussten Wahrnehmung ab. Die Schmerzen werden tatsächlich gespürt. Sie treten tatsächlich als ganz normale Schmerzen auf und sind subjektiv nicht von anderen Schmerzen zu unterscheiden. Sie sind also nicht eingebildet. Die Angst sollte von der Furcht abgegrenzt werden, die physiologisch und psychologisch zu andersartigen Reaktionen im Körper führt. Auch wenn umgangssprachlich zwischen den beiden Begriffen oft nicht unterschieden wird – ihre Auswirkungen sind völlig anders. Furcht richtet sich stets auf eine konkrete Bedrohung. Das, was die Furcht auslöst, ist überaus real. Wenn nicht, sprechen wir von einer Phobie, d.h. einer krankhaften Angst. Auch der Schreck ist nicht mit der Angst identisch. Er setzt sehr viel plötzlicher ein und bezieht sich gleichfalls auf einen konkreten Gegenstand (Geräusch, Berührung, Schlag usw.).

Um wieder unser Beispiel mit dem dunklen Wald zu bemühen: Solange jemand ihn durchquert, ohne dass etwas Konkretes passiert, empfindet er diffuse Angst. Doch plötzlich ein lautes Krachen im Unterholz! Der einsame Wanderer erschrickt, zuckt zusammen. Eine Rotte von Wildsauen rast auf ihn zu. Was er nun empfindet, ist eine heftige Furcht. Die diffuse Angst ist wie weggeblasen, jetzt wird es leider sehr konkret! Der Blutdruck steigt, von Überempfindlichkeit keine Spur mehr, der Blick richtet sich tunnelförmig auf die Tiere. In letzter Sekunde ein Sprung hinter einen Felsen, die Wildsauen sind vorbei. Gott sei Dank, überlebt!

Furcht bereitet also auf Flucht oder Kampf vor. Der Gegner ist erkannt. Jetzt alle Sinne auf Höchstleistung zu stellen, wäre sinnlos. Nun ist das Gegenteil richtig. Die Sinne verengen sich auf lediglich das, was wirklich wichtig ist – etwa die drohende Gefahr fest im Auge zu behalten. Alle anderen Sinne werden ausgeblendet. Der quälende Rückenschmerz ist wie weggeblasen, Geräusche werden nicht mehr registriert. Beim Sprung hinter den Felsen kam es zur Verstauchung des Knöchels. Doch davon ist anfänglich nichts zu spüren. Genau wie bei der Angst ist die Gefühllosigkeit bei Furcht überlebensnotwendig. Sie macht uns für den Notfall fit.

In der Medizin spricht man von „Stressanalgesie“ (Analgesie = Unempfindlichkeit) und beschreibt damit das Phänomen der Schmerzunempfindlichkeit bei

Verkehrsunfällen, Naturkatastrophen usw. Auch bei einem Boxkampf ist es so: Die Boxer leiden im Ring weit weniger als später in der Kabine. Nebenbei kommt es auch bei der Wut zu einer Anhebung der Reizschwelle. Die „blinde" Wut spielt auf die erwähnte Einengung des Gesichtsfeldes an.

Die bisherige Darstellung hat das Geschehen natürlich vereinfacht. Die Prozesse in Rückenmark und Gehirn sind in Wirklichkeit in vielfältiger Weise miteinander verwoben. Vieles ist auch noch nicht richtig verstanden. Relativ gut untersucht ist jedoch das, was akuten von chronischem Schmerz unterscheidet.

Akuter Schmerz

Was akuter Schmerz ist, kennt jedermann zur Genüge. Verletzungen, Zahnschmerzen, Bauchschmerzen, Kopfschmerzen, Muskelkater, Verbrennungen, extreme Hitze oder Kälte, extreme Lautstärke – all das und noch viel mehr kann schmerzhaft sein. Gemeinsam warnen all diese Schmerzarten vor einer realen Gefahr und veranlassen uns, Schritte einzuleiten, um die Gefahr möglichst zügig zu vermindern.

Somit schützt der Schmerz vor körperlichen und manchmal auch seelischen Gefährdungen. Weiterhin sind akute Schmerzen, wie der Name schon sagt, zeitlich und in aller Regel auch örtlich begrenzt. Sie gehen von ganz alleine vorbei oder klingen nach geeigneter Therapie ab, einer Kopfschmerztablette, Ruhigstellung, ggf. auch einer Operation.

Chronischer Schmerz

Der chronische Schmerz ist, auch das sagt schon der Name, länger vorhanden. Wie lange genau, ist umstritten. Wer zwischen drei und zwölf Monate Schmerzen hat, der fällt unter diese Bezeichnung. Es gibt auch Definitionen, bei denen ebenfalls erst die Zeit nach einer begonnenen Behandlung zählt. Dann kommt man zu anderen Werten (1 Monat bis 6 Monate).

Viel wichtiger als die Zeitspanne ist jedoch etwas anderes: Der eigentliche Sinn des Schmerzes, die Warnfunktion, ist dem chronischen Schmerz abhandengekommen. Salopp gesagt: Dem chronischen Rückenschmerz fehlt jeder Neuigkeitswert. Der chronische Schmerz warnt nicht vor einer akuten Gefahr, er legt auch keine sinnvolle Lösung nahe. Er ist einfach nur vorhanden und tut weh! Das ist die Krankheit.

Chronische Schmerzen wie bei Fibromyalgie entstehen nicht über Nacht. Sie beginnen mit akuten Schmerzen, die immer wieder einmal zurückkehren. Meist kommen die bereits erwähnten Verstärkungsmechanismen (siehe Seite 17f.) dazu. Es dauert in der Regel Monate oder Jahre, bis sich das volle Krankheitsbild einstellt. Parallel zur Dauer breiten sich viele Schmerzen aus. Anfänglich sind sie nur an einzelnen Stellen

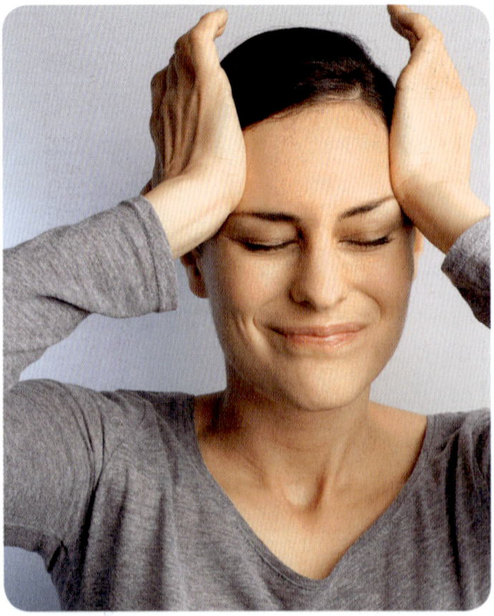

(Rücken, Schultern, Halswirbelsäule) vorhanden, dann dehnen sie sich langsam über große Teile des Körpers aus, manchmal über den gesamten Körper.

Schaut man auf die verschiedenen Stufen der Schmerzverarbeitung, so beginnen die Veränderungen beim chronischen Schmerz bereits auf der Stufe der Nozizeptoren. Häufen sich schwache Reize, z.B. mehrere Impulse pro Sekunde über 10 bis 15 Sekunden, so antwortet eine C-Faser (siehe Seite 62) bereits mit einer erhöhten Empfindlichkeit (sog. Wind-up).

Länger anhaltende Reize führen, wie auf Seite 64 erwähnt, zu einer sog. neurogenen Entzündung. Dabei sorgt eine „Entzündungssuppe" (siehe Seite 64) im Gewebe für eine hochgradige Steigerung der Empfindlichkeit. Auch die Zahl der aktiven Nerven nimmt zu. In der Folge werden in kurzer Zeit Haut, Muskeln oder Gelenke wesentlich empfindlicher. Der gleiche Reiz verursacht stärkere Schmerzen. Medizinisch sprechen wir von einer Hyperalgesie (übermäßiger Schmerz).

Auch im Bereich des Rückenmarks finden vergleichbare Veränderungen statt. Schmerzreize werden leichter in Richtung Gehirn weitergegeben. Gleichzeitig beschränkt sich die erhöhte Empfindlichkeit nach kurzer Zeit nicht nur auf das eigentliche Schmerzgebiet, sondern weitet sich langsam aus. Diese Aktivierung breitet sich oft über mehrere Rückenmarkssegmente aus. Der biologische Sinn ist erneut offensichtlich. Der Körper motiviert durch die erhöhte Schmerzempfindlichkeit zu Schutz und Schonung einer ganzen Region und verbessert somit die Heilungschancen.

Auch an sich schwache Reize, so die Forschung, sind in der Lage, über eine sog. Langzeitpotenzierung eine erhöhte Schmerzempfindlichkeit zu verursachen. Noch schneller und intensiver geht dies selbstredend bei wiederholten starken Schmerzreizen.

Nun kommt es zu einer umfassenden Veränderung in den Neurotransmittern (chemischen Botenstoffen) des Rückenmarks. Bereits nach Minuten werden Gene (IEG = Immediate Early Genes) aktiv und führen zu einer strukturellen Veränderung der Nervenzellen,

In einem relativ einfachen Experiment kann die erhöhte Sensibilität des Nervensystems dargestellt werden. Bei gesunden Versuchspersonen wird ein EEG über die somatosensiblen Regionen des Gehirns (denen für den Schmerz) abgeleitet. Als Schmerzreiz benutzt man einen leichten Hitzereiz auf die Hand. Bei einer Serie von Impulsen lösen die ersten Reize eine deutliche Antwort im Gehirn aus. Danach wird die Reizantwort immer kleiner, als wolle das Gehirn sagen: „Kenne ich schon, nicht sonderlich interessant!" Die Medizin spricht von „Habituation" (= Gewöhnung). Wiederholt man dasselbe Experiment mit Fibromyalgiepatienten, sind die Reaktionen anders. Bei diesen Patienten löst jeder Reiz immer die volle Erregung im Gehirn aus. Die Gewöhnung bleibt aus, der Reiz wird auf seinem Weg nach oben nicht unterdrückt.

die sich nun auf die starken Schmerzen einstellen. Schreitet der Prozess weiter fort, dann werden im Rückenmark auch andere Signale neu verschaltet: Die Impulse von Berührungsrezeptoren werden dort auf die nach oben führenden Schmerzleitungen aufgeschaltet. Plötzlich wird eine sanfte Berührung zum brennenden Schmerz – wiederum ein Versuch des Körpers, eine Region zu schützen, was z.B. nach einem Sonnenbrand recht sinnvoll sein mag. Diese Veränderung, die für die Betroffenen sehr verwirrend ist, wird medizinisch „Allodynie" genannt (wörtlich: der andere Schmerz).

Was geschieht nun in der Folge in den Hirnstrukturen, wenn Schmerzen längere Zeit anhalten? Auch hier gibt es hochinteressante wissenschaftliche Erkenntnisse. Schmerzen werden im somatosensorischen Teil des Gehirns verarbeitet (siehe Seite 68). Treffen dort nun immer wieder Schmerzreize ein, werden die dortigen Nerven hochaktiv. Die Gehirnregionen für die gequälten Körperregionen nehmen an Größe zu und greifen auch auf andere Gebiete über. Kurz: Das Gehirn eines Patienten mit Fibromyalgie oder eines Patienten mit chronischen Schmerzerkrankungen zeigt messbare Veränderungen seiner Struktur.

Und noch eine weitere Veränderung kommt bei Schmerz hinzu. Bei Gesunden schickt das Gehirn beständig schmerzhemmende, beruhigende Impulse an das Rückenmark. Diese unterbleiben, wenn Schmerz und Stress den Körper quälen. So kommt es zu einer erhöhten Sensibilität für viele Reize. Andere Veränderungen betreffen Hormone und Neurotransmitter (Botenstoffe). Vor allem das Steuerhormon für die

Kortisonfreisetzung wird vermehrt produziert. CRH (Corticotropin-Releasing-Hormone) wird vermehrt ausgeschüttet und aktiviert die sog. Stressachse. Auch die Stammhirnzentren werden aktiviert. Blutdruck, Puls, Atmung und Muskelspannung erhöhen sich und helfen mit, den Körper auf Kampf oder Flucht einzustellen.

Zusammengefasst: chronischer Schmerz führt zu einer umfassenden Umstellung des Körpers hin zu höherer Aufmerksamkeit, Leistungsbereitschaft für Kampf oder Flucht mit umfangreichen körperlichen, emotionalen und geistigen Folgen. Die Schmerzdurchlässigkeit nimmt vom Nozizeptor bis zur Hirnrinde zu, die hormonelle und vegetative Regulation versucht eine maximale Anpassungsleistung auf die angenommene Bedrohungslage.

Wie auch im Kapitel „Stress" bereits erwähnt (siehe Seite 43ff.), sind alle Veränderungen eigentlich sinnvoll. In einer tatsächlich schwierigen oder gefährlichen Lage erhöhen sie die Überlebenschance. Beim chronischen Schmerz allerdings tut unser inneres Warnsystem des Guten zu viel.

Erschöpfung durch chronische Schmerzen

Für viele Patienten mit Fibromyalgiesyndrom ist die Erschöpfung genauso schlimm wie der Schmerz, für manche noch schlimmer. Nach den obigen Ausführungen ist dies nur schwer verständlich, läuft doch chronischer Schmerz auf eine Aktivierung des Körpers hinaus, der sich auf reale oder vermutete Auseinandersetzungen vorbereitet. Was bisher jedoch noch nicht erwähnt wurde, sind die hartnäckigen Schlafstörungen, unter denen praktisch alle Betroffenen leiden. Typischerweise berichten sie, sie würden todmüde ins Bett fallen und wenige Stunden schlafen, um dann gegen 2 oder 3 Uhr aufzuwachen und sich schmerzgeplagt von einer Seite auf die andere zu wälzen. Morgens fühlen sie sich „zerschlagen", „müder als am Abend zuvor" oder „wie von der Dampfwalze überrollt". (Details zum Schlaf ab Seite 108)

Zum einen dürften die Schlafstörungen durch die Schmerzen begründet sein. Wenn Haut, Muskeln und Gelenke überempfindlich sind, dann beginnt auch eine bequeme Matratze, nachts irgendwann zu drücken. Doch es gibt noch weitere Gründe, die tiefer in unserer Biologie beheimatet sind. Wie des Öfteren erwähnt, waren wir Menschen in früheren Zeiten beständig bedroht. Dies galt natürlich vor allem für die Nacht, wenn wir für nachtaktive Raubkatzen eine leichte Beute waren. Doch unser Schlaf hat sich auf Katzen & Co. eingestellt. Regelmäßig, ca. alle 90 Minuten, wird der Schlaf oberflächlich. Erwachsene können dann in dieser Phase kurz aufwachen. Sind wir in einer sicheren Umgebung, nehmen wir dies manchmal kaum wahr, drehen uns auf die andere Seite und schlafen weiter. Nimmt jedoch eine reale oder auch nur angenommene Gefährdung zu, dann fällt es schwer, wieder in den entspannten Schlummer zurückzufinden.

Nun mag man einwenden, dass 90 Minuten einem ausgewachsenen Tiger wohl gereicht hätten, sich an einem schlafenden Menschen gütlich zu tun. Doch bei Naturvölkern kann man beobachten, wie eine Nacht in prähistorischer Zeit wohl verlaufen sein mag. Immer wieder wacht ein Mitglied des Stammes auf, bleibt ein Stündchen wach und übergibt ganz selbstverständlich die Wache an jemand anderen. Bei Fibromyalgie und chronischen Schmerzen sind die Schlafstörungen oft massiv. Über Wochen oder Monate, manchmal Jahre, sind die Nächte eine Qual. Dies ist einer der Gründe für die Erschöpfung.

Die zweite Quelle der Überforderung liegt meist in der Reizüberflutung. Wenn die Nerven stets auf höchste Empfindlichkeit geschaltet sind, dann wird das Gehirn mit Informationen „bombardiert". Nicht nur Schmerzen belasten die betroffenen Menschen, auch Licht, Lärm, Geruch, Berührung. Letztlich werden alle Sinneseindrücke als zu intensiv wahrgenommen. Die Patienten schildern, dass ihnen alles „auf die Nerven" geht. Die Geräusche im Büro, das Schreien der Kinder, die Straßengeräusche, das Knallen der Türen, selbst das Rascheln der Zeitung am Frühstückstisch ist ihnen zu viel. Am schlimmsten ist meist die Ansammlung vieler gut gelaunter und lautstarker Menschen. Partys, Volksfeste oder Versammlungen werden von Schmerzpatienten meist gefürchtet.

Der dritte Grund ist eher biochemischer Natur. Bei Gefahr sorgen die Stresshormone Kortison, Adrenalin und Noradrenalin für erhöhte Kampf- und Fluchtbereitschaft. Der Ablauf geht stark vereinfacht folgendermaßen: Im Hypothalamus, einer Region unter dem Thalamus, wird bei Stress und Schmerz das CRH (Corticotropin-Releasing-Hormone) produziert. Dieses wiederum veranlasst die Hypophyse (Hirnanhangsdrüse), eine Substanz namens ACTH (Adrenocorticotropin) auszuschütten. Diese Substanz veranlasst ihrerseits die Nebennierenrinde zur Produktion der eigentlichen Stresshormone. Adrenalin & Co. wirken auf spezielle Rezeptoren (Adrenorezeptoren), die für die Umstellung des Körpers auf optimale Leistungsbereitschaft sorgen. Man spricht von einer „Stressachse".

Kurz- und mittelfristig funktioniert dies ausgezeichnet. Doch irgendwann zeigt die Extraportion von Stresshormonen Wirkung. Als Erstes vermindert sich die Empfindlichkeit der Adrenorezeptoren. Immer höhere Dosen von Adrenalin werden nötig, um dieselbe

Wirkung zu erzielen. Die Betroffenen schildern, sie müssten immer mehr „Gas" geben, um ihren beruflichen Anforderungen zu genügen. Später vermindert sich die Produktion in der Nebennierenrinde, und am Ende stimulieren auch Hypophyse und Hypothalamus unzureichend. Die Stressachse ist zusammengebrochen.

Nun können sich die Betroffenen anstrengen, wie sie wollen, nichts wirkt mehr. Eine Zeit lang schaffen sie es noch zu arbeiten, müssen sich aber in fast der gesamten Freizeit davon erholen. Später ist auch die Arbeit nicht mehr möglich. Dann wird selbst die Hausarbeit zu viel. In Extremfällen pendeln die Betroffenen nur noch zwischen Bett und Couch. Ist die Erschöpfung sehr ausgeprägt, sind multimodale Therapien notwendig, bei denen sowohl die übersteigerte Sensibilität, die Schlafstörungen, die Stressanfälligkeit und ggf. weitere Symptome behandelt werden. (Details siehe Therapieteil ab Seite 182.)

Funktionelle Störungen des Magen-Darm-Trakts

Neben den Schmerzen und Schlafstörungen gehören die Störungen des Magen-Darm-Trakts zu den häufigsten Symptomen von Fibromyalgie. Im Zentrum steht das Reizmagen- und Reizdarmsyndrom.

Fallgeschichte

Bernhard ist ein schüchterner Mann Mitte 30. Vor zwei Jahren wurde vom Rheumatologen ein Fibromyalgiesyndrom diagnostiziert. Damals waren die Schmerzen unerträglich. Doch nun, bei trocken-warmem Sommerwetter, kann er gut damit leben.

Deutlich mehr macht ihm sein Bauch zu schaffen. Er leidet täglich unter Sodbrennen. Nach wenigen Bissen scheint der Magen schon randvoll zu sein, es rumpelt und rumort, und bis zum Abend ist der Bauch gespannt und aufgebläht. Dazu kommen Durchfall und Verstopfung in buntem Wechsel. Darmkrämpfe sind zum Glück selten, doch außergewöhnlich schmerzhaft.

Einen empfindlichen Magen hatte Bernhard schon, seit er sich erinnern kann. Doch so schlimm wurde es erst im letzten Jahr. Einen klaren Auslöser kann er nicht benennen. Vielleicht hat es sich seit einer Durchfall-Epidemie verschlechtert, unter der der halbe Betrieb litt, in dem Bernhard als Designer arbeitet.

Seit dieser Zeit wurden zwei Darmspiegelungen und eine Magenspiegelung durchgeführt. „Alles in Ordnung", hatte der Gastroenterologe ihm mitgeteilt, es sei nur ein Reizdarm. Da könne man nicht viel machen.

Bernhard versuchte, alle möglichen Nahrungsmittel zu meiden, die er im Verdacht hatte, mit den Beschwerden zusammenzuhängen. Aber ein klares Bild ergab sich nicht. Sicher, Kohl und Bohnen waren für ihn tabu, doch das wusste er schon seit Langem.

Mit der Zeit wurde er immer ängstlicher beim Essen. Er versuchte, alles zu vermeiden, was ihm einmal Beschwerden verursacht hatte. Doch da er eigentlich täglich Bauchschmerzen hatte, blieb bald nicht mehr viel übrig. Am ehesten vertrug er noch Reis und Kartoffeln, doch auch damit ging es ihm nicht wirklich gut.

Dazu kam, dass er an Gewicht verlor, und das machte ihm zunehmend Angst.

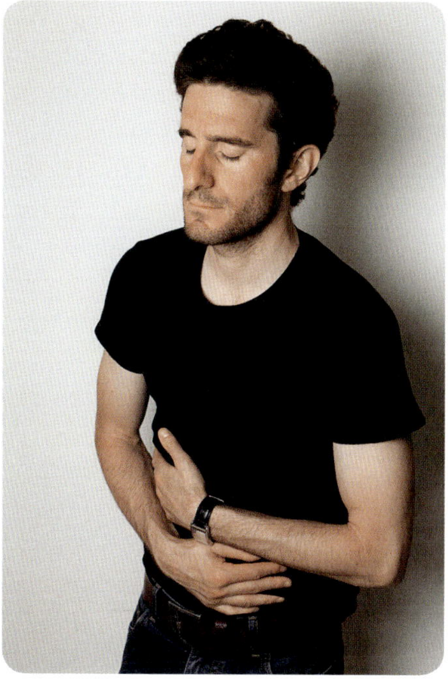

Reizmagen- und Reizdarmsyndrom

Streng genommen ist die Bezeichnung „Reizmagen" oder „Reizdarm" überholt. Heute fasst man die Fülle der Beschwerden im Bereich des Magen-Darm-Trakts ohne körperlichen Befund als „funktionelle gastrointestinale Beschwerden" zusammen (gastrointestinal = den Magen-Darm-Trakt betreffend). Was darunter genau zu verstehen ist, wurde auf einer Konferenz in Rom 1992 von den anwesenden Experten festgelegt und in der Folgezeit als die „Rom-Kriterien" bezeichnet. 1999 und 2006 wurden diese überarbeitet, sie sind nun weltweit als „Rom-II-" bzw. „Rom-III-Kriterien" anerkannt.

So werden – nach dem Hauptort der Beschwerden – mehr als 30 Störungen beschrieben. Das sind funktionelle Störungen der Speiseröhre, des Magens und Zwölffingerdarms, des Darms, des Bauchraums, der Gallenblase/-gänge und des Enddarms. Jedem der Hauptorte können mehrere Unterformen zugeordnet werden. Jede dieser Beschwerden ist genau definiert. Man spricht beispielsweise von einer „Dyspepsie" (Reizmagen), wenn folgende Bedingungen vorliegen:

Mindestens eines der folgenden Symptome trat während des letzten halben Jahres über mindestens drei Monate auf:

- unangenehmes Völlegefühl nach dem Essen,
- beschleunigtes Sättigungsgefühl,
- Schmerzen im Oberbauch,
- Brennen im Oberbauch.

Ein „Reizdarmsyndrom“ liegt vor, wenn Bauchschmerzen oder Unwohlsein an mindestens drei Tagen pro Monat im Verlauf der letzten drei Monate vorhanden waren. Der Beginn der Symptomatik sollte länger als sechs Monate zurückliegen. Gleichzeitig gilt:

- Besserung durch Stuhlgang
- Wechselnde Stuhlhäufigkeit (häufiger/seltener)
- Wechselnde Stuhlzusammensetzung (weich/hart)

Die funktionellen Störungen des Magen-Darm-Trakts überschneiden sich. Auch in ihrer Symptomatik und vor allem bei den Ursachen gibt es sehr viele Gemeinsamkeiten. Selbst wenn also die Bezeichnung nicht ganz korrekt ist, soll hier weiterhin von einem Reizmagen- bzw. Reizdarmsyndrom gesprochen werden, da diese Bezeichnung auch in Medizinerkreisen weitverbreitet ist. Gemeint sind jedoch die „funktionellen Störungen des Magen-Darm-Trakts“.

Häufigkeit

Funktionelle Störungen der Verdauung sind ausgesprochen häufig. Zwischen 20 und 40 Prozent der Bevölkerung sollen zumindest zeitweise darunter leiden. Beim Allgemeinarzt klagt etwa jeder zehnte Patient über Verdauungsprobleme und beim Magen-Darm-Spezialisten (Gastroenterologen) ist es jeder Dritte. Bei der Gastro- oder Koloskopie ergibt sich jedoch genauso wenig ein Befund wie bei Labor- oder Ultraschalluntersuchungen. Nur die Hälfte der Betroffenen sucht einen Arzt auf. Viele haben sich mit den Beschwerden abgefunden oder haben resigniert, da die verschriebenen Medikamente nicht helfen.

Ursachen

Liest man medizinische Fachartikel, so beginnt das Kapitel über die Ursachen in der Regel mit dem Hinweis, dass die Herkunft der Beschwerden „unklar“, „komplex“ oder „noch nicht verstanden“ sei. Doch es gibt eine Reihe von spannenden Erkenntnissen über das Krankheitsbild, die sich sehr gut in die anderen Beschwerdebilder einfügen, die in diesem Buch beschrieben werden.

Eines der wichtigsten Ergebnisse zeigte sich bei Dehnungsversuchen des Magen-Darm-Trakts. Dazu wurde eine Magenspiegelung durchgeführt und dann ein kleiner Ballon an der Spitze des Endoskops aufgeblasen. Auf diese Weise war es möglich, entweder Speiseröhre, Magen oder Darm gezielt aufzudehnen. Die interessante Frage war: wie reagieren Patienten mit Reizmagenbeschwerden auf diesen Dehnungsreiz?

Wenn Sie sich bereits ein wenig mit Fibromyalgie und verwandten Störungen beschäftigt haben, werden Sie vom Ergebnis kaum überrascht sein: Patienten mit Reizmagen- und Reizdarmbeschwerden reagierten weitaus sensibler als Kontrollpatienten. Kurz: Sie wiesen

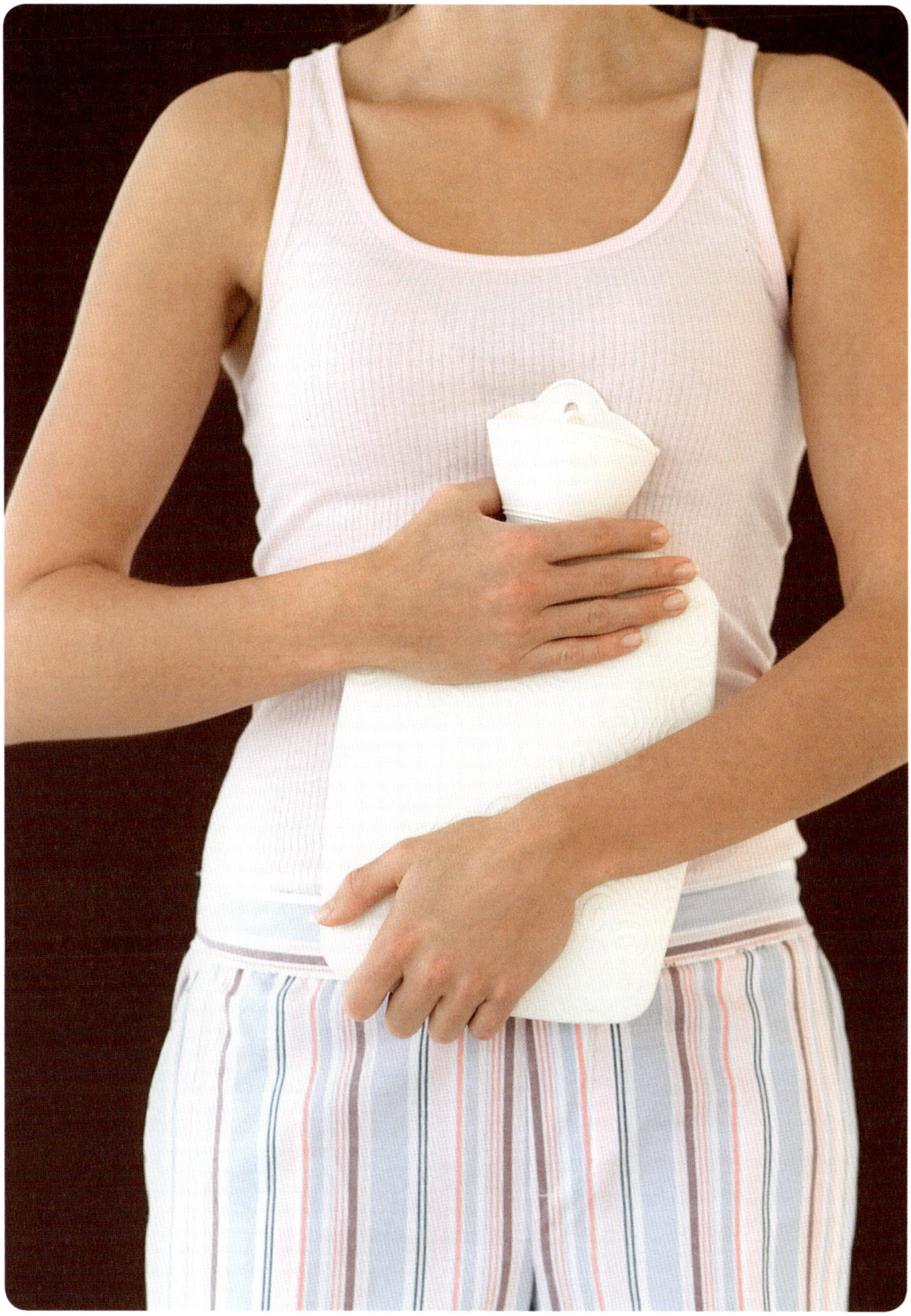

eine erhöhte Empfindlichkeit des Magen-Darm-Trakts auf.

Vieles deutet darauf hin, dass eine ganze „Kaskade“ von erhöhter Sensibilität die Beschwerden erklärt und damit große Ähnlichkeiten mit chronischem Schmerz aufweist. Sie beginnt bei den Nerven von Magen und Darm, setzt sich im Rückenmark fort und endet in übermäßiger Gehirnaktivierung, wie sich mit modernen Untersuchungstechniken (fMRT) feststellen lässt. Daneben wird eine fehlende Dämpfung der Reizflut im Rückenmark diskutiert, ganz wie dies von Schmerzerkrankungen bekannt ist (siehe Seite 76). Diese erhöhte Sensibilität bezieht sich nicht nur auf Dehnreize. Der Verdauungskanal scheint auch auf seine eigenen Bewegungen, Säurereize, Gallenflüssigkeit oder Nahrungsmittel gereizt zu reagieren. Aus meiner Sicht ist dies der Kern der Problematik. Gleichwohl kommen weitere Faktoren hinzu.

Genetik: Zwillingsuntersuchungen zeigen, dass genetische Faktoren bei funktionellen Magen-Darm-Störungen eine Rolle spielen. Dabei ist nicht ein einzelnes Gen verändert. Erst die Kombination von verschiedenen Erbeigenschaften ergibt eine höhere Anfälligkeit für die Symptomatik. Interessanterweise scheinen Gene von besonderer Bedeutung zu sein, die in den Serotoninstoffwechsel eingreifen. So erklärt sich möglicherweise, warum ein Reizmagen oder -darm gehäuft mit Angsterkrankungen oder Depressionen einhergeht – Krankheiten, bei denen gleichfalls Serotoninveränderungen beschrieben sind.

Psychosoziale Faktoren: Je ungünstiger die frühe Entwicklung eines Menschen verlaufen ist, desto anfälliger ist er für eine solche Symptomatik. Das können schwere Schicksalsschläge, körperliche/seelische Übergriffe, Missbrauch, fehlende Geborgenheit, Unsicherheit oder andere Formen von Beeinträchtigungen sein. Auch überängstliche Eltern, die sich zu sehr um kleinste Beschwerden eines Kindes sorgen, können die Anfälligkeit für Magenbeschwerden erhöhen.

Ebenso beeinflusst das Gesundheitsverhalten der Eltern einen neuen Erdenbürger. Geht man eher häufig oder selten zum Arzt? Stehen körperliche Beeinträchtigungen im Mittelpunkt der Gespräche? Haben Magenbeschwerden eine erhöhte Bedeutung, weil ein Familienmitglied an einem lange nicht erkannten Magenkrebs verstorben ist?

Bewegung (Motilität) des Magen-Darm-Trakts: Es ist gut untersucht, dass bei Reizmagen- und Reizdarmbeschwerden die Bewegungen des Magen-Darm-Trakts verändert sind. Bei etwa 40 Prozent der Betroffenen bleibt die Nahrung zu lange im Magen liegen. Konsequenzen sind Völlegefühl und Appetitlosigkeit.

Im Darm bewegt sich der Nahrungsbrei dagegen häufig zu rasch – bevor die

Nahrungsbestandteile ins Blut aufgenommen wurden. Es kommt nun zu einem Überangebot an Nahrungskalorien im unteren Dünndarm und Dickdarm. Bakterienwachstum und Gasproduktion nehmen zu. Blähungen sind die Folge (siehe Seite 90). Gleichzeitig kann der Betroffene vermehrte Darmbewegungen und Geräusche im Bauchraum wahrnehmen. Dabei ergibt sich leicht ein Teufelskreis. Durch die erhöhten Darmbewegungen und Darmgase kommt es zu einer Zunahme der Empfindlichkeit, also einer Senkung der Reizschwelle. Dies wiederum verstärkt die Motorik.

Entzündungen: Etwa jeder dritte Reizmagenpatient entwickelt die Beschwerden nach einem akuten Magen-Darm-Infekt. Die akuten Beschwerden nach einer Sommergrippe oder nach einer Nahrungsmittelvergiftung im exotischen Urlaubsland gehen zwar vorbei, zurück bleibt aber die erhöhte Empfindlichkeit. Hatte man früher kaum Beschwerden mit der Verdauung, reagiert der Magen nun mimosenhaft auf jede Belastung.

Nach meiner Beobachtung spielt es eine große Rolle, unter welchen Umständen ein solcher Darminfekt stattgefunden hat. Eine Erkrankung in einem Land der dritten Welt mit schlechter medizinischer Versorgung ist eher geeignet, Spuren zu hinterlassen, als ein Infekt zu Hause in völliger Sicherheit. Bei diesen Patienten finden sich in der Schleimhaut tatsächlich Zeichen einer leichten Entzündung. Möglicherweise kommt es auch hier zu einem Teufelskreis: Durch die Entzündung sinkt die Reizschwelle, was zu einer sog. neurogenen (= durch die Nerven bedingten) Entzündung führen kann.

Antibiotika: Neben Magen-Darm-Infekten steht auch die Einnahme von Antibiotika oft am Anfang einer Reizdarmsymptomatik. Neben einer Verschiebung des natürlichen Gleichgewichts der Bakterien mag das an einer Vermehrung von Pilzen und der Schädigung der Darmschleimhaut durch die Antibiotika liegen.

Magensäure: Lange Zeit wurde die Magensäure als die Alleinschuldige angesehen. Doch tatsächlich findet sich eine vermehrte Produktion von Magensäure eher selten. Der Magen reagiert jedoch schneller „angesäuert", wenn er mit seiner eigenen Salzsäure in Kontakt gerät.

Helicobacter pylori: Etwa bei jedem dritten Erwachsenen in Deutschland findet sich im Magen ein Bakterium, das den Namen Helicobacter pylori trägt. Dieser Keim verursacht in den meisten Fällen keine Beschwerden. Doch manchmal führt seine Aktivität zu einem Magengeschwür. Durch eine Kombination von zwei oder drei verschiedenen Antibiotika mit einem Medikament, das die Magensäure hemmt, lassen sich die Geschwüre meist erfolgreich behandeln. Diese Antibiotikatherapie des Magengeschwürs war einer der großen Fortschritte in der inneren Medizin der letzten Jahrzehnte. Ermutigt durch die Erfolge beim Magengeschwür, wurde immer wieder versucht, auch den Reizmagen mit Antibiotika zu behandeln. Doch die Erfolge blieben aus. Ein Zusammenhang mit dem Übeltäter Helicobacter pylori ließ sich nicht nachweisen.

Schlafqualität: Kaum etwas beeinflusst das Wohlbefinden so sehr wie der Schlaf. Einige Nächte voll unruhigem, sorgenvollem, oberflächlichem Schlaf, der immer wieder durch Wachphasen unterbrochen wird, machen jeden Menschen reizbar, bedrückt und beeinflussen seine Lebensqualität und Leistungsfähigkeit. Untersuchungen zeigen, dass sich der Schlaf auch auf Magen und Darm auswirkt. Je erholsamer der Schlaf, desto ruhiger und entspannter verhält sich auch der Verdauungstrakt. Fühlt man sich jedoch morgens zerschlagen, dann reagiert auch der Magen verstimmt.

Angst: Wesentlich für die Beschwerden ist die Bedeutung, die sich mit den Symptomen verbindet. Nach einer überschweren Mahlzeit leiden die meisten Menschen unter einer erhöhten Last. Doch diese ist erklärlich und löst höchstens wegen der Folgen für die schlanke Linie Sorgen aus. Anders jedoch, wenn unerklärliche Beschwerden nach einer normalen Mahlzeit auftreten. Richtet sich die Aufmerksamkeit voller Bedenken auf den Bauch, führt dies zu einem unwillkürlichen Absinken der Reizschwelle. Kommt nun die Angst vor einer schlimmen Krankheit, z.B. Magenkrebs, hinzu, ergibt sich leicht ein Teufelskreis aus erhöhter Aufmerksamkeit, Angst, Absinken der Reizschwelle und vermehrten Symptomen. Ungünstig ist auch, wenn Ärzte gefährlich klingende Verdachtsdiagnosen stellen oder immer neue Untersuchungen weiter verunsichern.

Verlauf

In Bezug auf die Lebenserwartung sind das Reizmagen- und das Reizdarmsyndrom harmlose Erkrankungen. Man kann damit alt werden. Weitaus ungünstiger fällt die Betrachtung aus, wenn man sich die Lebensqualität ansieht. Ein größerer Teil der Betroffenen fühlt sich durch die Symptome beeinträchtigt und bedroht. Sie versuchen es immer wieder mit neuen Medikamenten. Anfänglich wird der Hausarzt aufgesucht, dann Fachärzte und Kliniken. Bleibt die Hilfe aus, soll Mutter Natur richten, was die Pharmaindustrie nicht vollbrachte. Doch auch hier sind die Misserfolge häufig. Viele anfänglich wirksame Mittel und Mittelchen erweisen sich als Placebos. Charakteristischerweise wird es zunächst besser, doch dann melden sich die vertrauten Symptome hartnäckig zurück.

Diagnostik

Bei der Diagnostik kommt es darauf an, ausreichend genau, aber gleichzeitig nicht übertrieben viel zu diagnostizieren. Patienten, bei denen bereits drei Magen- oder Darmspiegelungen einen Normalbefund ergeben haben, sollten nicht unbedingt nochmals gespiegelt werden, sofern sich der Beschwerdecharakter nicht grundlegend geändert hat. Zur angemessenen Diagnostik gehört vor allem das ausführliche Gespräch mit einem entsprechend erfahrenen Arzt. Oft lässt sich hier das meiste klären.

Laboruntersuchungen sind der nächste Schritt. Eine Reihe von Werten gehört dazu: Blutbild, Blutsenkung oder CRP, Transaminasen, Kreatinin und Lipase. Auch die Ultraschalluntersuchung des Oberbauchs ist sinnvoll und hat keine relevanten Nebenwirkungen. Den besten Aufschluss über den Zustand des Verdauungskanals liefert die Spiegelung. Gleichzeitig ist dies auch das aufwendigste Verfahren. Nebenwirkungen sind zwar selten, kommen jedoch vor.

Es sollte daher im Einzelfall entschieden werden, wann eine Spiegelung durchgeführt wird. Sinnvoll ist sie vor allem bei:

- Beschwerden erstmalig im Alter von über 45 Jahren,
- ungewolltem Gewichtsverlust,
- Magen-Darm-Blutungen,
- Schluckstörungen,
- Blutarmut durch Eisenmangel,
- anhaltendem Erbrechen,
- tastbaren Veränderungen im Oberbauch,
- Krebs des Verdauungstrakts in der Familie.

Therapie

Hintergrund der Beschwerden – wie oben dargestellt – ist vor allem die erhöhte Sensibilität des Verdauungstrakts. Nachweisbar ist diese erhöhte Empfindlichkeit nicht, sie hat aber direkte Auswirkungen. Nahrung wird zu langsam oder zu schnell transportiert, Bakterien vermehren sich übermäßig, Gase verursachen eine Überblähung des Darms, Verstopfung oder Durchfall ist die Folge.

Eine ursächliche Therapie bestünde in der Anhebung der Reizschwelle. Dies ist alleine durch Medikamente meist nicht erreichbar. Wirkungsvoller sind multimodale Therapien, bei denen auf vielfältige Weise versucht wird, die übermäßige Empfindlichkeit zu begrenzen. Wie dies allgemein geschieht, wird im Therapieteil ab Seite 182 ausführlich dargestellt. Im Folgenden soll jedoch auf die spezielle Behandlung des Reizmagens und Reizdarms eingegangen werden.

Medikamente: Wie bei vielen Beschwerden, die in diesem Buch beschrieben sind, spricht auch die Symptomatik gut auf Placebos an. Mit den an sich wirkungslosen Tabletten ist der Körper in der Lage, Selbstheilungskräf-

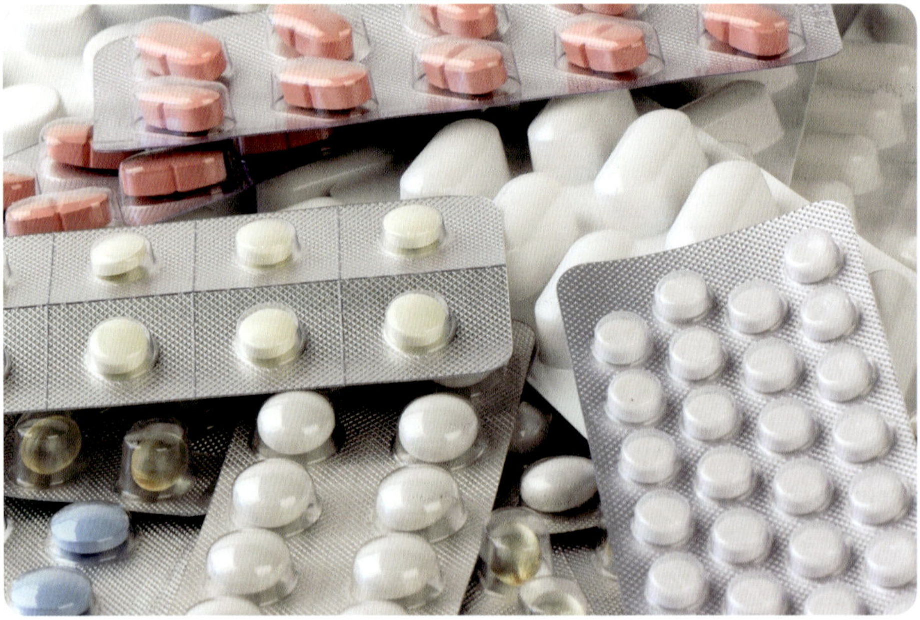

te anzustoßen. Bis zu 60 Prozent der Patienten reagieren auf solche Scheinpräparate. Bei einer so hohen Selbstheilungsquote kann es gut sein, dass manch altes Hausmittel und auch Produkte der Pharmaindustrie in Wahrheit als Placebo wirken. Wie erwähnt, macht es keinen Sinn, Antibiotika gegen Helicobacter pylori einzunehmen, da dieser Keim zwar Magengeschwüre, nicht jedoch einen Reizmagen verursacht.

Beim Reizmagen liegt auch keine vermehrte Säureproduktion vor. Die Säureproduktion zu reduzieren, scheint daher nicht sinnvoll zu sein. Allenfalls liegt eine erhöhte Empfindlichkeit gegenüber der Säure vor. Ein sog. Protonenpumpenhemmer, ein Medikament, das die Säurebildung hemmt, kann daher meist nur zeitweise Erleichterung verschaffen. Die verminderte Salzsäure im Magen führt zur geringeren Reizung der übersensiblen Nerven. Omeprazol ist der am häufigsten verschriebene Wirkstoff. Es gibt Studien, die eine Überlegenheit von Omeprazol gegenüber Placebos zeigen. Das gilt vor allem, wenn Sodbrennen vorhanden ist.

Allerdings darf die Wirksamkeit auch nicht überschätzt werden. Der Effekt ist nicht sehr ausgeprägt. Dass ausgerechnet Bauchschmerzen, Brechreiz, Blähungen und Durchfall zu den häufigsten Nebenwirkungen des Omeprazols zählen, muss allerdings einschränkend erwähnt werden. Omeprazol ist daher nicht als Dauermedikation geeignet, sondern eher etwas für schlechte Tage. Letzte Einschränkung: Zwar gibt es Empfehlungen von verschiedenen Fachgesellschaften, aber vonseiten der Krankenkassen besteht für diese Art der Verschreibung keine Zulassung. Noch etwas weniger wirksam sind die Säureblocker (H2-Antagonisten). Ein typischer Wirkstoff ist Ranitidin.

Eine andere Substanzklasse versucht, die Bewegung im Magen-Darm-Trakt zu beeinflussen. Man bezeichnet sie als Prokinetika (Kinetik = Bewegungslehre). Zwar gibt es kleinere Studien über eine positive Wirkung, doch ist deren wissenschaftliche Qualität weniger gut und es fehlen Langzeitergebnisse.

Auch Metoclopramid (z.B. Paspertin®) beeinflusst die Motorik des Magens. Allerdings wird dadurch nicht nur der Verdauungstrakt, sondern auch die Bewegung anderer Muskeln beeinflusst. Bis zu 10 Prozent der Anwender erfahren Bewegungsstörungen, Müdigkeit, Unruhe, Schlafstörungen oder Kopfschmerzen. Eine Langzeitanwendung ist ungünstig, da nach längerer Einnahme bleibende Bewegungsstörungen (sog. Spätdyskinesien) nicht ausgeschlossen sind.

Antidepressiva führen in einigen Studien zu einer Besserung der Symptomatik. Da Nebenwirkungen wie Mundtrockenheit und Verstopfung gerade in höherer Dosis sehr verbreitet sind, empfiehlt sich eine sehr niedrige Dosis.

Pflanzliche Hausmittel haben in der Regel weniger schädliche Nebenwirkungen. Am bekanntesten sind Kamille, Pfefferminze und Pfefferminzöl, für deren Wirksamkeit auch wissenschaftliche Studien vorliegen. Ebenso effektiv ist Ingwer. Ingwerwurzel etwa 10 Minuten gekocht, ist nicht nur wohlschmeckend, sondern vertreibt auch nachweislich die Übelkeit. Andere Hausmittel sind etwa Kümmel oder Bitterstoffe, z.B. Wermut-Tee. (Entsprechend dem Merkspruch: „Was bitter dem Mund, ist dem Magen gesund"). Flohsamenschalen sind in der Lage, das 50-Fache ihres Volumens an Wasser zu speichern. Auf diese Weise nimmt das Stuhlvolumen zu, was insbesondere bei der Verstopfung günstig ist. Interessanterweise wirken sie auch bei Durchfall, indem sie aufgrund derselben Eigenschaften den Stuhl stärker binden. Daneben sind sie in der Lage, den Cholesterinspiegel zu senken und geben wertvolle Schleimstoffe ab, was die Darmwände erfreut. Flohsamenschalen sind daher immer einen Versuch wert. Die Doppelwirkung gegen Durchfall und Verstopfung haben Leinsamen nicht. Das alte Hausmittel sollte daher nur bei Verstopfung angewandt werden.

Wärme: Eine Wärmflasche auf dem Magen stellt häufig eine hervorragende Soforthilfe dar. Alternativ kann auch ein warmer Wickel aufgelegt werden. Dazu benötigt man mindestens zwei, besser drei Handtücher. Ein kleines wird mit kochendem Wasser übergossen. Es soll nur gut feucht, nicht nass sein. Sobald die Temperatur angenehm ist, wird das heiße Handtuch auf den Bauch gelegt und der Leib mit einem trockenen Handtuch umwickelt. Das dritte Handtuch schützt die Matratze. So einige Zeit entspannt im Bett zu liegen, kann eine Wohltat sein.

Selbst hier gilt: Keine Wirkung ohne Nebenwirkung. Wenn immer wieder sehr heiße Wickel oder sehr heiße Wärmflaschen direkt auf die Haut aufgebracht werden, kann das zu unschönen netzartigen, braunen Verfärbungen auf der Bauchhaut führen.

Ernährung: Wer unter einem Reizmagen leidet, wird feststellen, dass Kaffee, Alkohol, scharf Gewürztes, Gebratenes und Süßes dem Wohlbefinden nicht dienlich sind. Erstaunlicherweise ist gesunde Nahrung jedoch ebenso unbekömmlich. Grobes Gemüse, frische Salate und Vollkornprodukte liegen schwer im Magen und können schmerzhafte Blähungen verursachen. Während Genussmittel die Säure locken, führt die urgesunde Kost zu starken Dehnreizen. Beides schätzt der Magen bei akuter Reizung nicht. Gerade bei heftigen Beschwerden wird daher sanfte und gekochte Nahrung am besten vertragen. Der altbewährte Haferschleim ist an erster Stelle zu nennen. Sehr empfehlenswert ist daher eine konsequente Schonkost über einige Tage, die dann stufenweise erweitert wird. Wie der Nahrungsaufbau im Einzelnen durchgeführt werden sollte, ist im Therapieteil ausführlich beschrieben (ab Seite 207).

Blähungen

Ein wenig Luft im Bauch ist ein normales Phänomen, das bei Menschen und Tieren gleichermaßen bekannt ist. Im Regelfall stören die Gase nicht und verursachen vor allem keine Schmerzen. Ein Windchen kann lediglich zu zwischenmenschlichen Komplikationen führen, wenn es im falschen Moment weht. Die Kontrolle des luftigen Phänomens gilt als Selbstverständlichkeit. Gelingt es nicht, wird der Betreffende oft Zielscheibe von Ironie und Spott. Doch neben Durchfall und Verstopfung sind es gerade diese Beschwerden, durch die sich Patienten mit Fibromyalgie häufig beeinträchtigt fühlen. Was also im Alltag meist nur Schmunzeln oder Stirnrunzeln erregt, kann zur echten Krankheit werden.

Fallbeispiel: Für Maria, eine 54-jährige Lehrerin, ist das Thema alles andere als amüsant. Für sie beginnt jeder Tag gleich. Am Morgen ist die Welt noch in Ordnung. Der Bauch ist flach und friedlich. Doch spätestens nach dem Frühstück entsteht Unruhe im Leib. Manchmal so laut, dass ihr Mann scherzhafte Bemer-

kungen darüber macht. In der Schule kann sie dann verfolgen, wie Rock oder Hose langsam spannt. Der Bauch wird zunehmend dicker. Aus Erfahrung klug, trägt Maria dehnbare Kleidung und kaschiert die Figur mit locker sitzenden Pullis oder Jacken. Dennoch sind die Veränderungen sichtbar. Bis zur Mittagszeit hat sie das Gefühl, wie aufgeblasen zu sein. Schmerzen setzen sein. Maria kann sich zunehmend schlechter auf den Unterricht konzentrieren. Wie kann sie die Luft ablassen, ohne zum Spott der Klasse zu werden? Verkneift sie sich jedoch die Entlastung, protestiert der Darm mit Schmerzen und manchmal mit so heftigen Krämpfen, dass sie kaum mehr stehen kann. Oft rettet sie sich dann nur mit Mühe in die Pause, in der sie sich endlich von den Gasen befreien kann.

Zwar geht es Maria am Nachmittag besser, da sie zu Hause keine Rücksicht auf scharfzüngige Schüler nehmen muss. Doch der Bauch sieht spätestens am frühen Abend aus, als sei sie im sechsten Monat schwanger. Dann hat sie den Eindruck, als ob sie schlechter Luft bekäme und der dicke Bauch ihre Atmung behindere.

Maria hat fast alles versucht, um der Beschwerden Herr zu werden. Natürlich hat sie alles Blähende vom Speiseplan gestrichen. Penibel und mit detektivischem Spürsinn versucht sie zu ergründen, auf welche Nahrungsmittel ihr Darm so übertrieben reagiert. Das Ergebnis ist ernüchternd. Selbstverständlich sind Bohnen und anderes blähendes Gemüse für sie tabu. Doch manchmal verträgt sie eine bestimmte Kost besser, dann wieder überhaupt nicht.

Auch die medizinische Hilfe hat sich als begrenzt erwiesen. Eine Ursache fand sich bei den zahlreichen Untersuchungen inklusive Magen- und Darmspiegelungen nicht. Medikamente gegen die Blähungen halfen allenfalls kurzfristig. „Sie müssen sich damit abfinden", ist schließlich die Aussage eines Arztes gewesen.

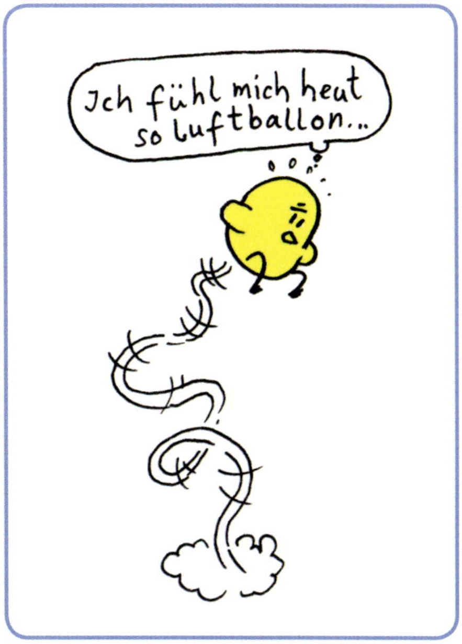

Wie entstehen Blähungen?

Unter Blähungen, medizinisch „Meteorismus", versteht man eine übermäßige oder unangenehme Ansammlung von Gasen im Verdauungskanal. Sie sind dann besonders störend, wenn sie nicht als Winde, medizinisch „Flatus" bzw. „Flatulenz", abgehen. Bei jedem Verdauungsprozess entstehen Gase. Sie kommen aus ganz unterschiedlichen Quellen. Bereits beim Essen schluckt der Mensch unwillkürlich etwas Luft. Je hastiger die Nahrungsaufnahme erfolgt, desto mehr. Gut 2 Liter Luft können so im Laufe des Tages aufgenommen werden. Doch auch im Darm entstehen Gase. Die Quelle sind die Darmbakterien, die hier in einer kaum vorstellbaren Menge zu Hause sind. Ihre Zahl übertrifft die Menge der Körperzellen um das Zehnfache. Wie unsere Körperzellen haben sie einen eigenen Stoffwechsel, nehmen Nahrung auf und haben Ausscheidungen, z.B. Methan, Wasserstoff, Stickstoff und Kohlendioxid. In kleineren Mengen entstehen auch Faulgase wie Schwefelwasserstoff, der deutlich nach faulen Eiern riecht.

Wie viel Gas unsere kleinen Mitbewohner produzieren, dürfte starken Schwankungen unterliegen. Auch sind die wissenschaftlichen Erkenntnisse nicht ganz eindeutig. Während in manchen medizinischen Fachartikeln von 2 bis 3 Litern ausgegangen wird, sprechen andere von erheblich größeren Quantitäten. Rund 10 Liter Wasserstoff und 5 Liter Methan pro Tag sollen die Bakterien herstellen. Dutzende Liter sollen möglich sein, wenn die Mikroben besonders fleißig sind.

Im Vergleich zu manchen Tieren sind das nur geringfügige Mengen. Eine ausgewachsene Kuh soll es auf rund 300 Liter Methangas pro Tag bringen. Solche Mengen des Treibhausgases Methan können angesichts der Verbreitung des Milchviehs dem Erdklima gefährlich werden. Nicht alles, was an Luft über die Nahrung aufgenommen wird oder im Darm als Gas entsteht, muss auf dem natürlichen Weg wieder entweichen. Ein Teil der Luft kann durch Aufstoßen (Rülpsen) abgegeben werden. Noch wichtiger ist allerdings die Fähigkeit des Darms, Gase aufzunehmen. Die meisten Gase gehen leicht vom Darm ins Blut hinein, gelangen zur Lunge und werden dort abgeatmet. So erklärt sich, dass ein aufgeblähter Bauch im Laufe der Nacht wieder flach wird. Die Darmgase wurden über die Lunge entsorgt, was sich dann gelegentlich als „schlechter" Atem oder als ein unangenehmer Geschmack im Mund äußern mag. Nur das, was nicht von der Darmschleimhaut aufgenommen wurde, wird weitertransportiert und gelangt als Winde ins Freie. Bis zu 2 Liter pro Tag gelten als normal.

Häufigkeit

Praktisch alle Menschen haben irgendwann einmal einen aufgeblähten Bauch. Echte Beschwerden verursacht das nur bei 15 bis 30 Prozent. In einer amerikanischen Untersuchung klagten 15 Prozent aller Befragten allein im vergangenen Monat über unangenehme Luft im Bauch. Die Anzahl der schwer Betroffenen ist unklar.

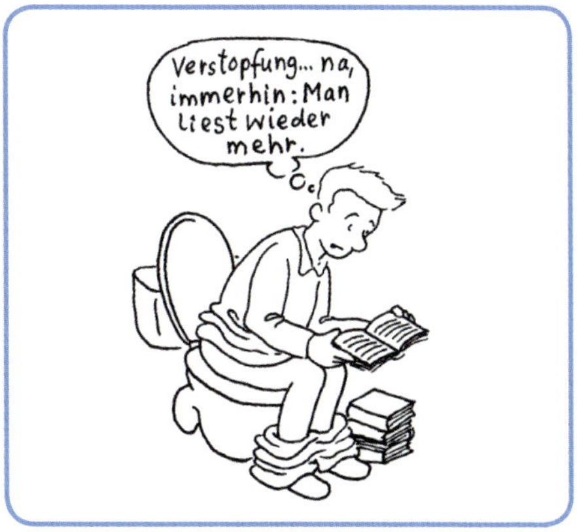

Ursachen

Wie so häufig in der Medizin, gibt es für dasselbe Phänomen ein ganzes Bündel verschiedener Ursachen. Die wichtigsten seien hier genannt.

Bauchmuskeln und Figur: Wenn es im Darm rumpelt und bläht, dann geht es dort zu wie in der Küche, wenn der Hefeteig gärt. Nahrung, Luft und Flüssigkeit ergeben ein schaumiges Gebilde. Die Darmwände werden überdehnt. Entsprechende Beschwerden sind die Folge. Je weicher die Darm- und Bauchwände, desto besser kann sich der Schaum ausdehnen. Es ist wie bei einem weichen, vorgedehnten Luftballon. Er lässt sich gut aufblasen. Doch es geht auch anders. Eine straffe, muskulöse Bauchdecke begrenzt die Ausdehnung der Därme und gibt ihnen Halt. Nun erhöht sich zwar der Druck im Darm, doch der höhere Gasdruck verbessert die Aufnahmefähigkeit des Bluts für die unerwünschten Schwaden. Sie gehen leichter und in größeren Mengen ins Blut hinein. Je höher der Druck, desto mehr Gase gehen ins Blut. Kurz: Eine straffe Bauchdecke begrenzt die Ausdehnung der Darmwände und verbessert die Gasaufnahme.

Verstopfung: Ganz ähnlich verschlechtert auch eine chronische Verstopfungsneigung den Blähbauch. Harter Stuhl im Enddarmbereich führt zu einer stärkeren Aufdehnung der Darmwände. Das Volumen des Hohlorgans nimmt zu, gleichzeitig reduziert sich die Wandspannung. Die blähenden Gase haben leichteres Spiel.

Kohlenhydratunverträglichkeiten: Viele Menschen können bestimmte Zuckerarten schlecht aufnehmen. Am bekanntesten ist die Laktoseintoleranz. Bei der Verdauung des Milchzuckers (med. Laktose) spaltet ein Enzym (Laktase) diesen in zwei Teile (Galaktose und Glukose), die dann getrennt aufgenommen und verarbeitet werden können.

Während Babys stets genügende Mengen des Zuckerspalters produzieren, ist dies bei Erwachsenen sehr viel seltener, da die Menschheit jenseits des Säuglingsalters früher keine Milch zu sich genommen hat. Die Mehrheit der Weltbevölkerung (vor allem in Afrika, Asien, Südamerika) ist daher nicht in der Lage, Milchzucker zu verdauen. Trinken diese Menschen ein Glas Milch, kann der Milchzucker nicht aufgenommen werden und es kommt zum Bakterienwachstum. Unsere kleinen Mitbewohner vergären den Milchzucker zu Milchsäure (riecht säuerlich), Methan und Wasserstoff. Es kommt zu Blähungen und ggf. auch zu Durchfall.

In Ländern, die schon lange Zeit Milchwirtschaft betreiben, hat sich ein Gen durchgesetzt, das auch in höherem Lebensalter erlaubt, einen Cappuccino folgenlos zu genießen. Dabei gilt auch hier, dass diese Fähigkeit umso mehr abnimmt, je weiter wir uns vom Babyalter entfernen. Wenn es jenseits des Rentenalters im Bauch rumort, muss an eine Milchzuckerunverträglichkeit gedacht werden.

15 bis 25 Prozent aller Mitteleuropäer sollten daher besser auf Milch verzichten. Sie dürfen sich damit trösten, dass 90 Prozent der Weltbevölkerung keine Laktose verwerten können. Meidung ist die Therapie der Wahl, wobei zunehmend auch laktosefreie Produkte (Milch, Joghurt) im Handel erhältlich sind, die weniger oder keine unerwünschten Folgen zeigen. Es gibt eine ganze Reihe von weiteren Zuckerarten, die von manchen Menschen schlecht oder gar nicht aufgenommen werden können. Dazu zählt der Fruchtzucker (Fruktose), der Holzzucker (Xylose), Sorbit (Zuckeraustauschstoff) oder Maltose. Sie können gleichermaßen zu vermehrten Darmgeräuschen, Blähungen und Durchfall führen. Auch hier ist Meidung oder zumindest eine Mengenbegrenzung die Therapie der Wahl.

Fruktosereiche Nahrungsmittel:

Trockenobst	Honig	Heidelbeeren
Diabetikerprodukte	Kunsthonig	Schwarze Johannisbeeren
Ketchup	Marmelade	Stachelbeeren
Limonaden	Gelee	Bananen
Colagetränke	Obstsäfte	Kiwi
Sirup, Brause	Äpfel	Birnen
Instant-Getränke	Kirschen	Hagebutten
Eistee	Mirabellen	Weintrauben
Likör	Holunderbeeren	Rosinen

Allerdings stellen viele Betroffene fest, dass die Verträglichkeit auch vom Gesamtzustand ihrer Verdauung abhängt. Je besser es dem Bauch geht, desto eher vertragen sie die „an sich" unverträglichen Zuckerarten. Es könnte sein, dass bei ruhiger Darmpassage, bei der die Nahrung immer wieder durchmischt und geknetet wird, die Problemzucker besser aufgenommen werden. Rutscht die Nahrung dagegen zu schnell durch den Dünndarm, reicht die Kontaktzeit zur Resorption nicht aus.

Luftschlucken: Beim normalen Essen und Trinken kann auch etwas Luft mit in den Magen gelangen. Wer hektisch die Nahrung hinunterschlingt, der ist besonders betroffen. Auch eine verborgene innere Anspannung kann das Phänomen verstärken. Rauchen, kohlensäurehaltige Getränke, Kaugummi und schlecht sitzende dritte Zähne sind weitere Risikofaktoren für das Luftschlucken, med. „Aerophagie". Ich persönlich sehe das Verschlucken von Luft jedoch nicht an erster Stelle für Probleme mit vermehrten Gasen im Magen-Darm-Trakt.

Ernährungsgewohnheiten: Einige Nahrungsmittel enthalten für uns unverdauliche Stoffe, die lediglich von Darmbakterien gefressen werden. In der Folge entstehen dann Gase wie bei der Hefegärung. Hülsenfrüchte enthalten die Zuckermoleküle Rhamnose und Stachyose. Beide sind für uns nicht verwertbar, was die bekannten Folgen zeitigt. („Jedes Böhnchen gibt ein Tönchen.")

Geschwindigkeit der Magen-Darm-Passage: Die Nahrung wird im oberen Dünndarm, dem sog. Leerdarm (med. Jejunum), aufgenommen. Er schließt sich an den Zwölffingerdarm an. Hier wird die Nahrung geknetet sowie langsam vor- und zurückgeschoben (Peri-

Blähend wirken besonders:

Zwiebeln	Bohnen	Pflaumen
Staudensellerie	Linsen	Aprikosen
Kohl	Rosenkohl	Weizenkleie
Hülsenfrüchte	Knoblauch	Vollkornbrot
Eier	Karotten	Knäckebrot
Sauerkraut	Rosinen	
Erbsen	Bananen	

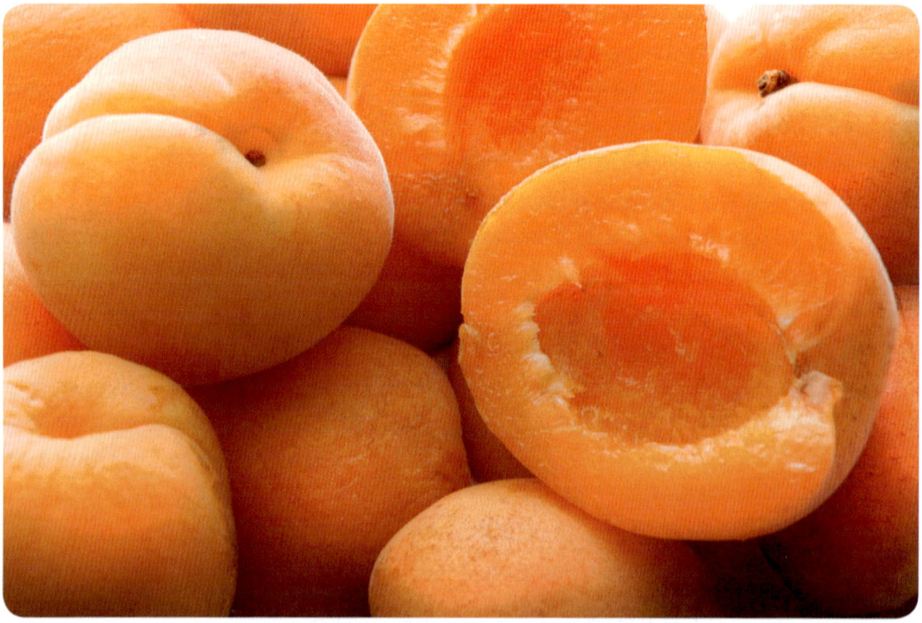

staltik). Die feine Durchmischung dient zur chemischen Aufschließung der Bestandteile in Partikel, die am Ende ins Blut aufgenommen werden können. Je gründlicher und feiner das Ganze, desto vollständiger ist der Verwertungsprozess. Wird die Nahrung jedoch zu schnell durch den Darm transportiert, dann bleibt Unverdautes im Nahrungsbrei zurück. Erfreulich ist das nur für die Bakterien, die sich dann ans Resteessen machen. Wie gehabt sind Blähungen das unliebsame Ergebnis. Zu einer beschleunigten Dünndarmpassage kann es aus vielen Gründen kommen: Infekte, schlechtes Kauen, innere Angst und Anspannung, Magenprobleme oder Allergien.

Bakterien-Überwachstum: Obwohl im Dünndarm die Nahrungskonzentration am höchsten ist, siedeln sich hier kaum Bakterien an. Mit 1000 bis 10 000 Bakterien pro Gramm enthält der obere Dünndarm weniger Keime als manches Lebensmittel.

Der Dickdarm ist dagegen eine echte Brutstätte: Eine Billion Bakterien (1 000 000 000 000) befinden sich hier in einem einzigen Gramm Stuhl. Wenn die Verhältnisse nicht mehr so klar geordnet sind, kann das Probleme verursachen. Beim Überwachstums-Syndrom („overgrowth") des Dünndarms finden die kleinen Mitesser reichhaltig Nahrung und produzieren große Mengen an Abgasen.

Erkrankungen der Bauchspeicheldrüse: Eine Entzündung der Bauchspeicheldrüse (Pankreatitis) führt zu einer massiven Einschränkung der Verdauung und ist eine schwere, nicht ungefährliche Erkrankung. Sowohl in der akuten Phase als auch im Anschluss daran kann es bei der Pankreatitis zu Durchfall und Blähungen kommen.

Diagnostik

Um den Ursachen auf den Grund zu gehen, empfiehlt es sich, als erste Maßnahme den Blähbauch auszumessen. Ein Maßband ist hier von Nutzen. Einmal wird am Morgen, dann mittags und schließlich abends genau über dem Bauchnabel gemessen. Die Methode ist alles andere als perfekt, doch gibt sie einen ersten Anhaltspunkt, wie groß die Umfangsschwankungen tatsächlich sind. Sind es mehrere Zentimeter, dann spricht dies für eine vermehrte Gasproduktion.

Ein Arzt beklopft den Bauch und kann am typischen hohlen Geräusch feststellen, wo sich die Luft befindet. Objektiver geht das mit einer Ultraschalluntersuchung, bei der sich luftgefüllte Darmschlingen deutlich abzeichnen. Die Magen- oder Darmspiegelung hilft nur bei speziellen Fragestellungen weiter, beispielsweise um auszuschließen, dass organische Veränderungen wie Engstellen die Ursache der Beschwerden sind.

Eine der aufschlussreichsten Untersuchungen ist der sog. H_2-Atemtest. Dabei wird das Wasserstoffgas (H_2) in der Atemluft gemessen, nachdem zuvor eine Zuckerlösung getrunken wurde. Milchzucker wird von den meisten Mitteleuropäern im oberen Dünndarm vollständig aufgenommen. Für die Bakterien bleibt nichts übrig. Wer jedoch dort nicht über genügend Laktase verfügt, bei dem rutscht der Zucker bis in den Dickdarm, wo Billionen Bakterien nun reichlich Wasserstoffgas erzeugen. Wie erwähnt nimmt die Darmschleimhaut einen Teil des Gases auf. Es wird vom Blut in die Lunge verfrachtet und dort ausgeatmet.

Ist die Aufnahmefähigkeit der Darmschleimhaut überschritten, findet der restliche Wasserstoff den natürlichen Weg ins Freie. Mit einem entsprechenden Gerät kann die Wasserstoffkonzentration in der Atemluft gemessen werden. Viel Wasserstoff spricht für starkes Bakterienwachstum, d.h. für eine Laktoseintoleranz. Auf die gleiche Weise können auch eine Unverträglichkeit gegen andere Zuckerarten und auch ein übermäßiges Bakterienwachstum nachgewiesen werden. Der Arzt benutzt jeweils dasselbe Messgerät, verabreicht jedoch andere Zuckerarten zum Trinken.

Sensibilitätsstörung: In vielen Fällen findet sich weder eine Auffälligkeit bei den Atemtests noch eine relevante Anschwellung des Bauchs am Abend.

Dennoch klagen die Betroffenen über erhebliche Beschwerden. Was liegt dann vor? Sind die Menschen nur ein wenig „empfindlich"? Wie beim Reizmagen- und Reizdarmsyndrom hat eine erhöhte Sensibilität für die Wahrnehmung der Verdauungsprozesse eine sehr wesentliche und lange Zeit unterschätzte Bedeutung. Bei der Verarbeitung der Nahrung geht der Körper recht kräftig zu Werke. Er setzt konzentrierte Säure und Lauge ein, knetet und walkt. Dennoch werden diese Prozesse in aller Regel ausgeblendet, da wir uns seit der Zeit im Mutterleib daran gewöhnen konnten.

Einige Menschen nehmen die Vorgänge jedoch stärker wahr als andere. Sie müssen nicht notwendigerweise

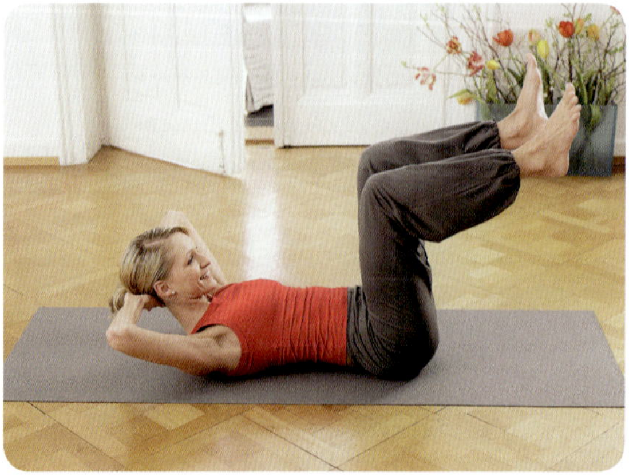

tatsächlich mehr Blähungen haben. Die Reize gelangen jedoch wie beim Reizmagen nur unmittelbarer ins Gehirn. Leicht entsteht ein Teufelskreis: Die erhöhte Wahrnehmung der Blähungen veranlasst, vermehrt auf den Darm zu achten, die Aufmerksamkeit senkt die Reizschwelle usw. Wichtig ist, die erhöhte Sensibilität nicht mit Einbildung zu verwechseln. Hier gilt das, was über „eingebildeten" Schmerz gesagt wurde. Häufig mischen sich die Ursachen für die Blähungen, z.B. kann neben einer Laktoseunverträglichkeit auch eine erhöhte Sensibilität vorliegen.

Spezielle Therapie

Viele einfache therapeutische Maßnahmen lassen sich problemlos aus den Ausführungen über die Ursachen ableiten.

Medikamente: Viele Präparate, die beim Reizdarm Anwendung finden, können auch bei vermehrter Gasbildung eingesetzt werden. Vor allem sind das die pflanzlichen Wirkstoffe aus Fenchel, Kümmel, Anis oder Pfefferminze. Als Pflanze, Tee oder Pflanzenextrakt haben sie sich seit Langem bewährt. Auch niedrig dosierte Antidepressiva sind einen Versuch wert. Sog. „Entschäumer" auf der Basis von Silikondioxid sorgen für eine Herabsetzung der Oberflächenspannung der Gasblasen. Es gibt sie in verschiedenen Zubereitungen in der Apotheke. Praktisch sind Kautabletten, die sich gut einnehmen lassen. Bei Aktivkohle und Enzympräparaten ist dagegen eher Zurückhaltung geboten, da hier ein Wirknachweis noch fehlt.

Probiotika: Viel beworben, aber unsicher ist die Wirkung von sog. Probio-

Tipp: Für Fruchtzucker gibt es zwei Transportwege. Auf dem einen wird nur die Fruktose ins Blut befördert. Beim zweiten wird sie „huckepack" von anderen Zuckerarten und auch Eiweißbausteinen mitgenommen. So kommt es, dass manche Obstsorten (Trauben, Birnen) besser vertragen werden, wenn sie zusätzlich mit Zucker bestreut werden.

tika. Es handelt sich um eine Vielzahl von unterschiedlichen Keimen. Die Studienlage ist uneinheitlich. Meist zeigen die zusätzlich eingenommenen Bakterien gar keine Wirkung. Nebenwirkungen sind beschrieben, treten jedoch vor allem bei stark geschwächten Patienten auf. Ob damit die Gasproduktion längerfristig begrenzt werden kann, ist unwahrscheinlich.

Bauchmuskeln: Reichlich Bauchmuskeln machen nicht nur eine gute Figur, sie verhindern auch lästige Blähungen. Es muss nicht unbedingt ein Waschbrettbauch sein, doch je stabiler die Muskeln, desto weniger können sich die schaumigen Gase im Inneren des Bauchs ausdehnen. Ein paar morgendliche Sit-ups sind bereits eine gute Möglichkeit, Figur und Darm in Form zu bringen.

Geregelte Verdauung: Wer unter Verstopfung leidet, kann etwas dagegen tun. Der Ernährungsteil ab Seite 207 zeigt, wie nachhaltig die Verdauung verbessert werden kann. Als erste Maßnahme empfiehlt sich die Verwendung von Leinsamen oder – besser – Flohsamen, die es in der Apotheke zu kaufen gibt.

Kohlenhydrate: Bei Unverträglichkeiten sollten die jeweiligen Zuckerarten gemieden werden. Die Einnahme des fehlenden Enzyms (Laktase) in Tablettenform bei der Laktoseintoleranz ist in der Regel nur wenig hilfreich. Das Ausweichen auf laktosefreie Milchprodukte erweist sich meist als wirkungsvoller. Schwieriger ist es, der Fruktose auszuweichen, da sie nicht nur im Obst, sondern auch in Gemüse, Saft, Bier und Wein vorhanden ist.

Luftschlucken: Je ruhiger und genussvoller eine Mahlzeit abläuft, desto weniger Luft wird dabei unwillkürlich geschluckt. Ein im Stehen hastig heruntergewürgtes Brötchen in der Mittagspause rächt sich durch anschließende Beschwerden. Eine angenehme, heitere Atmosphäre beim Essen, vielleicht eine kurze Entspannungsübung vor der Mahlzeit, sind zu empfehlen, falls Sie ein Problem mit vermehrtem Aufstoßen nach dem Essen haben.

Blähende Lebensmittel: Wer sich vom Speiseplan her absichern möchte, sollte natürlich Bohnen, Kohl und Ähnliches meiden und stattdessen lieber zu einem der folgenden Nahrungsmittel greifen:

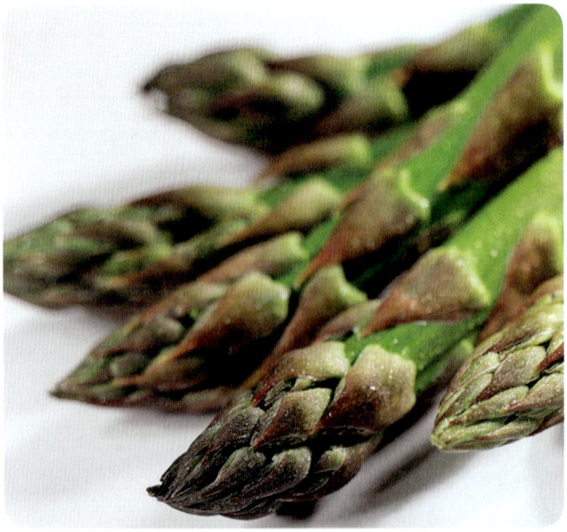

Fleisch	Geflügel
Fisch	Eier
Reis	Mais
Popcorn	Nüsse
Kopfsalat	Tomaten
Brokkoli	Blumenkohl
Spargel	Kirschen
Trauben	Wassermelonen

Erhöhte Sensibilität: Ist die Gasbildung mehr oder weniger normal, die Wahrnehmung der Darmbewegung bzw. Dehnung jedoch übermäßig sensibel, dann reicht eine Ernährungsumstellung in der Regel nicht aus. Zwar sorgt eine vorübergehende Periode der Schonkost für Entlastung von Reizen aus dem Bauchraum, es sind jedoch weitere Maßnahmen notwendig, um die Reizschwelle anzuheben. In aller Regel ist sie nicht nur in Bezug auf den Verdauungskanal reduziert, sondern auch in anderen Bereichen.

Um diese erhöhte Reizbarkeit zu vermindern, können zahlreiche Verfahren eingesetzt werden. Seit Langem kennt man in der Physiotherapie die sog. Colonmassage (Colon = Dickdarm). Es handelt sich um eine sanfte Streichmassage, bei der ein Therapeut kreisförmige Massagebewegungen um den Nabel ausführt. Ein Arzt kann diese Massagen verordnen. Ein Aufbau der Bauchmuskeln sowie Sport (Walking, Joggen) ist gleichfalls sinnvoll, um die überempfindlichen Darmnerven zu beruhigen. Die Übungen sollten keine Angst machen. Nur so kann das „Bauchhirn" lernen, dass von den Impulsen aus dem Inneren keine Gefahr ausgeht.

Auch die Nahrungszusammensetzung (siehe Seite 207f.) ist ein wesentlicher Schritt, um den empfindsamen Magen-Darm-Kanal eine Zeit lang zu schonen und dann langsam Schritt für Schritt an eine robustere Kost heranzuführen. Manchmal haben die Betroffenen schon alles versucht. Sie ernähren sich nur von nichtblähenden Nahrungsmitteln, trinken keine Getränke mit Kohlensäure, versuchen, sich zu entspannen, meiden Milch usw. Trotzdem zeigt sich der Bauch unbeeindruckt von allen Anstrengungen. Der Bauch drückt und schmerzt, Frauen haben den Eindruck, sie wären in den letzten Schwangerschaftsmonaten.

In diesen Fällen ist meist eine Kombination verschiedener Therapieverfahren notwendig, wie sie im Therapieteil beschrieben sind (ab Seite 182).

Entwicklungsgeschichtliche Aspekte der Magen-Darm-Störungen

Der Magen-Darm-Trakt kann auf eine lange Entwicklungsgeschichte zurückschauen. Der entscheidend prägende Zeitraum war die Jäger- und Sammlerzeit. Spätere Anpassungen in den Zeiten von Ackerbau und Viehzucht fallen kaum ins Gewicht. Als Bauern erwarben die Menschen vor allem die Fähigkeit, auch in höherem Lebensalter Milch verdauen zu können. Allerdings ist dieser Wandel noch nicht abgeschlossen. Die Mehrheit der Weltbevölkerung kann Laktose (Milchzucker) noch immer nicht gut verwerten.

Doch wie sah die Ernährung früher in Urwald und Savanne aus? Ich möchte hier nicht auf Details eingehen. Ein Aspekt scheint mir aber vor allem bedeutsam zu sein: Essen war eine ziemlich gefährliche Angelegenheit. Die meisten Pflanzen schätzen es nämlich keineswegs, wenn sie von Tieren angeknabbert oder aufgefressen werden. Sie schützen sich daher durch harte Hüllen, Stacheln oder durch Gift. Erstaunlich viele Pflanzen verfügen über äußerst potente Gifte. Das forderte andererseits die Pflanzenfresser heraus, die chemische Kriegführung der Pflanzen zu unterlaufen. Es entstanden Stoffwechselwege der Entgiftung. Über die Zeiten kam es zu einem „gegenseitigen Wettrüsten". Ein Prozess, der bis heute anhält.

Ein technischer Durchbruch bei der Entgiftung der Lebensmittel war das Kochen. Die meisten Pflanzengifte sind nicht hitzestabil, und so erschloss sich unseren Vorfahren mit dem Kochen eine neue und relativ sichere kulinarische Welt. Als Ackerbauern kultivierten die Menschen gleichzeitig die weniger giftigen, nahrhaften und schmackhaften Pflanzen. Was heute auf den Äckern und Feldern wächst, ist daher ausgesprochen gut verträglich. Schaden droht eher von

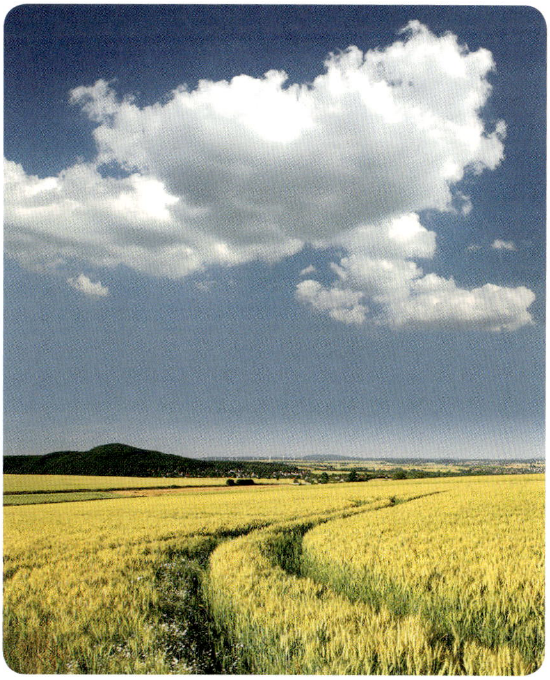

der Menge, nicht von der Art der Nahrung. Trotz der positiven Entwicklung ist unser Magen-Darm-Trakt im Großen und Ganzen noch auf dieraueren Zeiten vor dieser Idylle eingestellt. Im Urwald ging es eindeutig härter zu. Vieles konnte nur einmal gegessen werden.

Doch wir sind heute wie damals nicht hilflos. Es gibt wirkungsvolle Mechanismen, die uns täglich vor der Vergiftung bewahren. Das beginnt mit dem Anblick. Manche Nahrung ekelt uns an, insbesondere verdorbenes Fleisch. Dahinter steckt natürlich die Erfahrung, dass unsere Vorfahren auch nicht vor „Gammelfleisch" (Aas) zurückschreckten. Sie konnten es sich nicht leisten, allzu wählerisch zu sein.

Die Nase sitzt mit gutem Grund genau über dem Mund. Nicht nur, weil wir so leichter über den Rand eines gutes Glases Wein schnuppern können. Unser Geruchsorgan dient in erster Linie der Warnung vor flüchtigen Aromastoffen, die einen sehr aussagekräftigen Hinweis auf die Qualität der Nahrung geben.

Als nächste Kontrollinstanz kommt die Zunge zum Einsatz. Sie fahndet etwa nach Bitterstoffen, die einen wichtigen Hinweis auf Unverträglichkeit liefern. Selbst im Magen und im Darm finden sich noch Geruchssensoren, die ständig die aufgenommene Nahrung kontrollieren.

Jeder Mensch verfügt also seit Urzeiten über einen eigenen, hochdifferenzierten Lebensmittelkontrolldienst. Wenn diesem Zweifel kommen, dann gibt es drei Reaktionsmöglichkeiten: nicht zu essen, das Gegessene zu erbrechen oder Durchfall zu erzeugen. Dabei gilt: „Vorsicht ist die Mutter der Porzellankiste!" Im Zweifelsfall lieber nichts essen oder schnell wieder ausscheiden. Übelkeit, Erbrechen und Durchfall sind also überlebenswichtige Schutzreflexe, die aus Zeiten stammen, als wir uns noch nicht mit einem Blick auf das Haltbarkeitsdatum von der Sicherheit eines Lebensmittels überzeugen konnten. Daneben verfügt unsere Verdauung über ein eigenes Gedächtnis. Was einmal nicht vertragen wurde, das können wir auch später nicht mehr riechen und rühren es nicht an. Wer auf der sicheren Seite sein will, isst nur das, was er schon immer gegessen hat.

Vor diesem Hintergrund gewinnt die Reizmagen- und Reizdarmsymptomatik eine neue Bedeutung. Sie kann als eine Vorsichtsmaßnahme bei realer oder auch nur vermuteter Gefahr durch die Nahrungsaufnahme verstanden werden. Je bedrohlicher die Ernährungslage, desto früher setzen die Schutzmechanismen ein. Patienten mit einem überempfindlichen Darm reagieren daher am stärksten auf verdorbene Lebensmittel. Doch auch Bakterien, Viren oder Darmpilze können die schützenden Reflexe in Gang setzen. Im Laufe der Erkrankung kommt es dann zu einer zunehmenden

Reizschwellensenkung. Immer kleinere Störungen lösen die Symptomatik aus.

Auch Stress (Bedrohung) von außen kann dann zu Problemen führen. Angst macht dann „Schiss". Sind die Betroffenen nun wegen der Symptomatik beeinträchtigt, beunruhigt oder verängstigt, kann sich ein Teufelskreis schließen. Wie bei dem FMS erweisen sich also gerade die Eigenschaften, die uns im Urwald besonders hilfreich waren, nun als Risikofaktoren für die Erkrankung.

Reizblase

Die Nieren des Menschen arbeiten mehr oder minder gleichmäßig und produzieren pro Stunde rund 30 bis 60 Milliliter Urin. Wer mehr trinkt, der muss natürlich auch mehr ausscheiden. Der Urin von vielen Stunden sammelt sich in der Blase, und wenn sich rund 300 bis 500 Milliliter angesammelt haben, dann stellt sich Harndrang ein. Wenn es gerade nicht passt, kann man dieses Bedürfnis auch unterdrücken, und die elastische Blase dehnt sich weiter auf. Bis zu 1,5 Liter soll man zurückhalten können. Doch dies ist eine recht unangenehme Übung, wie die meisten Menschen aus eigener Erfahrung wissen. Durchschnittlich werden rund 1 bis 1,5 Liter Urin am Tag produziert. Wir müssen daher mehrfach pro Tag das stille Örtchen aufsuchen. Bis zu achtmal am Tag und ein- bis zweimal nachts gelten als normal.

Es kann aber auch ganz anders gehen, wie in diesem Fallbeispiel:

Andrea ist eine 34-jährige Lehrerin. In den vergangenen Jahren litt sie immer häufiger unter Blaseninfektionen. Über lange Zeit ging sie fast jeden Monat einmal wegen Schmerzen und Brennen beim Wasserlassen zum Arzt. Dort immer die gleiche Routine. Bei der Untersuchung fanden sich Bakterien im Urin, der Arzt verschrieb Antibiotika, nach ein paar Tagen wurde es dann wieder besser.

Doch im Laufe der Zeit wandelten sich die Symptome. Hatte sie sonst zwischen den Infektionen mit der Blase Ruhe, meldete sich das Organ nun auch in den „guten" Zeiten. Sie hatte unentwegt das Gefühl, die Blase sei nicht in Ordnung. Zwar kein Brennen wie sonst, aber ein Druckgefühl, und vor allem musste sie beständig springen. Bereits minimale Mengen Urin in ihrer Blase verursachten ein Spannungsgefühl, als wäre die Blase kurz vor dem Platzen. Es war ein Drang, der kaum auszuhalten war.

Ging sie nun zum Arzt, konnte der im Urin keine Auffälligkeiten finden. „Der Urin ist völlig sauber", meinte auch der Urologe. Ultraschall und Blasenspiegelung zeigten ebenfalls nur Normalbefunde. „Körperlich sind Sie gesund. Sie leiden unter einer Reizblase", meinte der Spezialist am Ende der Diagnostik. „Die Therapie ist aber oft schwierig." So erleichtert sie war, an nichts Ernsthaftem zu leiden, so problematisch war die Therapie.

Die Beschwerden wurden nämlich nicht besser. Im Gegenteil, Sie musste immer häufiger zur Toilette. Eine Schulstunde durchzuhalten, war ihr eine Qual. Obwohl sie bis zum Verlassen des Hauses jede Viertelstunde Wasser gelassen hatte, war sie ständig in Sorge, sie könnte den Weg bis zur nächsten Toilette nicht schaffen. Daher reihten sich vor ihrem inneren Auge die öffentlich zugänglichen Toiletten auf dem Weg von zu Hause zur Arbeit auf wie eine Kette von Stützpunkten.

Theater, Kino oder längere Veranstaltungen zu besuchen, war gleichfalls kaum möglich. Wenn überhaupt, setzte sie sich an den Rand, um schnell austreten zu können. Erreichte sie das rettende WC,

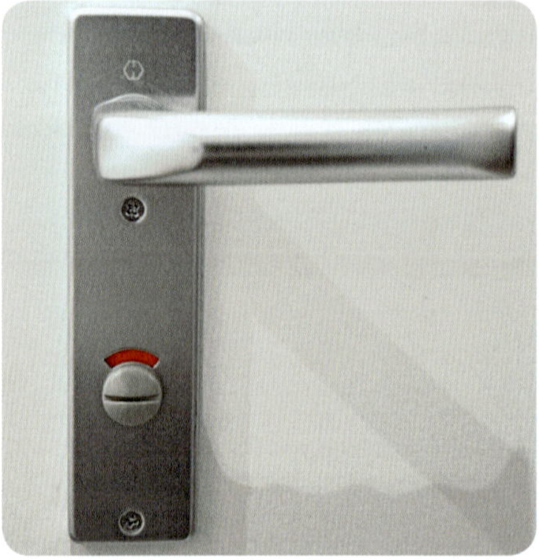

dann entleerte sich trotzdem nur eine minimale Menge Flüssigkeit aus ihrer Blase.

Aus Furcht vor dem quälenden Drang trank Andrea kaum noch etwas, vor allem nicht, wenn sie aus dem Haus musste.

Mit Andrea sollen weitere 6 Millionen Menschen in Deutschland unter diesen Beschwerden leiden. Genaue Zahlen sind nicht bekannt. Es sind fast nur Frauen, Patienten mit Fibromyalgie sind besonders häufig betroffen.

Hauptsymptom ist das häufige, manchmal auch schmerzhafte Wasserlassen, meist deutlich öfter als achtmal täglich. Die ausgeschiedene Urinmenge ist sehr gering. Quälend ist vor allem der massive Harndrang. Gelegentlich ist der Drang so stark, dass das Wasser nicht mehr gehalten werden kann. Man spricht dann von einer Drang-Inkontinenz (Inkontinenz = Unfähigkeit das Wasser zu halten) oder auch „Urge-Inkontinenz (*to urge* = drängen).

Ursachen

In der Blasenwand liegen Druckrezeptoren. Sie überwachen ihren Füllungszustand. Übersteigt der Druck einen gewissen Schwellenwert, dann gibt das vegetative Nervensystem einen Befehl an die Blasenmuskulatur. Die Blase zieht sich zusammen, Harndrang ist die Folge. Die Blasenmotorik entzieht sich weitgehend unserer bewussten Steuerung. Sie wird vom vegetativen Nervensystem kontrolliert. Dabei sorgt der Parasympathikus für eine Anspannung der Blasenmuskulatur und damit für eine Druckerhöhung, während der Schließmuskel gleichzeitig entspannt wird. Es kommt zur Entleerung. Der Sympathikus hat die gegenteilige Wirkung. Er sorgt für eine vermehrte Aktivität des Schließmuskels und eine Entspannung der Blasenmuskeln, sodass die Blase erschlafft und den Urin sammeln kann. Diese Aufteilung ist leicht nachvollziehbar. Bei intensiven Außenaktivitäten (Flucht und Kampf) ist der Sympathikus aktiv. Er sorgt dafür, dass die Blase ruhiggestellt ist und uns nicht mit einem dringenden Bedürfnis dazwischenkommt. Erst in der Entspannungsphase (Parasympathikus) darf die Natur zur ihrem Recht gelangen. Die Reizblasensymptomatik lässt sich im Kern vor allem auf folgende Veränderungen zurückführen:

- Erhöhte Sensibilität der Sensoren in der Blase; bereits bei geringer Füllung kommt es zu vermehrter Aktivität dieser sensiblen Nerven.
- Dauerimpulse erreichen das Zentralnervensystem im Rückenmark und führen dort gleichfalls zu einer Übererregbarkeit.
- In der Folge kommt es zu Fehlsteuerungen der Nervenbahnen vom Rückenmark zur Blase. Auch das Gleichgewicht zwischen Sympathikus und Parasympathikus gerät aus den Fugen. Nun taucht Harndrang auch in Situationen auf, in denen der Sympathikus das eigentlich verhindern sollte, z.B. bei Stress.
- Viele Betroffene trinken immer weniger, um den unangenehmen Drang zu vermindern. Das hilft jedoch nur kurzfristig. Die Blase erreicht kaum noch eine normale Füllung und wird so zunehmend überempfindlich.
- Auf die Dauer verringert sich so das Fassungsvermögen des Hohlorgans, da sich die Muskeln in der Blase verkürzen. So kommt es am Ende zu einem verminderten Fassungsvermögen und damit auch zu einem früher einsetzenden Harndrang – ein Teufelskreis.

In der Medizin unterscheidet man primäre von sekundären Reizblasenbeschwerden. Bei der primären Reizblase findet man keine klaren Auslöser. Es sind die allgemeinen Faktoren wie Angst, Schlafmangel, Stressbelastung, frühkindliche Belastungen oder auch aktuelle Konflikte, die eine Reizblase begünstigen. Also die gleichen Risikofaktoren wie bei einem Fibromyalgie- oder einem Reizdarmsyndrom.

Sekundär tritt eine Reizblase nach einer längeren Irritation der Blase auf. Zum Beispiel, wie bei Andrea, nach vermehrten Blasenentzündungen. Die häufigen Entleerungen sind bei der bakteriellen Entzündung eigentlich sinnvoll. Falls Bakterien im Urin vorhanden sind, finden sie bei 37° C in der Blase Vermehrungsbedingungen wie in einem Brutschrank. Je länger sie dort verbleiben, desto stärker vermehren sie sich und schädigen so die Blasenschleimhaut. Reichliches Trinken und gehäuftes Wasserlassen verhindern dies.

Andere Reizungen der Blasenschleimhaut können gleichfalls eine sekundäre Reizblase begünstigen, beispielsweise Tumore, Fremdkörper oder Bestrahlungen. Bei Frauen kann sich auch ein Östrogenmangel negativ auf die Zellen von Scheide und Harnröhre auswirken. Schließlich sind noch Beeinträchtigungen der Nerven zu nennen, etwa nach einem Schlaganfall oder bei einer neurologischen Erkrankung. Erkrankungen des Beckenbodens und des kleinen Beckens begünstigen die Entstehung einer Reizblase. Dazu zählt auch der Reizdarm (siehe Seite 81), der häufig mit Reizblasenbeschwerden einhergeht. Jüngste Forschungsergebnisse weisen darauf hin, dass bei zahlreichen Erkrankungen dieser Region eine Reizung und Fehlsteuerung der Nerven des Beckenbodens und des vegetativen Nervensystems vorliegt. Dementsprechend fasst man die verschiedenen Erkrankungen unter der Bezeichnung „chronischer Beckenbodenschmerz" (engl. *chronic pelvic pain*) zusammen.

Therapie

Die Therapie ist für die betroffenen Frauen oft recht frustrierend. Viele nehmen in Unkenntnis der Ursachen weiter Antibiotika ein, die natürlich nicht wirksam sein können, da keine bakterielle Infektion vorliegt. Die Bakterienkiller können jedoch unangenehme Nebenwirkungen verursachen. Scheidenpilze und Magen-Darm-Beschwerden sind hier am häufigsten. Wirksamer sind alle Maßnahmen, die zu einer Anhebung der Reizschwelle führen. Diese werden im Therapieteil (siehe Seite 187) ausführlich dargestellt. Die Forschungsergebnisse weisen erneut auf eine starke Verbindung zwischen den einzelnen Beschwerden hin. Lassen bei der Patientin etwa die Darmbeschwerden nach, kann das bereits zur Besserung ihrer Blasensymptomatik führen.

Es gibt jedoch darüber hinaus einige spezifische Therapien für die hartnäckigen Beschwerden: Häufig werden bei der Reizblase pflanzliche Medikamente eingesetzt. Ihre Wirkungsweise ist in vielen Fällen nicht sicher nachgewiesen. Wie bei allen funktionellen Störungen ist die Placebowirkung nicht zu unterschätzen. Da die Naturheilmittel jedoch nur wenige Nebenwirkungen zeitigen, spricht kaum etwas gegen einen Therapieversuch. Preiselbeere, Bärentraube, Birke, Brennnessel, Sägepalme, Goldrute, Hauhechel, Kürbis, Pestwurz, Schachtelhalm, Wacholder, Süß- und Sandelholz werden meist als Tee angesetzt. Möglicherweise ist allerdings bereits das heiße Wasser der wirksamste Bestandteil dieser Therapieverfahren.

Auch medikamentös lässt sich der überaktive Parasympathikus hemmen. Dieser Teil des Nervensystems benutzt als Überträgerstoff (Neurotransmitter) das kleine Molekül Acetylcholin. Es gibt Substanzen, die eine Wirkung des Acetylcholins am Rezeptor aufheben. Man bezeichnet sie als Anticholinergika. Durch sie wird der Parasympathikus gehemmt. Der quälende Harndrang kann gebessert werden. Allerdings ist das Ausmaß der Besserung in der Mehrzahl der Fälle nicht so groß, wie es sich die Betroffenen wünschen. In einer Reihe von Studien unterschied sich die Wirkung der Anticholinergika kaum vom Placeboeffekt. Gleichzeitig hemmen die Präparate den Parasympathikus auch an anderer Stelle. Die Folge sind Mundtrockenheit, Herzklopfen, Magen-Darm-Beschwerden, Sehstörungen, innere Erregung und andere Symptome. Ob eine medikamentöse Therapie mit Anticholinergika sinnvoll ist, muss also im Einzelfall abgewogen werden.

In verzweifelten Fällen mag auch ein Versuch mit einem Blasenschrittmacher Sinn machen. Dabei werden Elektroden so in die Blasenregion eingeführt, dass sie die Nerven der Blase gezielt stimulieren. Diese Therapie wird sonst bei querschnittsgelähmten Patienten eingesetzt.

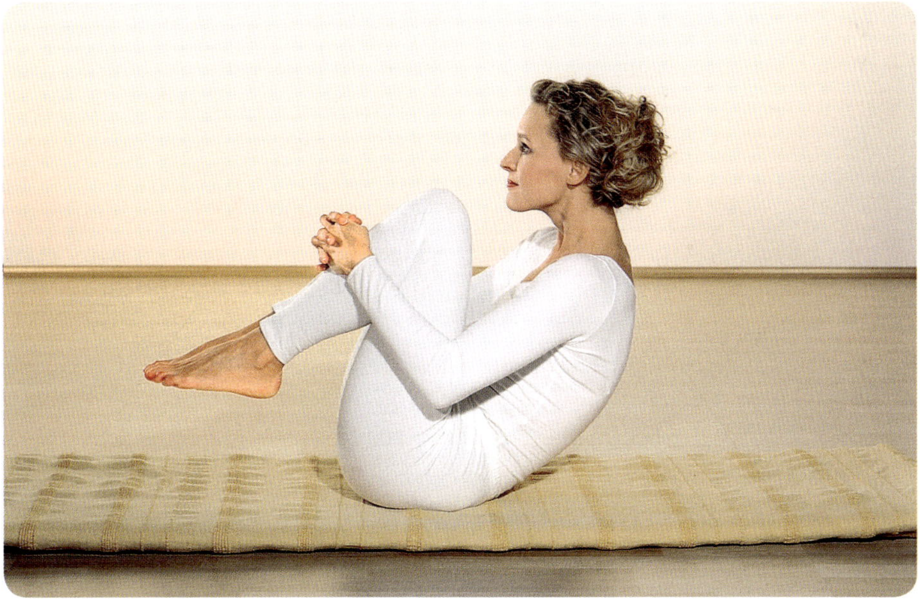

Sinnvoll und frei von Nebenwirkungen ist jedoch ein Beckenbodentraining, das – wie alle Trainingsmaßnahmen – zu einer Anhebung der Reizschwelle führt. Der Beckenboden wird unempfindlicher und kräftiger, was sich positiv auf die Blasenbeschwerden auswirkt.

Beckenbodentraining kann vom Arzt verordnet werden. Physiotherapeuten zeigen den Betroffenen, wie sie diese Muskelgruppen aktivieren können. In der Praxis muss man jedoch einiges an Disziplin aufbringen, um die Übungen im Alltag regelmäßig durchzuhalten. Schneller geht es mit einem Vibrationstraining. Auf einer vibrierenden Platte (z.B. Galileo-System, siehe Seite 206) wird die Frequenz so gewählt, dass sich der Beckenboden reflektorisch ca. 15 Mal pro Sekunde zusammenziehen muss. So können in wenigen Minuten viele Tausend Trainingszyklen erreicht werden, wodurch sich in kurzer Zeit eine erhebliche Wirkung erzielen lässt. Zwei bis drei Trainingseinheiten pro Woche sind in vielen Fällen bereits ausreichend.

Statt das Trinken einzuschränken, ist das Gegenteil angezeigt: Die Trinkmenge sollte 2 bis 3 Liter betragen. Es muss nicht unbedingt Nieren-Blasen-Tee sein. Aber reizende Getränke wie Kaffee, Schwarztee, Cola oder Alkohol sind ungünstig. Sicherlich ist es auch besser, Flüssigkeit vor allem tagsüber zu sich zu nehmen. Wer vor dem Zubettgehen viel trinkt, sollte sich über die gestörte Nachtruhe nicht wundern.

Der Gang zur Toilette sollte beim Harndrang etwas verzögert werden. Am Anfang wird das nur für kurze Zeit gelingen. Doch mit Geduld und Hartnäckigkeit wird es möglich, die Zeitdauer bis zur nächsten Entleerung langsam auszudehnen. Es ist nicht nötig, so lange zu warten, bis Schmerzen einsetzen. Man sollte den Gang zum rettenden Örtchen noch ruhigen Schrittes schaffen. Dort sollte man die dann Blase in einem Zug entleeren, ohne den Urinstrahl anzuhalten.

Ist die Reizblasensymptomatik ausgeprägt oder ist sie mit anderen Beschwerden wie Fibromyalgie, Reizdarm, Verstopfung, Migräne, starker Abgeschlagenheit, Ängsten oder Depressionen verbunden, dann werden einzelne Behandlungsverfahren nicht ausreichend helfen. In solchen Fällen sind dann multimodale Therapieverfahren sinnvoll, wie sie im Therapieteil ausführlich dargestellt sind (ab Seite 240).

Schlafstörungen

Etwa ein Drittel unseres Lebens verbringen wir im Bett. Das haben die meisten Menschen gemeinsam. Doch wie sie die Zeit auf ihrem Ruhelager verbringen, ist höchst unterschiedlich. Etwa ein Drittel der Bevölkerung wacht morgens zerschlagen und müde auf, fühlt sich kaum besser als am Abend zuvor. Schlechter Schlaf hat Konsequenzen. Nicht nur für Arbeitsplatz, Familie, Partnerschaft und Sexualität. Das Risiko für zusätzliche Krankheiten nimmt zu: Bluthochdruck, Herzinfarkt und Hirnschlag werden wahrscheinlicher, und das Unfallrisiko in Haushalt, Beruf und Verkehr ist fünfmal so hoch wie bei anderen. Jeder vierte tödliche Verkehrsunfall ist durch Sekundenschlaf bedingt. Wer unter einem Fibromyalgiesyndrom leidet, der hat fast immer Schlafstörungen. In der Regel fällt man abends todmüde ins Bett, wacht aber nach wenigen Stunden schmerzgeplagt auf und wälzt sich dann von einer Seite auf die andere. Gegen Morgen stellt sich manchmal noch ein wenig Schlummer ein, der jedoch nicht verhindert, dass man sich wie „gerädert“ fühlt.

Der Zusammenhang zwischen Schmerzen und Schlafstörungen wurde bereits 1975 (Harvey Moldovsky et al.) klar erkannt. Die Bezeichnung „Fibromyalgiesyndrom“ war noch nicht geläufig, man sprach damals von einer „Fibrositis“.

Grundlagen

Der Schlaf war lange Zeit ein Stiefkind der Forschung. Nicht zuletzt, weil es keine Techniken gab, um die Zeit im Bett exakt zu untersuchen. Das änderte sich erst, als der deutsche Psychiater Hans Berger 1928 herausfand, dass man mit geeigneten Geräten Hirnströme aufzeichnen kann. Jetzt wurde schnell deutlich, dass der Schlaf nicht nur ein „Ausknipsen“ des Bewusstseins ist, sondern ein höchst aktiver Prozess, bei dem verschiedene Schlafstadien zu unterscheiden sind. Diese wechseln sich im Laufe der Nacht regelmäßig ab. Das Gehirn schläft nämlich nachts nicht, es verbraucht auch nur unwesentlich weni-

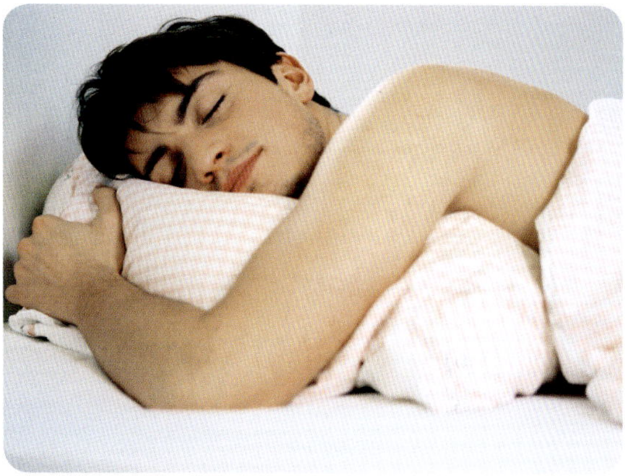

ger Energie als am Tag. Unser Bewusstsein aber befindet sich in einem anderen Zustand. Mehrere Schlafstadien können anhand der Hirnströme, der Augenbewegungen und der Anspannung der Muskulatur klar abgegrenzt werden.

Vier verschiedene Stadien, die mit den römischen Zahlen I bis IV bezeichnet wurden, konnten unterschieden werden. Weiterhin kam man auf einen besonderen Zustand, der REM-Schlaf (Rapid Eye Movement = Schnelle Augenbewegung) getauft wurde. Wurden Versuchspersonen in dieser Phase geweckt, berichteten sie, gerade geträumt zu haben.

Am wichtigsten für die Erholung sind die als Tiefschlaf bezeichneten Phasen III und IV, die in jüngster Zeit zu einer Phase zusammen gefasst werden. Hier

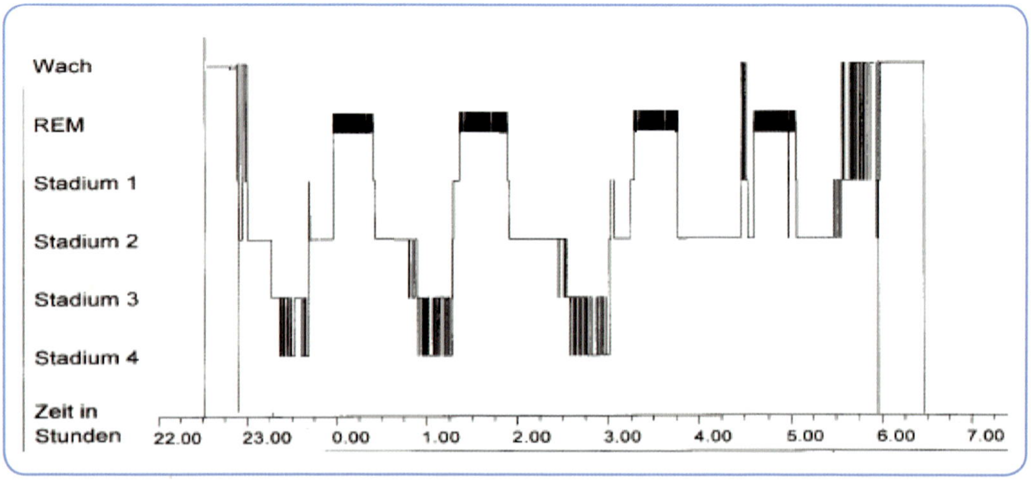

Messprotokoll der Schlafstadien bei normalem Schlaf

regeneriert der Körper. Je länger und ungestörter der Tiefschlaf verläuft, desto frischer und ausgeschlafener fühlt man sich. Sind diese Phasen verkürzt oder fehlen sie gänzlich, fühlt man sich morgens müde und zerschlagen. Am häufigsten hält sich ein Schläfer jedoch in den Schlafphasen I und II auf. Trotz dieser zeitlichen Dominanz ist ihre Bedeutung immer noch völlig unklar. Die einzelnen Schlafstadien werden in einem festen Rhythmus durchlaufen, sodass sich ein typisches Auf und Ab ergibt. Jeder dieser Zyklen dauert etwa 90 Minuten. Drei bis vier Zyklen werden im Laufe der Nacht durchlaufen, wobei der Schläfer auch durchaus mehrfach kurz wach sein kann, ohne dies zu merken. In dieser Phase registriert man dann auch die volle Blase und der Gang zur Toilette ist nicht zu vermeiden. Gegen Morgen wird der Schlaf dann oberflächlicher und der Traumanteil nimmt zu.

Das nächtliche Aufwachen ist also – insbesondere im Erwachsenenalter – völlig normal und hängt mit unserer Schlafarchitektur zusammen. Das Auftauchen aus dem Tiefschlaf ist wahrscheinlich eine Technik, um sich abzusichern. Das kurze Erwachen garantiert, dass man keine größeren Gefahren übersieht.

Aktiver Schlaf

Schlaf ist somit kein Abschalten oder ein reines „Zurückdrehen“ der Körperfunktionen. Zwar schonen und regenerieren wir uns im Schlaf, aber dieser Zustand ist auch ein aktiver Vorgang mit eigenen Gesetzen. Zahlreiche Funktionen werden dabei vom Körper auf „Nacht“ gestellt.

Besonders eindrücklich kann man das am Blutdruck und am Puls beobachten. Beide gehen zurück und erreichen zwischen 3 und 6 Uhr ihren Tiefpunkt. Dabei reduziert sich der Puls auf rund 60 Schläge pro Minute, und der Blutdruck nimmt um bis zu 30 Prozent ab. Auch die Körpertemperatur sinkt im Verlauf der Nacht und erreicht am frühen Morgen mit 36,5° C ihren Tiefpunkt. Wer einmal Fieber hatte, der weiß, dass das Fieber morgens am niedrigsten ist, während es abends in die Höhe klettert. Dies hat nicht notwendigerweise mit der Infektion zu tun. Solch eine Kurve ergibt sich allein aus der natürlichen Schwankung der Körpertemperatur.

Schwerer zu beobachten, aber genauso wichtig sind die Veränderungen der inneren Sekretion, also Hormon- und Drüsenaktivitäten. Auch das Gehirn schläft also nicht, es braucht – wie erwähnt – kaum weniger Energie als am Tag. Lediglich unser Bewusstsein geht in einen anderen Zustand über.

Wann werden wir müde?

Die Frage klingt banal, ist es jedoch keineswegs. Wer einmal eine ganze Nacht „durchgemacht" hat, wird feststellen, dass die Müdigkeit überraschenderweise mit den ersten Morgenstrahlen nachlässt. Eigentlich ist man dann den Tag über nicht wirklich müde, sondern eher ein wenig aufgekratzt. Erst am Abend sehnt man sich dann dringend nach dem gemütlichen Bett. Offensichtlich gibt es zwei verschiedene Prozesse, die unsere Müdigkeit regulieren. Einmal nimmt die Müdigkeit gleichmäßig zu, je länger wir wach sind. Es ist fast so, als ob sich ein Stoff während des Tages im Gehirn anreichern würde, der dann über Nacht abgebaut wird. Früher ging man in der Tat von solch einer „Schlafsubstanz" aus, die sich irgendwo im Kopf anhäufen soll. So einfach wird es wohl nicht sein, jedoch kennt die moderne Forschung die Ursache noch nicht im Detail.

Ein zweiter Prozess läuft völlig unabhängig davon ab. Müdigkeit und Wachheit folgen dabei einem strengen (sog. circadianen) 24-Stunden-Rhythmus. Tagsüber sind wir wach, nachts müde! Unabhängig, ob wir geschlafen haben oder nicht, wird einfach tags auf „wach" und nachts auf „müde" geschaltet. In Wirklichkeit überlagern sich beide Prozesse permanent und bestimmen den Grad unserer Wachheit.

Ins Bett zieht es uns, wenn beide Rhythmen den Schlaf fordern, und umgekehrt fühlen wir uns am muntersten, wenn die „Schlafsubstanz" abgebaut wurde und unsere biologische Uhr auf „Tag" steht. Doch die Rhythmen können auch gegenläufig arbeiten. Dies ist zum Beispiel beim Jetlag der Fall. Nach einem Flug über mehrere Zeitzonen bleibt die innere Uhr noch viele Tage auf die Heimatzeit eingestellt. So erklärt das sog.

Zwei-Prozess-Modell, warum man am Reiseziel hundemüde ist, obwohl man zuvor ausreichend geschlafen hat. Der Körper ist eben noch auf Nacht eingestellt. In solchen Fällen hilft auch Kaffee nur wenig, da sich – wie beschrieben – die gesamte Organisation des Körpers noch in der Ruhephase befindet.

Wie viel Schlaf ist normal?

Ein gesunder Erwachsener schläft im Durchschnitt 7 Stunden und 15 Minuten. Zum Einschlafen braucht er 15 Minuten. Kurz vor halb sieben klingelt der Wecker. Am Wochenende und im Urlaub darf es auch eine Stunde mehr sein. Doch wenn jemand von diesem statistischen Mittel abweicht, ist das kein Grund zur Beunruhigung. Kaum ein biologischer Rhythmus weist so große zeitliche Unterschiede auf wie der Schlaf.

Manche Menschen benötigen ständig 10 bis 12 Stunden Schlummer während ganz wenige mit 4 Stunden (!) auskommen. Offensichtlich ist das grundlegende Schlafbedürfnis genetisch festgelegt. Lang- und Kurzschläfer können an diesem Bedürfnis wenig ändern. Beide Gruppen sind gleich leistungsfähig, wie berühmte Beispiele zeigen. Napoleon und Winston Churchill sollen jeder nur 5 Stunden geschlafen haben, wobei sie jedoch im Laufe des Tages Kurzschläfchen einlegten. Der Dichterfürst Goethe und Albert Einstein benötigten dagegen regelmäßig 10 Stunden. Vielleicht hatte Goethes ausgeprägtes Schlafbedürfnis auch etwas mit seinem nicht unerheblichen Weinkonsum zu tun: Der Geheimrat soll am Tag bis zu vier Flaschen Rebensaft konsumiert haben.

Der Schlaf verändert sich im Laufe des Lebens sowohl in der Quantität als auch in der Qualität. Neugeborene sind zum Leidwesen ihrer Eltern noch nicht mit dem Tagesrhythmus synchronisiert. Sie schlafen 3 bis 4 Stunden lang, um dann für etwa eine Stunde wach zu sein. Im Laufe des ersten Lebensjahrs lernt das Baby dann, sich auf die Nacht einzustellen, und die erste durchgeschlafene Nacht ist vor allem für die Mutter ein denkwürdiges Ereignis. Allerdings benötigt der kleine Erdenbürger noch je eine weitere Schlafzeit am Vormittag und Nachmittag. Diese fallen erst im Verlauf des Jugendalters weg.

Mit dem Eintritt ins Rentenalter stellen sich zwei Veränderungen ein: Alle Menschen werden ein wenig zu Lerchen, d.h. frühes Aufstehen und ebenso früheres Zubettgehen sind normal. Außerdem meldet sich jetzt wieder das Bedürfnis nach einem Mittagsschläfchen, der eine oder auch eineinhalb Stunden dauern kann. Wer die Freuden der Siesta jetzt wiederentdeckt, darf sich nicht wundern, wenn er keine vollen acht Stunden Nachtruhe findet. Spätestens nach 6,5 Stunden ist jetzt Schluss. Mehr braucht der Körper nicht. Wer also nach einem längeren Mittagsschlaf abends frühzeitig zu Bett geht, der braucht sich nicht zu wundern, wenn für ihn gegen 4 oder 5 Uhr die Nacht zu Ende ist. Das ist keine Schlafstörung, sondern schlechtes Zeitmanagement! Im höchsten Alter kann es sein, dass man auch am Vormittag ein Nickerchen machen möchte. Auch dies ist normal und altersgerecht.

Die Zusammensetzung des Schlafs verändert sich im Laufe des Lebens. Bei Neugeborenen und Babys dominieren REM-Phasen (bis 50 Prozent in denen sich das Gehirn entwickelt und wichtige Lernprozesse ablaufen. Auch die Tiefschlafphasen III und IV sind mit über 20 Prozent ausgeprägt. Je älter der Mensch wird, desto stärker nehmen diese Teile des Schlafs ab und die oberflächlichen Phasen I und II nehmen zu. Bei Hochbetagten liegt sowohl der REM- als auch der Tiefschlaf nur noch bei ca. 5 Prozent einer Nacht. Der große Anteil der Schlafphasen I und II hat Folgen: Der Schlaf ist störanfälliger, man wacht häufiger auf und eine durchgeschlafene Nacht hat Seltenheitswert.

Diagnostik

Es gibt sehr ausgefeilte Methoden, um Schlafstörungen sicher zu diagnostizieren. Doch bereits ein kurzer Selbsttest kann wertvolle Hinweise liefern. Einer der kürzesten Fragebögen ist die Ep-

Wie **wahrscheinlich** ist es, dass Sie in einer der folgenden Situationen **einnicken** oder **einschlafen?** (Selbst wenn Sie einige Situationen in letzter Zeit nicht selbst erlebt haben, versuchen Sie bitte, sich die Situation vorzustellen)				
	Nie = 0	Manchmal = 1	Öfters = 2	Meistens = 3
im Sitzen lesen				
beim Fernsehen				
ruhiges Sitzen an einem öffentlichen Ort wie Kino, Theater usw.				
als Mitfahrer im Auto während einer Stunde Fahrt ohne Pause				
sich nachmittags zum Ausruhen hinlegen				
mit jemandem zusammensitzen und sich unterhalten				
ruhiges Sitzen nach einem Mittagessen (ohne Alkohol)				
im Auto, während man für einige Minuten anhält				

Auswertung: Die mögliche Punktzahl schwankt zwischen 0 und 24. Bei Werten im Bereich von 6 oder weniger ist eine Schlafstörung unwahrscheinlich. Werte über 10 deuten auf eine Schlafstörung hin. Je höher der Wert, desto wahrscheinlicher wird die Diagnose.

worth-Schläfrigkeits-Skala. Er ist zwar nicht so verlässlich wie umfangreichere Bögen mit Dutzenden von Fragen, erlaubt jedoch eine recht gute erste Einschätzung. Man beantwortet jede Frage nach der Häufigkeit des Auftretens und notiert den Zahlenwert für diese Antwort (0 bis 3). Am Ende werden alle Zahlen zusammengezählt. Wenn man eine bestimmte Situation gerade nicht tatsächlich erlebt hat, dann sollte man sich diese vorstellen und überlegen, wie wahrscheinlich das Einnicken wäre.

Ein Arzt wird in einem Gespräch mit dem Betroffenen und möglichst auch dessen Partner, ergänzt durch körperliche Untersuchungen, weitere Hinweise erhalten. Die genaueste Untersuchung ist jedoch ohne Zweifel die apparative Untersuchung des Schlafs. Dazu werden nachts verschiedene Messgrößen aufgezeichnet und am nächsten Tag analysiert. Zu der sog. polygrafischen (*poly* = viele) Schlafuntersuchung gehören meist:

- EEG (Hirnströme)
- EKG (Herzströme)
- EOG (Augenbewegung)
- EMG (Muskelaktivität)
- Schnarchgeräusche
- Luftfluss durch Nase und Mund
- Atemtätigkeit mit Unterscheidung von Brust- und Bauchatmung
- Puls und Sauerstoffsättigung des Blutes
- Körperlage

Waren Geräte, die alle diese Werte festhalten können, anfangs noch sehr groß und sperrig, sind sie mittlerweile so handlich geworden, dass sie auch ambulant eingesetzt werden können. Viele Praxen (z.B. Lungenfachärzte) weisen die Patienten in den Gebrauch ein. Danach ist es möglich, das Gerät nach Hause mitzunehmen und in der gewohnten Umgebung zu schlafen.

Sind die Ergebnisse nicht eindeutig genug, dann wird die Untersuchung im Krankenhaus durchgeführt. Nach einer ersten Nacht zum Eingewöhnen erfolgt die eigentliche Auswertung dann in der zweiten Nacht. Je nach Beschwerden können auch dann noch weitere Körperfunktionen überwacht werden.

Schlafstörungen bei Fibromyalgie

Es gibt an die 100 verschiedenartige Schlafstörungen. Bei Fibromyalgie dominiert in der Regel eine typische Unterform, die sog. psychophysiologische (seelisch-körperliche) Schlafstörung. Hinter diesem Begriff verbirgt sich die häufigste Form des gestörten Schlummers. Jeder zehnte Mensch leidet darunter, und in 50 Prozent der Fälle ist das Leiden so ausgeprägt, dass eine Behandlung unumgänglich ist. Fast alle Fibromyalgiepatienten sind betroffen. Wer unter dieser Form der Beeinträchtigung leidet, klagt über eine Ein- und Durchschlafstörung, fühlt sich morgens nicht erholt, ist tagsüber oft nicht leistungsfähig, unkonzentriert, irritierbar und häufig ängstlich.

Vor dem Zubettgehen zerbricht man sich oft schon den Kopf über das, was in der Nacht passieren wird. „Hoffentlich kann ich schnell einschlafen!“, „Hoffentlich wache ich nicht auf, damit ich morgen richtig fit bin!“ sind typische Gedanken, die das Einschlafen begleiten. Und dann Nacht für Nacht die gleiche Katastrophe. Nach kurzem Schlaf wacht man mit Schmerzen auf, wälzt sich unruhig von einer Seite auf die andere. Wie man sich auch legt, alles tut weh. Es gibt keine bequeme Stellung für Arme und Beine, der Rücken findet keine erträgliche Position. Ängste steigen auf, den kommenden Tag nicht meistern zu können, und alle Probleme erscheinen umso größer, je weiter die Nacht fortschreitet.

Von Viertelstunde zu Viertelstunde steigt die innere Spannung. „Jetzt ist es schon 3 Uhr und ich habe immer noch nicht geschlafen.“ Dieser Gedanke löst Panik aus und steht in denkbar schroffem Gegensatz zu den Bedingungen für einen wohlig-entspanntem Schlaf.

Der Schlaf stellt sich häufig erst am frühen Morgen ein, nur kurze Zeit bevor der Wecker klingelt. Alle Befürchtungen haben sich erfüllt. Wieder einmal eine schreckliche Nacht – in der nächsten Nacht muss es aber besser werden! Nicht nur der Schmerz hat die Erholung verhindert. Auch der unbedingte Wunsch nach Schlaf führt zu dessen Verhinderung. Es gibt viele Ursachen für diese Form der Störung. Schmerzen stehen natürlich an erster Stelle. Daneben sind auch andere Dinge wichtig: Ängste, Depressionen, Sorgen um die Gesundheit, ungelöste Konflikte, belastende Kindheitserfahrungen – letztlich begünstigt alles, was das Leben erschwert, diese Art der Schlafbeeinträchtigung.

Wenn die Ursachen auch sehr unterschiedlich sind, ist den Betroffenen jedoch eines gemeinsam: Sie reagieren auf die äußeren oder inneren Belastungen mit einem erhöhten „Arousal“. Damit bezeichnet die Medizin eine erhöhte Erregbarkeit auf körperlicher und seelischer Ebene. Diese gesteigerte Reaktion ist messbar. Körpertemperatur, Blutdruck, Magen-Darm-Tätigkeit, Herzfrequenz, Schweißdrüsenaktivität und die Stresshormone reagieren bei manchen Menschen heftig auf äußere oder innere Reize, manchmal überschießend.

„Nach einem Streit bin ich so aufgedreht, dass ich die ganze Nacht wach liege, während mein Mann sich einfach auf die Seite dreht und seelenruhig wegpennt!“, klagte eine betroffene Patientin. Das muss nicht am fehlenden Engagement oder gar der Gleichgültigkeit seitens des Partners liegen. Das Ausmaß der Alarmbereitschaft, in die Seele und Körper versetzt werden, ist von Mensch zu Mensch höchst unterschiedlich.

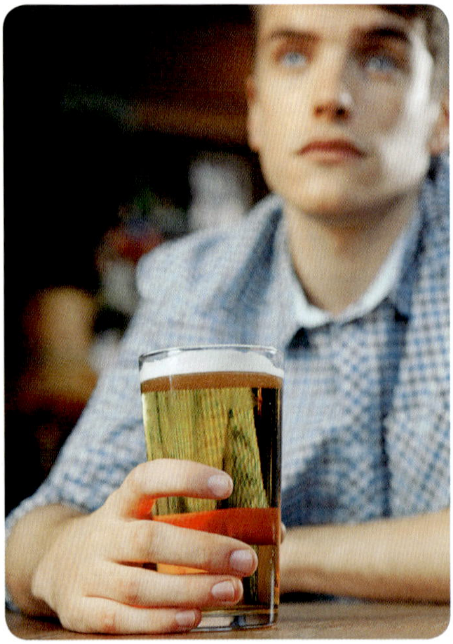

Diese Alarmbereitschaft kann sich auf drei Ebenen äußern:

- Körperlich: Herzklopfen, Schwitzen, Zittern, motorische Unruhe
- Seelisch: Ängstlichkeit, innere Anspannung
- Gedanklich: Kein inneres Abschalten, ständige Beschäftigung mit einem Thema, „Gedankenkarussell"

Bei solchen Ausgangsbedingungen ergibt sich leicht ein Teufelskreis. Ein äußeres Ereignis (Prüfungen, belastende Aufgaben, Konflikte) führen zu Ein- oder Durchschlafproblemen. Tagesmüdigkeit und Leistungsschwäche stellen sich ein. Der Schlaf erhält eine erhöhte Aufmerksamkeit, wird im Leben subjektiv wichtiger. Die erhöhte Beschäftigung mit diesem Thema lässt Angst und Anspannung steigen, was schließlich zu einer Störung des Schlafs führt.

Oft werden die „Lösungen" zusätzlich zum Problem. Alkohol mindert die Ängste und wird daher gerne als Einschlafmittel gebraucht. Leider verschlechtert Alkohol die Schlafqualität (siehe Seite 220). Die Tagesmüdigkeit bleibt bestehen. Doch aus Furcht vor einer weiteren schlaflosen Nacht nimmt man lieber noch einen „Schlummertrunk". So kann Abhängigkeit von Alkohol oder Schlafmitteln entstehen. Wesentlich ist, die Art der Schlafstörung richtig zu diagnostizieren und dann vor allem den beschriebenen Teufelskreis zu durchbrechen (siehe Seite 219). Die Therapie wird im allgemeinen Teil ausführlich besprochen.

Ödemneigung

Ein weiterer wichtiger Faktor für die Schmerzen beim FMS ist die Neigung zu Ödemen (Wassereinlagerungen). Manche Frauen (siehe Fallgeschichte Susanne, Seite 11ff., mehr zum Thema: Dr. Weiss: Lipödem, Südwest Verlag) leiden morgens unter Schwellungen rund um die Augen, Ringe klemmen an den Fingern, und manchmal fällt nach dem Aufstehen der Faustschluss schwer. Im Laufe des Tages kommen dann müde oder schwere Beine hinzu, die Söckchen schneiden am Abend ein und manchmal scheinen die Schuhe zu eng geworden zu sein. Besonders unangenehm sind die Symptome vor der Periode; da haben die Betroffenen den Eindruck, die Haut sei so eng, als ob sie in einem Taucheranzug eingezwängt wären. Diese diffusen Ödeme werden „Flüssigkeitsretention" genannt. Sie verschlechtern sich durch Hitze. Noch stärker ausgeprägt ist das Phänomen, wenn ein Lipödem oder Lymphödem vorhanden ist.

Liegen derartige Beschwerden vor, dann sind sie meist eng mit den Schmerzen assoziiert. Je stärker die Ödeme, desto ausgeprägter die Schmerzen. „Ich kann meine Schmerzen wiegen", sagte eine Patientin, „wenn mein Gewicht ansteigt, dann habe ich viel mehr Schmerzen." Meist zählen daher die Tage vor der Periode zu den unangenehmsten. Es würde den Rahmen dieses Buchs sprengen, die Hintergründe der Ödeme darzustellen. Diese finden sich in meinem Buch *Lipödem und Cellulite* (Südwest Verlag). Die betroffenen Frauen leiden oft sehr unter den hartnäckigen Beschwerden. Insbesondere scheint gegen das Übergewicht kein Kraut gewachsen zu sein.

Überraschenderweise ist die Gruppe der FMS-Patienten vom „Ödemtyp" besonders effektiv zu behandeln. Bei richtiger Therapieplanung mit den geeigneten entstauenden Verfahren lassen die Schmerzen in aller Regel sehr zügig nach. Details zur Behandlung finden Sie im Therapieteil. Mehr zu der Problematik Gewichtszunahme und Schmerzen steht im Internet unter: www.weiss.de/lipoedem.

Kälteempfindlichkeit

Viele Fibromyalgiepatienten frieren ausgesprochen leicht. Während der Ehemann über die „unerträgliche Hitze" im Zimmer klagt, ziehen sie lieber noch einen Pulli mehr an. Bereits 20° C Raumtemperatur lässt sie frösteln. Ohne Mütze, Handschuhe und dicke Strümpfe verlassen sie auch im Herbst oder Frühling selten das Haus. Was steht hinter dieser besonderen Empfindlichkeit?

Eine Fallgeschichte: Andrea ist 40 Jahre alt. Sie sitzt mir im Sprechzimmer gegenüber und hält beide Arme um den Körper geschlungen. Obwohl es angenehm warm ist, hat sie Pulli und Jacke an.

Eigentlich sei sie wegen Schmerzen am ganzen Körper gekommen. Aber das dauernde Frieren sei fast noch unangenehmer. Es sei nicht nur so, dass sie an Händen und Füßen friere. Sie werde einfach nicht warm. Sie habe ständig das Gefühl, unterkühlt zu sein.

Ein leichter Luftzug durch ein gekipptes Fenster sei für sie kaum erträglich. Abends nehme sie vor dem Zubettgehen ein heißes Bad und decke sich dann mit

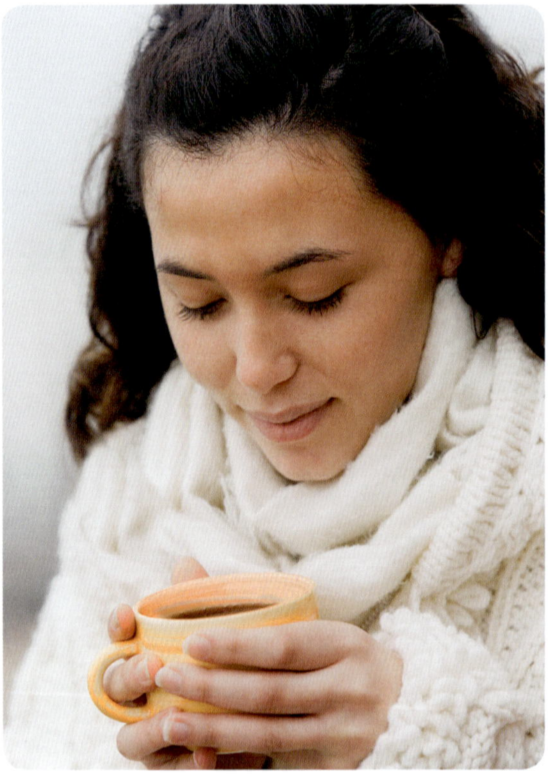

drei Decken zu. Trotzdem wache sie nach kurzer Zeit frierend auf. Gegen 3 Uhr nachts werde es ihr für kurze Zeit viel zu heiß. Sie schwitze dann, strampele die Decken weg, um anschließend wieder zu frieren.

Temperaturregulierung

Der Mensch hat eine Körpertemperatur von 37° C, das weiß jedes Kind. Allerdings ist dies eine starke Vereinfachung. Tatsächlich gibt es nicht die einzige Temperatur im Körper, sondern sehr viele.

37° C herrschen nur im Körperkern, also in den wichtigsten Organen wie Herz, Niere, Leber oder Gehirn. Ihr Anteil am Körpergewicht ist jedoch gering – rund 10 Prozent. Muskeln und Haut stellen dagegen mehr als 50 Prozent. Sie werden zusammen mit Armen und Beinen meist als „Körperschale" bezeichnet. Ihre Temperatur unterliegt starken Schwankungen. Ist es draußen kühl, schützt sich der Körper vor Kälteverlust, indem er die Temperatur in der Schale absenkt. Beim Sport dagegen können die Muskeln den Körper auf 39° C aufheizen, sie können jedoch auch deutlich weniger als 37° C warm sein. Darüber hinaus schwanken die Werte im Verlauf des Tages. Nachts sinken sie um fast ein Grad ab, und am Nachmittag steigen sie auf Werte um die 37,8° C an.

Auch wenn die Temperatur im Laufe des Tages um fast 2° C schwankt, ist der Bereich, in dem wir überleben können, nicht sehr groß. Bei Fieber über 42° C kommt es zu einem Verlust des Bewusstseins und dem Zusammenbruch des Kreislaufs. Spätestens ab 43° C gerinnt das Eiweiß. Unterhalb von 27° C droht der Tod in der Kälteerstarrung, nur wenige Menschen können noch tiefere Kerntemperaturen unbeschadet überstehen. Obwohl die meisten Menschen Kälte als sehr viel unangenehmer empfinden, ist die Kältetoleranz des Menschen weitaus höher (10° C und mehr) als die Wärmetoleranz (maximal 5° C). Unsere Temperaturregulation wird von rund 30 000 Kälterezeptoren und 3 000 Wärmerezeptoren überwacht. Diese Sensoren finden sich am ganzen Körper, im Gesicht liegen sie besonders dicht, vor allem um den Mund. Interessanterweise reagieren die Wärme- und Kälterezeptoren auch auf chemische Reize. Durch Menthol z.B. werden die Kälterezeptoren erregt. Daher empfindet man ein Menthol-Bonbon als kühlend. Umgekehrt stimulieren Chili und Paprika (Wirkstoff: Capsaicin) die Wärmerezeptoren, was die meisten Menschen aus schweißtreibender Erfahrung kennen.

Die Sensoren geben ihre Information an das Gehirn weiter, wo sie weiterverarbeitet wird. Der Sollwert wird vom Thalamus festgelegt. In der Regel sind es 37° C Kerntemperatur. Bei gefährlichen Infektionen wird die Solltemperatur erhöht, Fieber ist die Folge. Der Thalamus gibt dann Befehle an das vegetative Nervensystem, um die notwendigen Korrekturen einzuleiten, wenn die gemessene Temperatur vom Sollwert abweicht.

Bei zu niedriger Temperatur kommt es zu:

- Kälteempfinden, Frieren, Frösteln
- Kältezittern, im Extremfall Schüttelfrost
- Verengung der Hautgefäße, Gänsehaut
- Umverteilung der Durchblutung, die Temperatur von Armen und Beinen sinkt

Bei zu hoher Temperastur kommt es zu:

- Wärmeempfinden, Hitzegefühl
- Vermehrung der Durchblutung der Haut mit begleitender Hautrötung
- Verbesserung der Durchblutung von Armen und Beinen
- Schwitzen

Die Funktion der Temperaturempfindlichkeit

Frieren und auch Hitzegefühl sind also Warnsignale, die den Körper zu entsprechenden Gegenmaßnahmen veranlassen. Bei extremer Kälte oder Wärme werden alle Reserven mobilisiert. Stresshormone (Kortison, Adrenalin, Noradrenalin) werden mobilisiert, um das bedrohte Gleichgewicht wiederherzustellen. Bei Menschen, die zum Frieren neigen, setzt diese Stressreaktion zu früh ein. So erklärt sich das Gefühl von Angst und Bedrohung, da der Körper reagiert, als würde etwas Lebensgefährliches geschehen. Für „Verfröstelte" kann eine Reihe von feuchtkalten Tagen eine echte seelische Belastung darstellen. Dieser Stress zieht dann Abgeschlagenheit, Infektanfälligkeit und Erschöpfung nach sich.

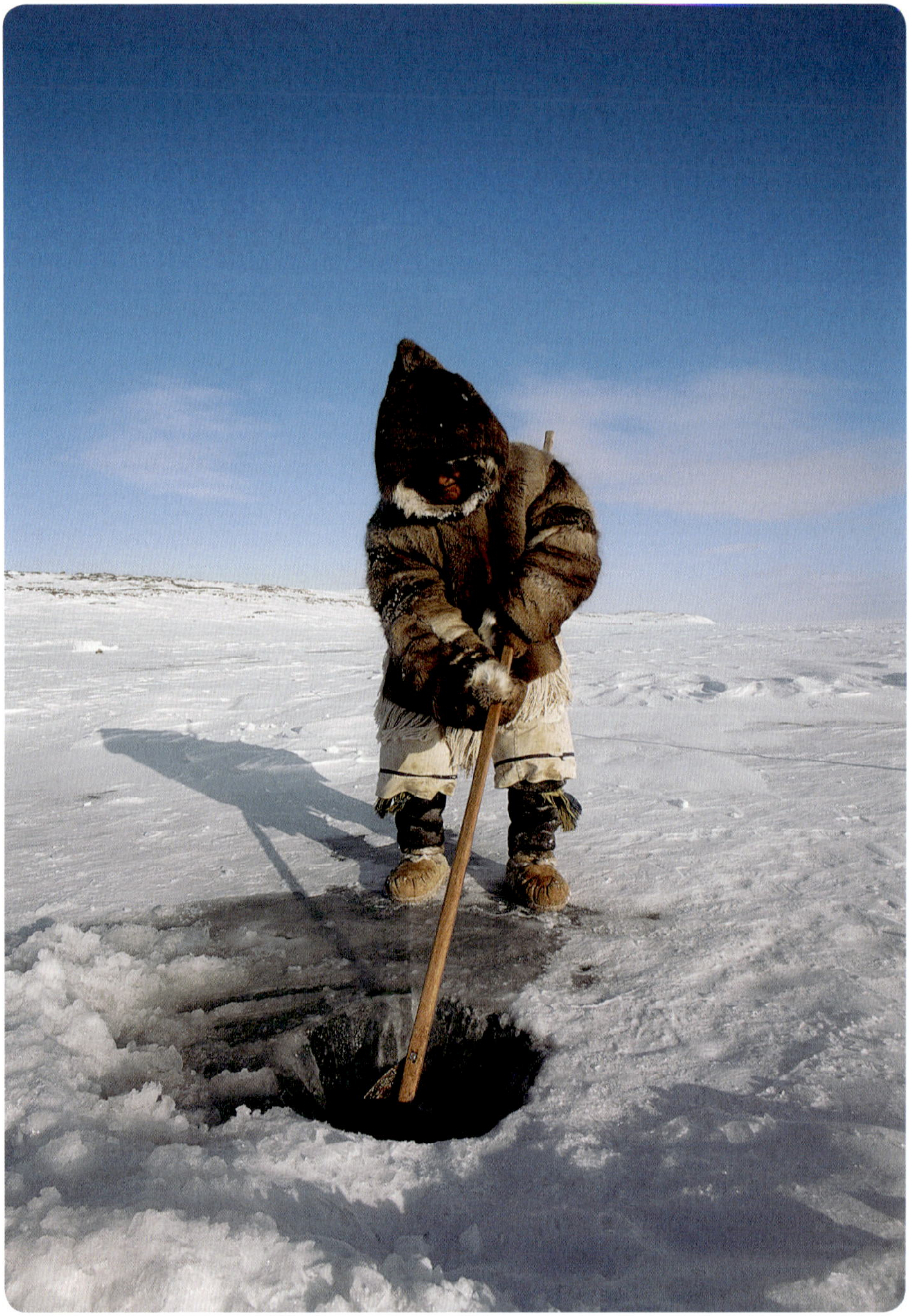

Faktoren des Temperaturempfindens

Ob wir frieren, hängt nicht nur von der Außentemperatur, sondern auch von weiteren Faktoren ab:

- Verminderte Dicke der Fettschicht
- Geringes Körpergewicht
- Dünne Oberhaut
- Schlechter Trainingszustand
- Geringe Muskelmasse
- Schlechte Kälteanpassung
- Stimmungsschwankungen (Angst, Unsicherheit)
- Hormonstörungen (Schilddrüsenunterfunktion)
- Niedriger Blutdruck
- Störungen des Nervensystems (z.B. bei Diabetes)
- Schwere Krankheiten
- Schmerzen
- Schlafmangel

Zwischen Männern und Frauen bestehen – oft belächelte – Unterschiede. Frauen frieren tatsächlich sehr viel leichter. Obwohl sie über ein dickeres Unterhautfettgewebe verfügen, ist ihre Haut gleichwohl dünner als die von Männern. So kommen die empfindlichen Kälterezeptoren dichter unter die Haut zu liegen und lösen leichter einen Kältereiz aus. Gleichzeitig haben Männer im Durchschnitt mehr Muskeln, die auch im Ruhezustand kräftig Wärme produzieren. Schließlich sind Frauen im Durchschnitt leichter und haben so eine relativ größere Oberfläche, was zu zusätzlichem Wärmeverlust führt. Doch den Umgang mit Kälte kann man auch erlernen. Am wohlsten fühlt sich ein unbekleideter Mensch bei 29 bis 30° C, einer Temperatur, wie sie in der Wiege der Menschheit, in Ostafrika, tagsüber herrscht. In den nördlichen Regionen benötigen wir Kleidung. Gleichzeitig haben wir uns auch im Verlauf der Besiedelung dieser Breiten an die Kälte angepasst. Eskimos haben es hier zur Meisterschaft gebracht. Sie schätzen bereits bei schattigen 8° C das laue Lüftchen und empfinden ein kurzes Hemd als angebrachte Bekleidung. Bei derselben Temperatur benötigt ein Bewohner Afrikas noch Mütze und Handschuhe. Seit der Erfindung von Zentralheizung und Klimaanlage werden immer geringere Ansprüche an die körpereigene Thermoregulation gestellt. Gemäß dem Motto: „Wer rastet, der rostet", verliert die Feinabstimmung der Temperaturregulation einen Teil ihrer Fähigkeiten. So frieren Menschen mehr, die sich stets in gleichmäßig beheizter oder temperierter Umgebung aufhalten.

In früheren Zeiten war es vermutlich nicht immer gemütlich, zwischen der gut geheizten Küche und den kalten Stuben hin- und herzugehen – für die Temperaturregulation war dies ein optimales Training. Innerhalb eines Tages passte sich die Haut- und Muskeldurchblutung Dutzende, vielleicht Hunderte Male an. Zum Bewegungsmangel kommt also für uns Menschen von heute noch ein Mangel an Kälte- und Wärmereizen hinzu.

Ein weiterer Faktor spielt beim Kälteempfinden eine wesentliche Rolle: Angst. Sie lässt uns frösteln, macht die „kalten Füße". Wenn es so richtig gruselig wird, dann werden wir blass, bekommen eine „Gänsehaut", es läuft uns eiskalt über den Rücken. Vermutlich steckt ein alter Schutzmechanismus in der Angstreaktion. Der Sympathikus verengt in bedrohlichen Situationen die Hautdurchblutung. Falls wir uns jetzt verletzen, verlieren wir weniger Blut. Im Urwald ist das äußerst hilfreich.

Krankheiten vermindern die Kältetoleranz. Wer schwer krank ist, benötigt auch ohne Fieber eine Wolldecke. Und auch bei Schmerzerkrankungen wie Fibromyalgie ist das Frieren meist die Regel und nicht die Ausnahme. Wie aus den obigen Ausführungen hervorgeht, kommen beim chronischen Frieren meist mehrere Faktoren zusammen. Ganz wesentlich erscheinen der allgemeine Trainingszustand, das Verhältnis von Muskeln zu Fettgewebe, Angst und die Gewöhnung an die Kälte zu sein.

Wer sich nun als „Frostbeule" empfindet, der wird die Kälte meiden, gut heizen und sich wärmer anziehen. So verständlich diese Vorgehensweise ist, nichts verschlechtert die Thermoregulation mehr als diese Form der Schonung. Durch die systematische Vermeidung der Kälte wird das Zusammenspiel von Nerven, Hormonen und Gefäßen nicht trainiert. Das System verliert an Kompetenz, die Regulation wird schlechter und die Toleranz gegenüber Kälte lässt nach. Ein Teufelskreis! Die Meidung der Kälte ist der sicherste Weg, die abnorme Empfindlichkeit beizubehalten. Eine Heizdecke ist also der zuverlässigste Weg, um auf Dauer zu frieren!

Therapie

Wieder steht das Training im Vordergrund. Die aktive Auseinandersetzung mit der Kälte ist die beste Methode, seine Überempfindlichkeit zu überwinden. Das fällt am Anfang schwer und es wird natürlich als Zumutung empfunden, im Winter hinauszugehen, wenn man bereits am ganzen Leib schlottert. Daher steht am Anfang die Aufwärmung. Das geht zum Beispiel mit Wechselduschen. Am Anfang richtig heiß, dann eiskalt. Auch die Sauna funktioniert nach diesem Prinzip. Die positive Wirkung geht jedoch vom abrupten Abkühlen nach dem Schwitzbad aus. Wer dies weglässt oder nur lauwarm duscht, verfehlt den eigentlichen Sinn. Die Gefäße bleiben weit gestellt, der Trainingseffekt bleibt aus. Auch die Bewegung in der Natur, bei der man nicht völlig eingemummelt ist, fördert die Temperaturregulation. Im Winter ist es also sinnvoll, immer wieder einmal nur leicht bekleidet ins Freie zu gehen. Anschließend ist die Wärme drinnen umso wohliger.

Ein extremes Regulationstraining ist der direkte Wechsel von einer Infrarotkammer (ca. +80° C) in eine Kältekammer (ca. -80° C), womit wir Patienten behandeln. Durch den riesigen Temperatursprung wird das Regulationssystem optimal trainiert. Durch die Vorbehandlung mit Wärme sind auch sehr verfröstelte Menschen in der Lage, die Angst vor der überirdisch kalten Luft zu überwinden. Auf diese Weise wird der Körper einem Wechsel von Wärme- und Kältestress ausgesetzt. Die Belastung durch die extreme Kälte ist meist deutlich stärker. Stresshormone werden freigesetzt. Im Verlauf von einigen Sitzungen kommt es jedoch zur Anpassung an den Temperaturreiz. Die Produktion von Kortison und Adrenalin lässt nach. Kälte und Hitze werden weniger als Stress empfunden. Interessant ist nun, dass sich diese Stressresistenz auch auf andere Gebiete überträgt. Der Körper ist allgemein besser abgehärtet.

Alle diese Erkenntnisse sind nicht neu. Pfarrer Kneipp entdeckte bereits Mitte des 19. Jahrhunderts die wohltuende Wirkung des kalten Wassers, als es ihm gelang, durch tägliches Baden in der kalten Donau seine eigene Tuberkulose zu heilen. Daraus entwickelte er die nach ihm benannten und überaus empfehlenswerten Anwendungen. Wer so regelmäßig trainiert, der wird überraschend schnelle Erfolge verzeichnen können – innerhalb weniger Wochen. Die übermäßige Kälteempfindlichkeit lässt nach, auch wenn nicht jeder Mensch zum passionierten Eisschwimmer werden muss.

Wärmeempfindlichkeit

Die meisten Menschen empfinden Kälte bedrohlicher als Wärme, obwohl Überwärmung objektiv sehr viel schlechter toleriert wird als Unterkühlung. Es sind erneut die Frauen, die mit der Hitze schlecht zurechtkommen. Sobald die Temperatur ansteigt, fühlen sie sich

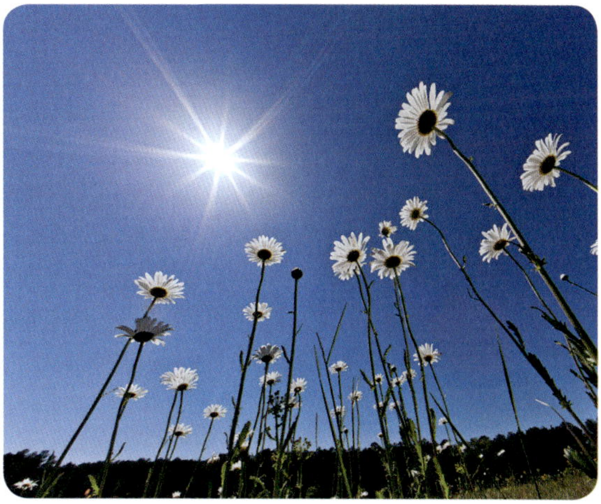

elend, leiden unter Kopfschmerzen, allgemeinem Unwohlsein, übermäßigem Hitzegefühl, Schwitzen, Benommenheit und Spannungsgefühlen des Körpers. Wer wärmeempfindlich reagiert, der kann es kaum ertragen, wenn die Raumtemperatur über 22° C steigt, und fährt im Urlaub lieber in nördliche Gefilde. Kälte- und Wärmeempfindlichkeit können isoliert oder auch gleichzeitig auftreten. Man fühlt sich dann nur noch in einer winzigen Bandbreite der Temperatur wohl, es ist entweder zu warm oder zu kalt, und diese Zustände können rasch wechseln.

Wie die Temperatur geregelt ist, finden Sie bereits auf Seite 118. Die Temperaturwahrnehmung hängt jedoch neben dem, was das Thermometer misst, noch von objektiven und subjektiven Faktoren ab.

Faktoren des Temperaturempfindens

Luftfeuchtigkeit: Je höher der Wassergehalt, desto besser ist der Wärmetransport. Schwülwarmes Wetter ist daher für die meisten Wärmeempfindlichen ein Albtraum. Feuchte Luft ist nicht nur ein besserer Wärmeleiter, sie hemmt auch das Verdunsten des Schweißes. So können wir unsere erhöhte Körpertemperatur kaum noch durch die selbst erzeugte Verdunstungskälte senken. In der sprichwörtlichen „Dampfküche" setzt uns die Hitze besonders zu.

Luftbewegung: Jeder Windhauch unterstützt die Abkühlung und die Verdunstung von Schweiß. Aus diesem Grund setzen wir uns im Sommer gerne neben einen Ventilator. Weht kein Lüftchen, dann ist die Hitze besonders quälend.

Sonneneinstrahlung: Man unterscheidet die Konvektionswärme von der Strahlungswärme. Konvektion ist das, was wir in einem Raum mit Zentralheizung wahrnehmen. Strahlungswärme liefert dagegen ein offener Kamin oder ein Feuer im Freien. Ein großes Feuer kann uns selbst bei bitterer Kälte ins Schwitzen bringen – zumindest auf der Körperseite, die ihm zugewandt ist. Die Sonne liefert auch bei bedecktem Himmel Strahlungswärme. Kommt also zur hohen Temperatur noch eine starke Sonneneinstrahlung hinzu, steigt der Hitzestress. Die Konduktion (direkter Hautkontakt) spielt im Vergleich zu den beiden anderen Formen der Wärmeübertragung nur eine geringere Rolle.

Körpergewicht und Größe: Je kleiner die Hautoberfläche im Verhältnis zum Gewicht ist, desto weniger Möglichkeiten haben die Schweißdrüsen, den Körper zu kühlen. Rundlich gebaute Menschen haben es daher schwerer, Bohnenstangen schwitzen weniger.

Aktivität: Je höher die Eigenproduktion von Wärme, desto schwerer wiegt die Wärmebelastung von außen. Wer also bei Sahara-Temperaturen noch joggt, der unterliegt einem Hitzestress.

Kleidung: Helle, luftige Kleidung ist günstiger als dunkle, enge Mode.

Die bisher erwähnten Faktoren gehen in die „gefühlte Temperatur" mit ein, die etwa vom Deutschen Wetterdienst berechnet wird. Ihm liegt die Modellvorstellung „KMM“ („Klima-Michel-Modell“) eines 35-jährigen Mannes („Michel“) von 175 Zentimeter Größe und 75 Kilogramm Gewicht zugrunde, der im schattigen Wald leicht bekleidet flott spazieren geht.

Doch damit ist die Liste der Einflussgrößen nicht vollständig: Es kommt auch auf die Gewöhnung an die Hitze an. Schwitzen kann man nämlich lernen. Wer oft schweißtreibenden Tätigkeiten nachgeht, kommt schneller zur Kühlung. Hitzeeinwirkungen sind grundsätzlich gefährlich und bedeuten für den Körper Stress, wie aus dem folgenden, allerdings extremen Beispiel zu ersehen ist, bei dem in tragischer Weise alles falsch gemacht wurde, was man falsch machen kann.

Ein 23-jähriger gesunder Leistungssportler wollte – wie andere Sportler auch – vor einem Wettkampf „abschwitzen“, um sein Gewicht zu reduzieren. Dazu absolvierte er bei Sommerhitze ein anstrengendes Lauftraining, bekleidet mit einem Neoprenanzug, darüber hatte er mehrere Wollpullis, Handschuhe und Mütze gezogen. Weiteren Wasserverlust fügte er sich durch wassertreibende Medikamente und Abführmittel zu. Auf diese Weise brachte er die normale Thermoregulation zum Erliegen. Weder stand genügend Flüssigkeit zur Schweißbildung zur Verfügung noch konnte der produzierte Schweiß kühlend wirken. Die Folge: Der junge Mann fiel ins Koma und kam mit einer Kerntemperatur von über 43° C in die Klinik. Trotz intensivmedizinischer Behandlung war der Tod nicht mehr abzuwenden. Natürlich soll dieses wirklich extreme Beispiel Ihnen nicht den Mut nehmen, sich auch bei etwas höheren Temperaturen zu bewegen.

Schließlich kommen noch verschiedene, z.T. schon erwähnte medizinische Faktoren hinzu:

- Erhöhte Dicke der Fettschicht
- Hohes Körpergewicht
- Dicke Oberhaut
- Ödeme (Wassereinlagerungen)
- Schlechter Trainingszustand
- Schlechte Wärmeanpassung
- Schilddrüsenüberfunktion
- Hormonelle Störungen (Wechseljahre)
- Hoher Blutdruck
- Störungen des Nervensystems (z.B. bei Diabetes)
- Schwere Krankheiten
- Schmerzen

Noch einige Erläuterungen: Hitzewallungen bei Frauen in den Wechseljahren sind Wärmeempfindungen, die in der Regel im Bereich des Brustkorbs oder im Halsbereich beginnen, sich langsam ausbreiten und mit Schwitzen und Herzklopfen verbunden sind. Nach einer kurzen, oft heftigen Schwitzattacke sind sie nach ein bis drei Minuten beendet. Durch die Verdunstungskälte können die Betroffenen im Anschluss frösteln.

In schweren Fällen kann sich dies mehrere Dutzend Mal am Tag wiederholen. Manchmal ist ein Wechsel der Kleidung nötig, so intensiv ist das Schwitzen. Hintergrund ist eine vermutete Fehlregulation des Thalamus (siehe Seite 55). Hautgefäße werden ohne erkennbare Notwendigkeit maximal weit gestellt und Wärme aus dem Körperinneren strömt in die Haut. Als Ursache wird die fehlende Anpassung des Thalamus/Hypothalamus an den nach den Wechseljahren niedrigeren Östrogen- und Progesteronspiegel angesehen.

Therapie

Was ist zu tun? Naheliegend ist die Meidung der Hitze. Doch das führt unweigerlich zur Verschlechterung der Symptomatik, da Fähigkeiten verloren gehen. Es dreht sich im Gegenteil darum, das komplexe Regulationssystem von Wärmesensoren, zentraler Verarbeitung (Thalamus/Hypothalamus), Weit-/Engstellung der Blutgefäße und Schwitzen in seiner Funktion zu optimieren.

Sinnvoller sind aktive Strategien:

Risikofaktoren vermindern: Von den erwähnten Einflussgrößen spielen das Gewicht und der Trainingszustand eine wichtige Rolle. Runter mit den Kilos und mehr Sport ist zwar kein origineller, aber durchaus wirksamer Rat gegen das verstärkte Schwitzen. Gleichzeitig sinkt dann meist auch der Blutdruck auf akzeptable Werte.

Die Einnahme von Östrogenen oder Gestagenen ist eine wirksame Therapie bei Hitzewallungen in den Wechseljahren. Gegen eine allgemeine Hitzeempfindlichkeit ist sie weniger probat.

Die Neigung zu Wassereinlagerungen lässt sich durch mehrere Therapieverfahren (z.B. manuelle Lymphdrainage) behandeln. (Mehr dazu auf Seite 228.)

Dosiertes Training: Es ist besser, Wärme nicht zu meiden, sondern im Gegenteil sich der Wärme auszusetzen. Am Anfang mag dies nur kurz sein. Einige Minuten in der Sonne sitzen, es sich gut gehen lassen und die warmen Strahlen genießen. Dann zurück ins Haus oder unter den Sonnenschirm. Kurze Zeit später ein zweiter Versuch. Je gelöster und entspannter dieser Prozess vonstattengeht, desto schneller kommt der Erfolg.

Wie auch bei der Kälteempfindlichkeit stellt bei der Wärmeempfindlichkeit die Sauna oder eine Infrarotkabine ein geeignetes Trainingsfeld dar. Am Anfang sind kurze Aufenthalte angesagt, die von längeren Abkühlphasen abgelöst werden. Es ist wichtig, sich die volle Freiheit zu geben, eine Kabine jederzeit verlassen zu können. Ansonsten werden Angst und Engegefühle wenig Freude aufkommen lassen.

Auch Wechselduschen zu Hause oder andere Formen der Kneipp-Anwendungen sind geeignet, die erhöhte Sensibilität zu normalisieren.

Zu erwähnen ist noch, dass reichliches Trinken für die Hitzeanpassung von großem Vorteil ist. Und: Wer viel schwitzt, kann auch ruhig etwas salzreicher essen.

Kurz: Eine Reduktion der Risikofaktoren bei aktivem Training verbessert die Wärmetoleranz und lässt einen sonnigen, heißen Tag nicht mehr zum Hitzestress werden.

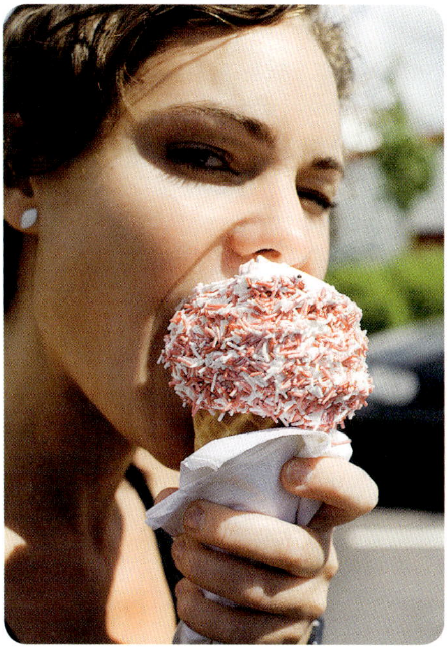

Blutzuckerschwankungen und Heißhunger

Annegret klagte über Probleme mit dem Essen. Morgens gegen 10 bis 11 Uhr und nachmittags gegen 14 bis 15 Uhr werde es ihr häufig flau, schwindlig, zittrig, sie bekomme Herzklopfen und Heißhunger. Sobald sie etwas esse, vor allem etwas Süßes, seien die Beschwerden wie weggeblasen. Sie habe nun die Befürchtung, etwas mit ihrem Blutzucker könne nicht stimmen, vielleicht eine hormonelle Störung oder etwas in Richtung Diabetes.

Eine ganze Reihe von Patienten mit Fibromyalgie klagt über solche Beschwerden nach dem Essen. Etwa zwei bis drei Stunden nach einer Mahlzeit empfinden sie das fast zwanghafte Verlangen nach etwas Süßem. Das kann ein Keks, Schokolade oder Kuchen sein.

Verkneifen sie sich das kalorienreiche Bedürfnis, dann kommt es zu Schwäche, Herzklopfen, Zittern, Schwindel, Übelkeit und vor allem Heißhunger. Manche Patienten werden auch ängstlich und atmen unbewusst zu schnell (Hyperventilation siehe Seite 167), was ihren Zustand noch verschlechtert. Nun treten auch Missempfindungen in Armen und Beinen, Kribbeln in den Fingern, der „Kloß“ im Hals, Beklemmungsgefühle, Atemnot und Schwindel auf. Die Beschwerden verschwinden unmittelbar nach einem kleinen Stückchen Zucker oder etwas Süßem. Die Betroffenen fühlen sich durch die Symptomatik meist verunsichert. Sie verlassen das Haus nur selten ohne etwas Essbares und vermeiden lange Pausen zwischen den Mahlzeiten.

Hintergründe

Offensichtlich haben diese Beschwerden etwas mit der Regulation des Blutzuckers zu tun. Nach dem Essen steigt der Blutzuckerspiegel an. Der Körper sorgt mithilfe des Insulins der Bauchspeicheldrüse dafür, dass dieser wertvolle Stoff die Zellen erreicht. Insulin wirkt hier wie ein Schlüssel, der die Türen zwischen der Blutbahn und den Zellen öffnet.

Zucker verlässt die Gefäße und sorgt für die Ernährung der Zellen. Ist das Ziel erreicht und der Blutzucker auf ungefähr 80 Milligramm pro 100 Milliliter gesunken, dann wird kein weiteres Insulin produziert bzw. vermehrt der Gegenspieler des Insulins, das Glucagon, freigesetzt.

Manchmal sinkt der Blutzuckerspiegel jedoch tiefer, als es von der Natur erwünscht ist. Dann erscheinen verschiedene Warnsymptome. Natürlich wird der Mangel zuerst vom Gehirn registriert, da es sich – als Feinschmecker – ausschließlich von Traubenzucker ernährt. Die Hirnleistungen lassen nach, was sich in Konzentrationsschwäche, Müdigkeit, Schwindel, Wortfindungsstörungen und Benommenheit äußert. Bei sehr niedriger Zuckerkonzentration können auch Störungen der Koordination sowie ausgeprägte Bewusstseinsstörungen bis hin zur Bewusstlosigkeit auftreten. Beim Gesunden ist das jedoch nicht zu befürchten.

Der Körper reagiert sehr feinfühlig auf den Mangel am lebensnotwendigen Brennstoff. Schließlich hängt unser Gehirn ausschließlich von der „Nervennahrung" Zucker ab. Sobald eine Konzentration von 40 bis 50 Milligramm pro 100 Milliliter Traubenzucker unterschritten ist – so viel benötigt das Gehirn mindestens zur einwandfreien Funktion – wird kräftig gegengesteuert. Neben Glucagon kommen nun die Stresshormone Kortison und Adrenalin zum Einsatz. Beide lassen den Blutzucker nach oben schnellen. Unterstützt werden sie dabei noch durch das Wachstumshormon, das auch bei Erwachsenen noch eine Rolle spielt. Während Glucagon in seiner Wirkung nicht spürbar ist, sind es die Stresshormone sehr wohl. Sie führen zu einer allgemeinen Erregung, Herzklopfen, Herzrasen, Angst, Blässe, Zittern, Frieren und kaltem Schweiß. Diese Beschwerden sind also die Begleiterscheinungen der Stresshormone, deren eigentlicher Zweck die rasche Anhebung des Blutzuckerspiegels ist.

Diagnose

Es kann hier nicht auf die Feinheiten der Diagnostik bei allen Formen des erniedrigten Blutzuckers (Hypoglykämie) eingegangen werden, doch steht ein Test ganz im Vordergrund: Es ist die Belastung mit Traubenzucker, ähnlich bei der Frühdiagnose eines Diabetes. Eine „Testmahlzeit" von 75 Gramm Glukose wird morgens früh auf nüchternen Magen zu sich genommen. An den Tagen zuvor sollten normale Mengen an Kohlenhydraten gegessen worden sein (z.B. Kartoffeln, Reis, Nudeln, Brot). Nach der Gabe der Glukose wird in engmaschigen Abständen der Blutzuckerspiegel kontrolliert. Normalerweise steigt dieser erst leicht an und fällt dann kontinuierlich ab – allerdings nicht unter 70 bis 80 Milligramm pro 100 Milliliter. Fällt die Zuckerkonzentration unter eine Schwelle von 50 Milligramm pro 100 Milliliter, löst dies Symptome aus. Bis es im Test so weit ist, kann es dauern. Manchmal muss der Versuch über mehrere Stunden ausgedehnt werden (4 bis 6 Stunden). Zur Sicherheit sollte besser ein Arzt zugegen sein.

Die 45-jährige Patientin hatte große Angst vor dem Test: Sie fürchte sich vor den Symptomen, vor allem vor dem Zittern und den Schweißausbrüchen. Sie sei immer als Angstpatientin bezeichnet und mit Psychopharmaka behandelt worden. Dabei habe bereits ein Stück Zucker die Symptome gebessert.

Nach einer Belastung mit 75 Gramm Glukose kam es zu einem starken Anstieg des Blutzuckers, gefolgt von einem raschen Abfall. Schon bei 70 Milligramm pro 100 Milliliter Blutzucker setzte plötzlich eine Symptomatik von Zittern, Schweißausbruch und großer Angst ein. Annegret wollte unbedingt etwas essen.

Ursachen

Wie kommt es nun zum Absinken des Blutzuckers und der unangenehmen Gegenregulation?

Die Liste der möglichen Ursachen ist lang. Am bekanntesten ist vielleicht die Wirkung von Alkohol auf den Zuckerspiegel. Nach einem Gläschen oder zweien setzt plötzlich Appetit ein. Diese Wirkung wird beim Aperitif bewusst angestrebt. Falls nach dem Sport auf leeren Magen Alkohol (z.B. Bier) getrunken wird, kommt zum Zuckermangel noch die Alkoholwirkung hinzu. Das kann das Gehirn schon in Schwierigkeiten bringen. Schwindel, Kreislaufprobleme und Verwirrtheit können die Folge sein. Natürlich senkt auch eine Überdosis Insulin den Blutzucker über die Maßen, was bei Diabetikern zu den gefürchteten Komplikationen führen kann. Dieser Unterzucker bei insulinpflichtigen Diabetikern führt manchmal zu der irrigen Ansicht, dass ein Abfall des Blutzuckers ein Hinweis auf eine drohende Zuckerkrankheit sein könnte. Das ist nicht der Fall.

Nach einer sehr süßen Mahlzeit kann der Blutzucker erst stark ansteigen und dann übermäßig absinken. Ein ähnlicher Effekt ergibt sich, wenn der Magen die Nahrung zu schnell in den Darm entlässt. Man kennt das nach Magenoperationen (sog. Dumping-Syndrom) oder bei funktionellen Störungen des Magens (siehe Reizmagen ab Seite 81).

Auch hier kommt kurzfristig sehr viel Nahrung in den Darm, führt erst zu einem raschen Anstieg und dann einem Abfall des Blutzuckerspiegels.

Weitere Ursachen:

- Medikamente (Aspirin und verwandte Schmerzmittel, Sulfonamide, Propranolol und zahlreiche weitere)
- Intensiver Sport
- Hoher Stress
- Angeborene Enzymdefekte
- Hormonmangel
- Unterernährung
- Lebererkrankungen
- Chronische Nierenerkrankungen
- Insulinproduzierende Tumore (sehr selten)
- Vermehrtes Ansprechen des Körpers auf Insulin
- Vermindertes Ansprechen des Körpers auf Glucagon

Bei manchen Patienten wie Annegret findet sich weder ein auffälliger Befund noch eine der oben erwähnten Ursachen. Sie reagieren mit den typischen Unterzuckerungssymptomen, obwohl ihr Blutzucker weitgehend normal ist. Die Sensoren melden bereits eine gefährliche Absenkung des Blutzuckers, als drohe dem Gehirn eine Unterzuckerung, auch wenn die Schwelle von 40 bis 50 Milligramm pro 100 Milliliter keineswegs erreicht ist. Dennoch kommt es zur vollen Aktivierung der Stresshormone mit den entsprechenden Folgen: Schwindel, Zittern, Herzklopfen und Angst. Patienten mit Fibromyalgie und funktionellen Störungen gehören zu diesen Menschen, bei denen die Schwelle für die Produktion der Notfallhormone „verstellt" ist. Sie reagieren auch in Bezug auf den Blutzucker überempfindlich.

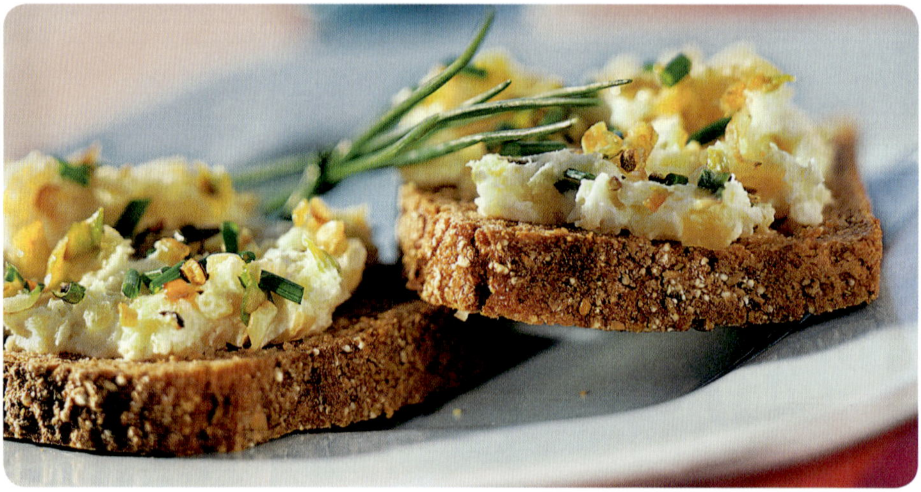

Therapie

Bereits die richtige Diagnostik kann helfen. Wie erwähnt, kann eine Glukosebelastung erst zu einem Ansteigen, dann zum Abfall des Zuckerspiegels führen. Wenn Symptome bereits bei 70 bis 80 Milligramm pro 100 Milliliter auftreten, spricht dies für eine abnorme Sensibilität der Blutzuckerregulation. Es ist hilfreich, erst einmal gar nichts zu unternehmen. In der schützenden Atmosphäre der Praxis oder Klinik können die Betroffenen sehen, was passiert, wenn sie keinen Traubenzucker oder Süßes zuführen. Wichtig ist, die aufkommende Panik zu begrenzen und zu verhindern, dass zu schnell geatmet wird. Wenn dies gelingt, können die Patienten die positive Erfahrung machen, dass der Blutzucker nach einiger Zeit nicht mehr weiter abfällt, sondern die Stresshormone ihre Schuldigkeit getan haben. Der Blutzucker steigt ganz alleine wieder an. Beschwerden lassen nach.

Statt zu essen, trank Annegret nur einen Schluck Wasser und wartete in Begleitung einer Krankenschwester ab. Das fiel ihr keineswegs leicht, da sie immer wieder die Angst bekam, sie könnte in Ohnmacht fallen. Doch außer Herzklopfen und Hitzegefühlen geschah ihr nichts.

Zum ersten Mal konnte sie erleben, wie der Blutzucker dann von alleine wieder anstieg und die Symptomatik nach einer sehr langen halben Stunde nachließ. – Ein faszinierendes Erlebnis, das ihr in der Folge half, die Angst zu überwinden. Ihr erschien die Untersuchung wie ein Wunder, da ihre Beschwerden jetzt einen Namen hatten und erklärbar geworden waren.

Wichtig ist, dass die Untersuchung ausreichend lange dauert. Bei der üblichen 120-Minuten-Untersuchung erleben manche Patienten die Symptomatik erst auf dem Weg nach Hause.

Aus den dargestellten Ursachen wird deutlich, dass konzentriertes Süßes ungünstig ist, da es wie bei der Glukosebelastung erst zu einem Anstieg, dann zu einem vermehrten Abfall des Zuckers im Blut führt. Also sollte man Süßes meiden! Das hört sich leicht an, ist es meist nicht. Zucker kann durchaus zur Gewöhnung führen; fast wie Alkohol oder Zigaretten. Doch die Zuckersucht: geht schnell vorbei! Nach wenigen Wochen ist die Gier auf die konzentrierte Lust verschwunden. Manchmal geht es schon nach Tagen deutlich besser. Statt also Toast und Marmelade zum Frühstück zu essen, empfiehlt sich Vollkornbrot mit Käse oder Vollkornmüsli. Ähnliches gilt für die weiteren Mahlzeiten des Tages. Je niedriger der glykämische Index ist, desto besser. Dieser Index sagt aus, wie schnell ein Lebensmittel ins Blut geht. Definitionsgemäß hat Traubenzucker den Wert 100. Die meisten frischen Obst- und Gemüsesorten liegen zwischen 10 und 30.

Das zweite Grundprinzip sind Pausen. Anfänglich wird der Blutzucker auch nach Mahlzeiten absinken, die aus „guten" Vollkornprodukten bestehen. Es kommt nun darauf an, den Körper langsam wieder an die normale Regulation zu gewöhnen. Und das bedeutet, dem Körper die Gelegenheit zur eigenen Regulation zu geben, ohne von außen einzugreifen. Statt also ein Stück Zucker oder Schokolade zu essen, sollte man buchstäblich abwarten und Tee trinken. Wenn die Symptome heftiger werden, kann man z.B. mit etwas Obst gegenzusteuern versuchen. Zucker bzw. Traubenzucker sollte in dieser Phase nur noch zur inneren Beruhigung in der Hosentasche stecken. In den meisten Fällen gelingt so der Ausstieg aus dem Teufelskreis. Wenn nicht, sind je nach Einzelfall gezieltere und umfangreichere Maßnahmen nötig.

Lärmempfindlichkeit

Die Augen können wir schließen, die Ohren nicht. Biologisch ist dies äußerst sinnvoll, da das Gehör ein wichtiges Sinnesorgan für Gefahren darstellt. Selbst im Schlaf ist es ununterbrochen aktiv und weckt uns, wenn bedrohliche Geräusche registriert wurden. Die Klage über Lärm ist alt. Bereits vor fast 2000 Jahren klagte der römische Dichter Juvenal über die Unmöglichkeit, in der Stadt nachts zu schlafen. Doch in den letzten Jahrzehnten ist die Lärmbelästigung tatsächlich deutlich gestiegen. Dabei spielen Straßen- und Fluglärm die entscheidende Rolle. 60 Prozent der Bevölkerung leidet unter Straßenlärm, rund die Hälfte unter Fluglärm. Die zunehmende Lärmbelastung ist vielfach untersucht und ausreichend bewiesen worden. Sie hat vor allem zwei wesentliche Folgen:

- Schäden am Hörorgan: Dies sind vor allem Schwerhörigkeit und Tinnitus. Unter beiden Beschwerdebildern leiden jeweils etwa 20 Prozent der Bevölkerung in Deutschland.
- Psychische Folgen der Lärmbelastung: Lärm löst eine innere Stressreaktion aus, so als wären wir körperlich bedroht. Vor allem der nächtliche Lärm beeinträchtigt den Schlaf, da er unterschwellig eine Gefahr signalisiert, auf die sich der Körper mit vermehrter Bildung von Stresshormonen einstellt (siehe Seite 46).

Lärm wird jedoch nicht von allen Menschen als gleich störend empfunden. Ein Teil reagiert deutlich sensibler als andere. Diese Gruppe hört nicht unbedingt besser als andere. Bei der Untersuchung stellt der HNO-Arzt mittels Hörtest ein normales Hörvermögen fest. Allerdings haben diese Personen eine andere Lautheitsempfindung, die sich in einer Absenkung der Unbehaglichkeits- und Schmerzschwelle äußert. Sie fühlen sich durch Geräusche viel früher gestört.

Das Phänomen wird medizinisch als Hyperakusis (griech. *hyper* = zu viel) bezeichnet. Falls Geräusche frühzeitig als schmerzhaft empfunden werden, spricht man von einer Hyperakusis dolorosa (lat. *dolorosa* = schmerzhaft).

Rückzug auf die einsame Insel

Ist die Lärmempfindlichkeit ausgeprägt, werden bereits mittlere Lautstärken als unangenehm oder schmerzhaft empfunden und die Betroffenen reagieren mit Rückzug und vermeiden laute, unruhige Umgebungen. Vor allem wenn sich verschiedene Geräuschquellen mischen (Fernsehgerät und Radio, Musik und Stimmen), geraten sie in innere Not. Manche Betroffene ziehen sich fast ganz aus dem öffentlichen Leben zurück und trauen sich aus ihrer sicheren und ruhigen Wohnung nicht mehr heraus. Manche entwickeln sogar ausgeprägte Ängste vor lauten Geräuschen, was man als „Phonophobie" (Phobie = umschriebene Angst) bezeichnet.

Für die Hyperakusis gibt es zahlreiche Ursachen

- Am häufigsten dürfte eine Fehlverarbeitung von Schalleindrücken sein. Die Reize werden nicht ausreichend gefiltert. Kurz: Die Reizschwelle für die Signale ist gesenkt. Diese Art der Fehlverarbeitung dürfte vor allem bei Fibromyalgie, Migräne, Depressionen und Angsterkrankungen vorliegen.

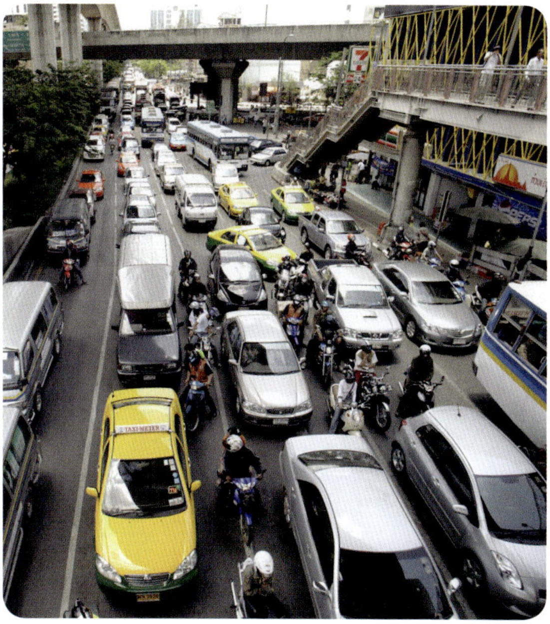

- Paradox wirkt die erhöhte Lärmempfindlichkeit von Schwerhörigen. Bei Hörgesunden werden leise Geräusche automatisch verstärkt, während zu laute gedämpft werden. Das Phänomen wird als „Recruitement", eine Art „Lautheitsausgleich", bezeichnet. Beim Schwerhörigen fällt dieses Recruitement aus. Sie verstehen dann zum einen die leise Sprache nicht („Sprich bitte lauter!") und empfinden zum anderen aufgrund des Ausfalls des Recruitements die laute Sprache als unangenehm („Zu schreien brauchst du auch nicht gleich!").
- Auch weitere Erkrankungen können zur Hyperakusis führen: Tumore, Medikamente, Migräne, neurologische

Erkrankungen, Epilepsie, Tinnitus und beim meist einseitigen Ausfall des Stapedius-Reflexes, eines Schutzmechanismus, bei dem der Steigbügel im

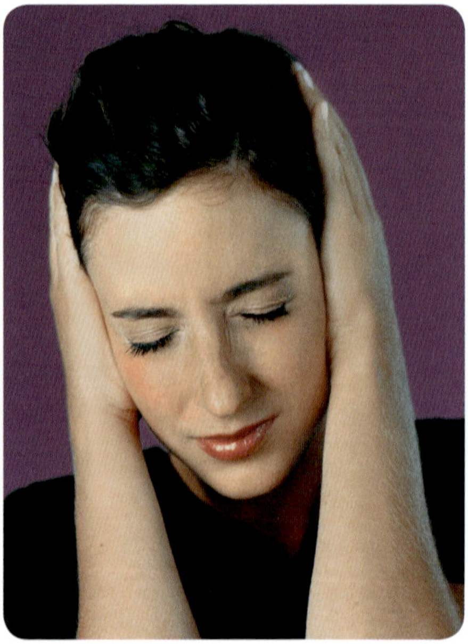

Mittelohr zum Schutz vor lauten Geräuschen weggekippt wird.

Therapie

Die Meidung von lauten Geräuschen mag bei der erhöhten Sensibilität für Geräusche verständlich sein. Sinnvoll ist sie nur sehr bedingt. Zwar finden die Betroffenen in der Ruhe eine gewisse Entlastung, doch die erhöhte Empfindlichkeit lässt so nicht nach. Auch das Tragen von Lärmschutzstöpseln (z.B. Ohropax®) ist nur eine Lösung für den Notfall. Durch die Meidung der lauten Geräusche gewöhnt sich das Gehör an die leisen Umgebungsgeräusche und es kommt zu einem Teufelskreis aus zunehmender Sensibilität und der Meidung von Lärm. Wie auch bei den anderen hier vorgestellten Krankheitsbildern liegt in der Anhebung der Reizschwelle das wirksamere Konzept. Neben den allgemeinen Empfehlungen (siehe Seite 187) gibt es jedoch auch spezifischere therapeutische Verfahren. Grundsätzlich geht es darum, wie Schritt für Schritt eine erhöhte Toleranz für Geräusche erzielt werden kann. Das Training dient dazu, das Meidungsverhalten und die Angst zu überwinden.

Folgende Schritte sind zu empfehlen:

- Gehörschutz (Ohropax® oder Gehörschutzkapseln) sollte nur angewandt werden, wenn extreme Lautstärken zu erwarten sind, z.B. ein lautes Konzert oder Ähnliches. Der Dauergebrauch von Gehörschutz verstärkt eher die Angst vor den Geräuschen und führt so zu einer Verschlechterung der Symptomatik.
- Komplette Ruhe sollte vermieden werden! Dieser Rat hört sich paradox an. Auch in leiser Umgebung führen sanfte, beruhigende Geräusche dazu, die Angst vor dem Lärm zu verlieren und das Gehirn an Töne zu gewöhnen. Solche angenehmen Geräusche können sanfte, harmonische Musik, Wasserplätschern, Vogelgezwitscher oder ein anderer

wohltuender akustischer Hintergrund sein.

- Bestimmte Töne oder Geräusche sollten in langsam steigender Lautstärke angehört werden. Unter kontrollierten Bedingungen können in einer Klinik oder beim HNO-Arzt besonders empfindliche Hörbereiche trainiert werden, oder man hört Musik in zunehmender Intensität über Kopfhörer. Die Art der Musik ist letztlich belanglos, es muss nicht immer Mozart oder Bach sein, auch wenn sich diese beiden Komponisten zweifellos eignen. Wichtig ist allerdings, dass die Schwelle des Unbehagens nicht überschritten bzw. nur gestreift wird. Auf der einen Seite soll sich keine allzu starke Angst einstellen, auf der anderen Seite sollte die Angst nicht zur Meidung führen.

Meist ist die Geräuschüberempfindlichkeit nur ein Teil eines übergreifenden Beschwerdebildes. Meist liegen gleichzeitig andere Formen der erhöhten Sensibilität vor. Je nach den Beschwerden sind daher weitere Behandlungen notwendig, wie sie im Kapitel „Therapie" (ab Seite 182) beschrieben sind.

Tinnitus

Pfeifen, Brummen, Quietschen, Pochen und Rauschen – alles unangenehme Geräusche, denen man gerne aus dem Weg gehen würde. Doch eine Flucht ist nicht möglich, wenn die quälenden Töne gar nicht von außen, sondern von innen kommen. Tinnitus (wörtlich „Geklingel") heißt das Phänomen, wenn das Gehör selbst Geräusche zu produzieren scheint, die einen Menschen Tag und Nacht bedrängen können. 40 Prozent aller Menschen leiden im Verlauf ihres Lebens unter solchen Beschwerden. 10 bis 20 Prozent sind dauerhaft betroffen.

Symptomatik und Definition

Tinnitus ist keine Krankheit, sondern ein Symptom, ähnlich wie Kopfschmerzen oder Zahnschmerzen, und kann zahlreiche Ursachen haben. Nicht in jedem Fall ist Tinnitus krankhaft. In einem schalltoten Raum hören praktisch alle Menschen ein gewisses Pfeifen oder Rauschen.

Man unterscheidet im Allgemeinen zwischen dem objektiven und dem subjektiven Tinnitus. Beim objektiven Tinnitus entstehen tatsächlich Geräusche, z.B. durch strömendes Blut, Knacken beim Schlucken oder Muskelaktivität. Beim subjektiven Tinnitus findet sich einfach gar nichts. Es rauscht und pfeift ohne erkennbaren Grund. Ein Tinnitus kommt in der Regel nicht aus dem blauen Himmel. Typische Auslöser sind anhaltender Stress, Infekte, Entzündungen oder ein lautes Geräusch, etwa die Explosion eines Knallfroschs.

Oft kommen mehrere Ursachen zusammen. Weitgehend normal ist der kurzfristige Tinnitus. Plötzlich piepst es im Ohr. Solche Ereignisse sind nicht selten und verschwinden in der Regel nach wenigen Minuten.

Je nach Dauer unterscheidet man verschiedene Formen:

- bis drei Monate Dauer: akuter Tinnitus,
- drei bis zwölf Monate Dauer: subakuter Tinnitus,
- über ein Jahr: chronischer Tinnitus.

Eine weitere Einteilung betrifft den Schweregrad:

- Grad 1: kompensierter Tinnitus ohne Leidensdruck,
- Grad 2: kompensierter Tinnitus, der bei Stress und psychischen Belastungen als störend empfunden wird,
- Grad 3: dekompensierter Tinnitus mit dauernder Beeinträchtigung im privaten und beruflichen Bereich,
- Grad 4: Tinnitus mit völliger Dekompensation im privaten Bereich bzw. Berufsunfähigkeit.

Die Mehrzahl aller Menschen mit Tinnitus kommt zum Glück nicht über das Stadium 1 oder 2 hinaus.

Entstehung und Ursachen

Eine Vielzahl von Erkrankungen kann zu einem Tinnitus führen. Das Knalltrauma wurde schon erwähnt. Häufig ist auch der Hörsturz, eine plötzlich einsetzende Schwerhörigkeit. Doch es gibt sehr viel mehr Krankheitsbilder, die zum Tinnitus führen können:

- Knalltrauma
- Hörsturz
- Lärmschwerhörigkeit
- Altersschwerhörigkeit
- Tumore
- Vergiftungen
- Otosklerose (Verkalkung der Gehörknöchelchen)
- Stoffwechselerkrankungen
- Erkrankungen der Halswirbelsäule
- Nierenerkrankungen
- Stress und Anspannung

Was beim Tinnitus auf neurophysiologischer Ebene geschieht, ist noch nicht vollständig geklärt. Lange Zeit richtete sich die Hauptaufmerksamkeit auf das Ohr selbst. Man ging von einer örtlichen Schädigung des Ohrs aus. In verzweifelten Fällen wurde daher der Hörnerv durchtrennt, um so den Patienten zur ersehnten Ruhe zu verhelfen. Die schwer Betroffenen wollten lieber taub sein, als das unerträgliche Pfeifen weiter ertragen zu müssen.

Doch die Erfolge blieben aus. Das Geräusch hielt trotz Taubheit an. Damit wurde deutlich, dass das Problem nicht im Innenohr, sondern in der folgenden Reizverarbeitung zu suchen ist. In neuerer Zeit haben sich die Theorien zur Entstehung des Tinnitus gewandelt. Sie ähneln sehr weitgehend der Erklärung von chronischem Schmerz (siehe Seite 75). Ähnlich wie bei Schmerz wird das Hören erst durch eine Mischung aus Erregung und Hemmung möglich.

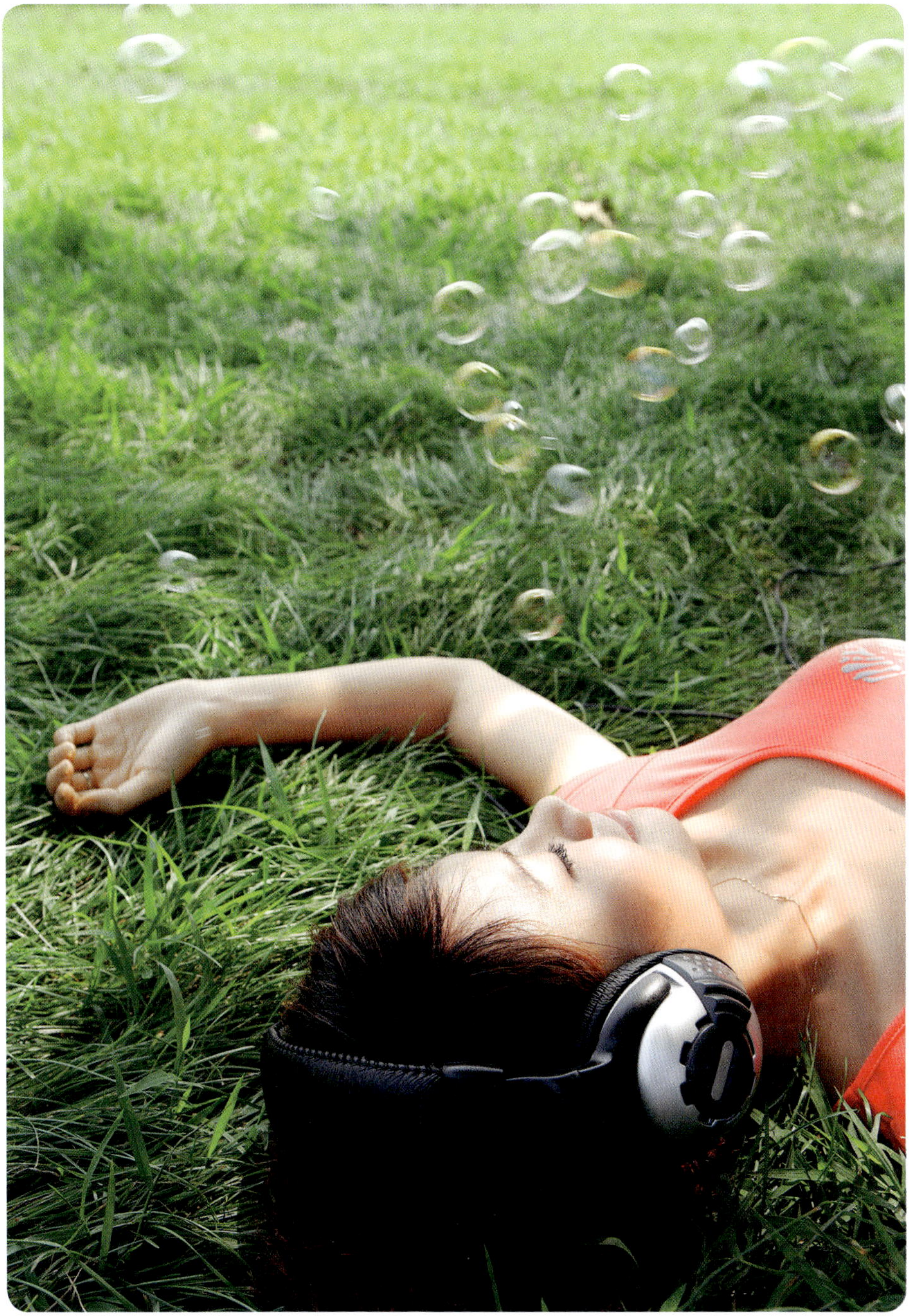

Impulse gehen vom Ohr in Richtung Gehirn. Andere Signale gehen vom Gehirn in Richtung Ohr und sorgen dafür, dass Unwesentliches gehemmt wird. Der Weg vom akustischen Ereignis bis zur Wahrnehmung verläuft über drei Stufen. Als Erstes wird ein Schallereignis im Innenohr in einen elektrischen Strom umgewandelt. Dann gelangt dieses Signal zum Hirnstamm und Thalamus und wird dort analysiert. Es wird mit abgespeicherten Geräuschen verglichen und einer Art von Mustererkennung unterzogen. Gleichzeitig gehen Fasern zum limbischen System und zur Amygdala (Mandelkern), die eine emotionale Einfärbung bewirken. Diese emotionale Bedeutung ist sehr wesentlich für die Wahrnehmung. Unbedeutendes wird ausgeblendet, bedrohliche, gefährliche und unangenehme Signale haben als Warnzeichen immer Vorrang. Erst danach erfolgt in einem dritten Schritt die bewusste Wahrnehmung. Wer also sanft schlummert, dessen Gehör registriert sehr wohl die Geräusche der Straße oder des Winds in den Bäumen. Die Impulse werden aufgenommen und zum Thalamus geleitet. Bei der Analyse kommen die vorgeschalteten Hirnkerne zu dem Ergebnis, dass die Signale lange bekannt sind, und auch das limbische System zeigt kein gesteigertes emotionales Interesse. Als Ergebnis wird kein Weckreiz an das Bewusstsein geschickt. Der Schlaf wird nicht gestört. Nicht nur nachts wird so die große Mehrheit der Geräusche beständig aktiv ausgeblendet.

Anders bei einem leisen Quietschen, z.B. dem Öffnen der Schlafzimmertür. Auch das wird sofort identifiziert und als bedrohlich interpretiert. Mit einem Ruck ist der Schläfer wach und spürt an seinem Herzklopfen, wie viel Adrenalin bereits ausgeschüttet wurde. Ähnlich schrecken junge Mütter auf, wenn ihr Kind nur leise wimmert. Tinnitus wird als Fehlwahrnehmung oder auch „Phantomwahrnehmung“ verstanden, ähnlich dem Phantomschmerz. Bei der Entstehung mischen sich Ursachen in Innenohr, Thalamus und Bewusstsein. Neben lauten Signalen (z.B. nach einer Explosion) ist die emotionale Färbung des Signals von entscheidender Bedeutung. Bedrohliche oder ängstigende Geräusche werden sehr viel intensiver wahrgenommen als wohltuende Musik. Auch die Aufmerksamkeit ist wesentlich. Wer auf den Tinnitus achtet, verstärkt ihn unwillkürlich.

So kann der Tinnitus als ein Teufelskreis verstanden werden. Am Anfang steht häufig eine äußere Ursache, die das vorübergehende Pfeifen oder Brummen auslöst. Durch Angst und Anspannung verstärkt sich dann die Problematik. Je mehr Stress dies für einen Menschen bedeutet, je mehr er darauf achtet, desto ungünstiger ist der Verlauf. Diese Darstellung ist sicherlich vereinfacht. Doch wird in letzter Zeit deutlich, dass Tinnitus ebenfalls zum Kreis der zentralen Sensitivierungsstörungen gehört wie Fibromyalgie und andere funktionelle Störungen.

Therapie

Zuerst die gute Nachricht: Tinnitus und selbst der Hörsturz haben eine grundsätzlich gute Prognose. Auch wenn keinerlei Therapie durchgeführt wird, verschwinden die Symptome in fast 70 Prozent der Fälle vollständig und in fast 90 Prozent zum größeren Teil.

Das Leiden durch den lästigen Lärm trifft also nur etwa jeden Zehnten. Doch diese sind oft äußerst hartnäckig betroffen. Medikamentös wurde hier sehr viel versucht. Das Allermeiste erwies sich als wirkungslos.

Hier die unvollständige Liste von erwiesenermaßen unwirksamen Methoden oder Verfahren ohne Wirksamkeitsnachweis:

- HAES
- Ginkgo
- Dextrane
- Naftidrofuryl
- Flunarizin
- Nimodipin
- Mittel gegen Epilepsie (Antiepileptika)
- Nikotinsäurepräparate
- Sauerstoff
- Überdruck-Kammer
- Soft-Laser

Die meisten dieser Methoden gehen von einer „Durchblutungsstörung“ oder einer anderen Schädigung des Ohrs aus,

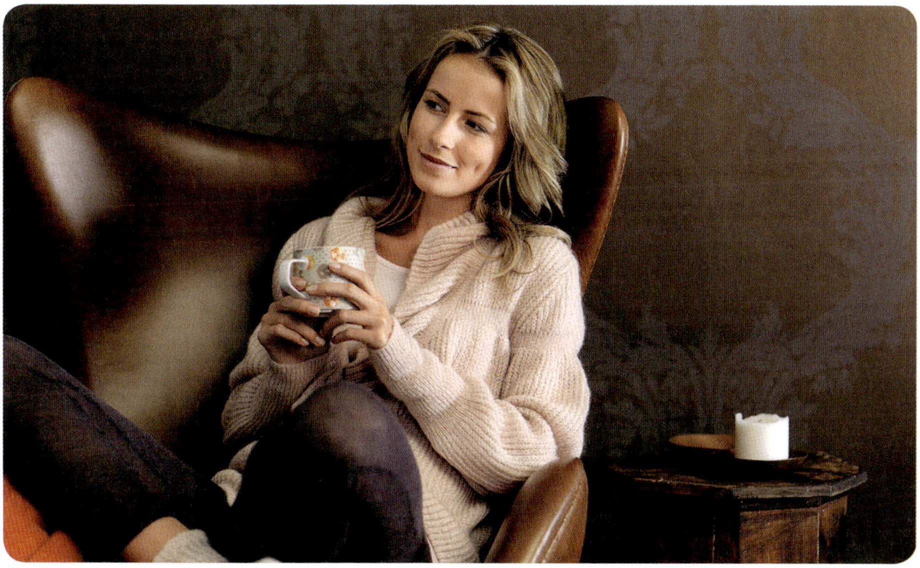

was jedoch in der Regel nicht zutrifft. Lediglich Antidepressiva zeigen eine geringe Wirksamkeit. Allerdings ist die Wirkstärke nicht groß. Eine Dämpfung der Tinnituslautstärke um wenige Dezibel ist beschrieben. Ob Beruhigungsmittel helfen, ist nicht ganz sicher. Die Infusion des örtlichen Betäubungsmittels Lidocain bewirkt eine deutliche Besserung des Tinnitus. Allerdings müssen dazu relativ hohe Dosen gegeben werden, bei denen Nebenwirkungen nur schwer zu verhindern sind. Außerdem hält der positive Effekt nur kurz an. Somit kommt diese Therapie im Alltag nicht infrage.

Kurz: Derzeit gibt es keine nachhaltig wirksame medikamentöse Therapie des Tinnitus.

Was wirkt nun gegen den „Mann im Ohr"? Der zentrale Angriffspunkt ist die Reizverarbeitung im Gehirn. Wenn es gelingt, die Bedeutung des Geräuschs zu verändern, dann erhöht sich die Chance, dass ein Signal vom Thalamus als unbedeutend aussortiert wird und das Bewusstsein nicht erreicht. Solange das Pfeifgeräusch jedoch als bedrohlich interpretiert wird, gelingt dies nur schwerlich. Im Gegenteil – es ist schlechterdings unmöglich, ein Geräusch willentlich nicht wahrzunehmen.

Wie in anderen Fällen stellt sich also das Problem, etwas bewusst erreichen zu wollen, was eigentlich nur unbewusst möglich ist. An erster Stelle einer effektiven Therapie steht die Aufklärung über die Zusammenhänge, die oben dargestellt wurden. Besonders wichtig ist die Tatsache, dass das Gehör selbst in Ordnung ist. Es ist nur überempfindlich geworden. Ist die Diagnose „Tinnitus ohne organische Ursache" einmal sicher gestellt, ist es nicht sinnvoll, umfangreiche weitere Diagnostik durchzuführen, da die Untersuchungen die Patienten nur stärker auf die Symptome fixieren.

Ein erster probater Weg besteht in der Vermeidung der völligen Stille (siehe Hyperakusis, Seite 132). Im schalltoten Raum hören, wie erwähnt, alle Menschen ein gewisses Geräusch. Dagegen haben sich das Plätschern eines Zimmerbrunnens, sanfte Musik oder andere wohltuende Geräusche als einfache Therapie gegen den Tinnitus sehr bewährt.

Das nächste Prinzip liegt im Genuss. Man kann nicht gleichzeitig Angst haben und genießen. Wer also mit Freude seine Lieblingsmusik hört, der wird deutlich weniger unter den Störgeräuschen leiden. Viele Betroffene tragen daher Kopfhörer, sooft es ihnen möglich ist, um anstelle des quälenden Geräuschs angenehme akustische Eindrücke wahrzunehmen.

Die Lenkung der Aufmerksamkeit ist eine weitere Möglichkeit, um nicht beständig an den Tinnitus zu denken und diesen so zu verstärken. Wer einen spannenden Film sieht, der braucht sich nicht um das „Weghören" zu bemühen.

Leider ist der Alltag meist nicht ganz so spannend. Mit entsprechendem Training kann es jedoch gelingen, andere wohltuende Geräusche in den Mittelpunkt der Aufmerksamkeit zu stellen. Wie klingen die eigenen Schritte auf dem Boden, das Rascheln der Kleidung, das Anschlagen der Tasten am Computer, Vögel vor dem Fenster, die Straßengeräusche, das Knistern eines Feuers im Kamin usw.?

Ein wesentliches Therapieelement ist die Rückgewinnung der Kontrolle über ein Phänomen, dem sich Tinnitusbetroffene hilflos ausgeliefert fühlen. Tinnitus lässt sich nicht kontrollieren, andere Geräusche sehr wohl. Aktiv Musik zu betreiben ist daher ein sehr wirkungsvoller Ansatz, den Tinnitus zu beherrschen („Täter statt Opfer"). Einige Musiktherapeuten bieten dazu ganze Programme an. Wer nicht in den Genuss einer solchen Therapie kommen kann, der kann versuchen, mit einfachen Instrumenten (z.B. einem Gong) selbst schöne Klänge zu erzeugen.

Eine weitere Möglichkeit besteht in der Bedeutungsverschiebung. Was quälend war, soll angenehm (oder neutral) klingen. Dieser Weg setzt ein wenig Training voraus, birgt aber große Chancen. Voraussetzung ist das Erlernen eines Entspannungsprogramms, z.B. progressive Muskelrelaxation (siehe Seite 191).

Danach folgt die Überlegung, in welchem Zusammenhang das Geräusch in einer angenehmen Form vorkommen könnte. Beispielsweise kann das Pfeifen als Teil der Geräuschkulisse eines Eisenbahnzugs interpretiert werden. Nun wird in einem weiteren Schritt eine kleine Geschichte erfunden. Man erinnert sich beispielsweise, wie man als Kind einst mit dem Nachtzug in die Ferien ans Meer gefahren ist. Jetzt wird geübt. In einer Entspannungssituation stellt man sich immer wieder die schöne Fahrt mit dem Zug vor, das Schaukeln, Rattern, Pfeifen und die fröhliche Stimmung, die damit einhergeht.

Hat man das ausreichend oft geübt, dann taucht am Ende automatisch die Assoziation von wohliger Entspannung und Fahrt in die Ferien auf, sobald der Tinnitus ins Bewusstsein gerät. Hervorragende Bedingungen, um den Thalamus davon zu überzeugen, das Geräusch als unbedeutend auszublenden. Weniger Lernaufwand erfordern kleine Geräte, die wie Hörgeräte aussehen und auch so getragen werden. Statt den Schall zu verstärken, produzieren sie ein gleichmäßiges Grundgeräusch („weißes Rauschen"), das den Tinnitus verdeckt oder maskiert (daher „Tinnitus-Masker"). Ob diese Geräte den Tinnitus langfristig beseitigen können, ist jedoch nicht erwiesen.

Von grundlegender Bedeutung ist die Reduktion der Angst. Nichts lenkt die Aufmerksamkeit stärker auf ein wahrgenommenes Geräusch als die Befürch-

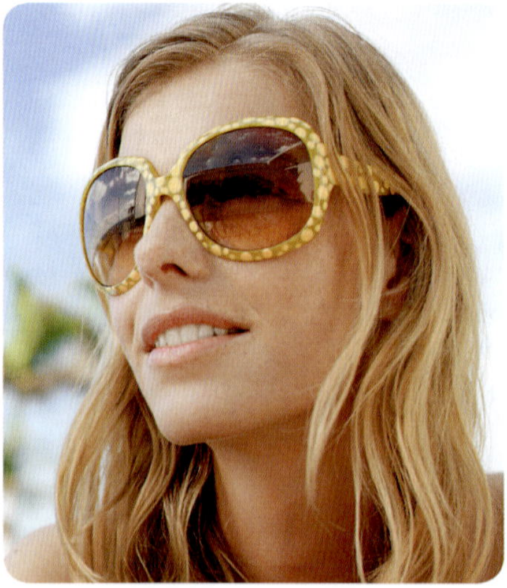

tung, es könnte nie wieder aufhören. Wer unter der Vorstellung leidet, er könne „verrückt" werden, seine Arbeit verlieren oder dem quälenden Gepfeife das ganz Leben nicht mehr entrinnen, der animiert Thalamus & Co., die Aufmerksamkeit noch stärker auf den Tinnitus zu lenken. So wird das Geräusch chronisch. Das Anheben der Reizschwelle und die Minderung der Angst bilden also auch beim Tinnitus erneut das zentrale Merkmal der Therapie. Die verschiedenen Reizschwellen für Kälte, Wärme, Gleichgewicht, Schmerz usw. sind untereinander vernetzt. Gelingt es, sich auf einem Gebiet abzuhärten, hat das positive Konsequenzen auch für andere Bereiche. Daher ist in ausgeprägten und hartnäckigen Fällen eine multimodale Therapie eine sinnvolle Option (siehe ab Seite 240).

Lichtempfindlichkeit

Ein Teil der Fibromyalgiepatienten klagt im Rahmen der allgemeinen Reizempfindlichkeit auch über eine erhöhte Lichtempfindlichkeit, medizinisch „Photophobie". Der Ausdruck ist aber nicht ganz korrekt. Photophobie bedeutet eigentlich eine übermäßige Angst vor Licht. Zwar gibt es das auch, doch sind die Betroffenen primär nur überempfindlich auf Licht. Manche Betroffene können das Haus nicht ohne Sonnenbrille verlassen. Unangenehm ist auch diffuses Licht bei hellem, aber bedecktem Himmel. Verzichten diese Personen auf eine dunkle Brille, löst dies Kopfschmerzen und manchmal sogar Migräne aus.

Die Ursachen der erhöhten Lichtempfindlichkeit sind nicht ganz geklärt. Es wird vermutet, dass vermehrte Nervenimpulse aus dem Nervus opthalmicus („Augapfelnerv"), Teile des Trigeminus, eines wichtigen sensiblen und motorischen Gesichtsnervs im Hirnstamm, einen Teil der Sehbahn in einen Zustand erhöhter Erregbarkeit versetzen. Solche vermehrten Impulse aus dem Trigeminus können durch verschiedenartige spezifische Erkrankungen im Bereich des Gesichts und Gehirns ausgelöst werden. Bei Fibromyalgie liegt jedoch meist wohl eine unspezifisch erhöhte Reizbarkeit vor, die zu der abnormen Empfindlichkeit führt.

Verstärkt wird die Photophobie durch vermehrte Schmerzen, Schlafmangel und Stress.

Andere Erkrankungen, die mit Lichtempfindlichkeit einhergehen:

- Verletzungen und Entzündungen der Hornhaut
- Bindehautentzündungen
- Migräne
- Meningitis (Hirnhautentzündung)
- Masern
- Tumore
- Hirnblutungen
- Glaukom (grüner Star) bei Kindern
- andere Erkrankungen

Als Therapie, das liegt nahe, werden die Betroffenen automatisch eine Sonnenbrille aufsetzen und das Sonnenlicht meiden. Doch wie immer ist die Meidung eine schwierige Lösung: So gewöhnt man sich an die geringere Lichtintensität und die Symptomatik etabliert sich dauerhaft. Sinnvoller ist es dagegen, sich Schritt für Schritt an das Licht zu gewöhnen.

Dabei sollte die rettende Sonnenbrille anfänglich stets zur Hand sein. Es kommt darauf an, die Sonnenexposition bewusst und angstfrei durchzuführen. Eine beruhigende Musik, z.B. über Kopfhörer, angenehme Gesellschaft oder andere Ablenkungen sind gute Möglichkeiten, die Überempfindlichkeit „im Nebenbei" zu verlieren.

Doch darüber hinaus sind die Beschwerden auch von der allgemeinen Reizüberempfindlichkeit abhängig. Extrem ist sie beispielsweise während eines Migräneanfalls. Je geringer die Schmerzen, Abgeschlagenheit und Schlafstörungen ausgeprägt sind, desto erträglicher wird die Lichtempfindlichkeit. Häufig kommt der Schlafqualität eine besonders wichtige Rolle zu.

Geruchsempfindlichkeit

Unsere Nase steht üblicherweise auf der Hitliste der Sinnesorgane nicht an prominentester Stelle. Hinter den dominanten Sinnen Sehen und Hören scheint ihre Bedeutung vernachlässigbar. Doch die Geringschätzung, mit der die Nase im Alltag oft behandelt wird, verkennt ihre wahre Bedeutung.

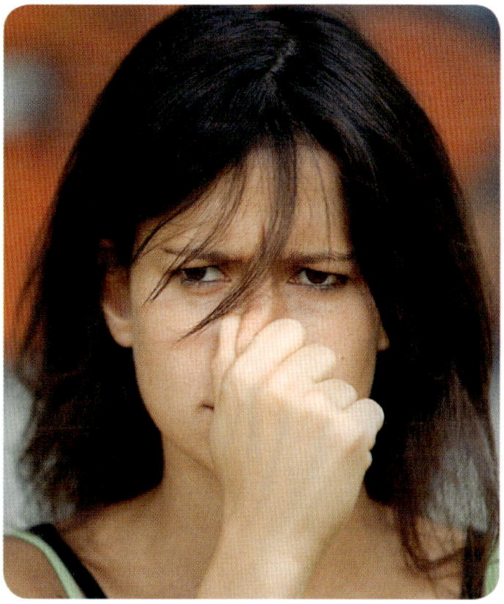

Nicht nur die Nase riecht. Selbst einzelne Zellen können riechen. So vermag die männliche Samenzelle den Lockstoff der Eizelle auf große Distanz (ca. 20 Zentimeter) zu erschnuppern. Nur so ist die Samenzelle in der Lage, zielsicher die ersehnte winzige Partnerin zu finden. Zum Vergleich: Würde man die Samenzelle auf die Maße einer Erbse vergrößern, dann müsste sie eine Strecke von 30 Kilometern (!) bis zum Stelldichein mit ihrem weiblichen Pendant zurücklegen. Ohne eine ausgeprägte Spürnase hätte die männliche Zelle keine Chance! Den Duft der Eizelle finden übrigens auch die „echten" Nasen der Männerwelt attraktiv. Es ist der Duft des Maiglöckchens, der im Großen und Kleinen gleichermaßen erotisierend auf die Männerwelt wirkt.

Funktion

Es geht beim Riechen erneut nicht in erster Linie um den Genuss eines guten Weins oder leckeren Essens. Die Nase hatte in der Entwicklungsgeschichte vor allem die Aufgabe, uns vor Bedrohlichem zu warnen. Es geht um Brandgeruch, Fäulnis, Ungenießbares, Giftstoffe und den Geruch des Tigers. Die Nase befindet sich auch nicht zufällig direkt oberhalb der Mundhöhle, mit der sie in unmittelbarer Verbindung steht. Sie überwacht jeden Bissen, jeden Schluck, den wir zu uns nehmen, und schützt uns so vor unliebsamen verdorbenen Nahrungsmitteln. Und dabei leistet sie Erstaunliches: Aus 1 Million Molekülen kann sie ein einziges Schwefelwasserstoffteilchen zielsicher herausschnüffeln. Schlägt sie Alarm, dann hat sie den unmittelbaren Zugang zu den wichtigsten Schaltzentralen. Aufgrund ihrer Warnung wird die Atmung schlagartig blockiert, um das Eindringen von schädlichen Gasen zu verhindern. Bei ungenießbarer oder giftiger Nahrung reagiert der Mensch unmittelbar. Wir können keinen Bissen mehr hinunterwürgen, reagieren mit Ekel, einer nicht überwindbaren Übelkeit und spontanem Erbrechen.

Welche Bedeutung diese Warnfunktion der Nase in der Entwicklungsgeschichte hatte, können wir noch heute an der Wucht des Eindrucks ermessen, den Gerüche auslösen. Wenn wir einen Menschen „nicht riechen können", ist es mit der Sympathie vorbei, gleichgültig, wie sehr wir ihn sonst schätzen. Gestank, der uns ekelt, löst einen unüberwindbaren Schutz-, Flucht- oder Würgereflex aus. Wir können uns in eine Musik „einhören" und sie sogar schätzen, obwohl wir anfänglich nicht begeistert waren. Bei Gerüchen ist das schwieriger. Sie sprechen uns emotional dauerhaft an oder stoßen uns zeitlebens ab. Ähnlich wie die Ohren können wir die Nase nicht schließen. Sie ist 24 Stunden am Tag aktiv und kann uns daher auch nachts wecken, wenn es einmal brenzlig wird. Natürlich ist die Nase nicht auf ihre Warnfunktion begrenzt. Auch auf die Partnerwahl und die Sexualität hat die Nase einen unmittelbaren, oft unbewussten Einfluss. Wenn wir einen Menschen gut riechen können, fühlen wir uns ihm besonders verbunden.

Die vom Körper produzierten Geruchsstoffe, Pheromone genannt, spielen dabei eine wichtige Rolle. Dazu gehört Moschus, der extrem fein wahrgenommen wird. Zur Zeit des Eisprungs ist dessen Produktion in der Achsel von Frauen besonders hoch, was Männer als wohlriechend und attraktiv empfinden. Frauen finden Männer besonders attraktiv, die ein Spektrum von Körperdüften aufweisen, das sich von ihrem eigenen möglichst stark unterscheidet. Die Differenz des Geruchs verweist auf Unterschiede in den Genen, insbesondere in denen für die Immunität, und diese sind Garanten für gesündere Nachkommen.

Anatomie

Die Sonderstelle der Nase spiegelt sich auch in deren Anatomie wider. Die etwa 10 Millionen Sinneszellen unseres Geruchsorgans ragen in die obere Nasenmuschel. Sie führen durch die Siebbeinplatten direkt zum Riechkolben, dem entwicklungsgeschichtlich ältesten Teil des Gehirns. Der Geruchssinn hat eine äußerst enge Verschaltung zur Amygdala (Mandelkern, siehe Seite 67), dem limbischen System und dem Hypothalamus, Regionen, die direkt in die Steuerung der Gefühle eingreifen. Die unmittelbare Auswirkung von Gestank und Duft auf unsere Emotionen lässt sich aufgrund dieser Anatomie leicht nachvollziehen.

Der Mensch verfügt über Rezeptoren, die in der Lage sind, 350 Einzelsubstanzen zu unterscheiden. Man könnte sie mit den Buchstaben eines Alphabets vergleichen. Aus diesen Duft-Buchstaben lassen sich unendlich viele Geruchswörter bilden. Treffen wir auf solche zusammengesetzten Wörter, sind wir in der Lage, rund 10 000 davon zu erkennen.

Geruchssinn und Emotionen

Wir assoziieren Gerüche stärker mit Erinnerungen, Gefühlen, Personen oder Situationen als mit Begriffen oder Worten. Auch diese Tatsache hängt mit der anatomischen Lage und der engen Beziehung zu den emotionalen Zentren zusammen. Bis alle die Gerüche dann auch korrekt benannt werden können, vergehen sehr viel Zeit und Training. Wer als Weinverkoster oder Parfümeur sein Geld verdient, der wird erst im Laufe von Jahren zur Meisterschaft finden. Wie bei anderen Sinnen auch, ist die

Sensibilität gegenüber Geruchseindrücken nicht bei allen Menschen gleich. Ob man eine feine Nase hat, hängt neben angeborenen Faktoren auch von der Erfahrung ab.

Neuere Untersuchungen zeigen, dass bereits Babys im Mutterleib auf Gerüche reagieren, die ihre Mutter schnuppert. Verbindet die Mutter diese mit positiven Empfindungen, so wird das Kind die frühen Düfte in späteren Lebensjahren bevorzugen. Ähnliches gilt natürlich auch für die Kleinkind- und die Jugendzeit. So erklären sich vielleicht die Nahrungsvorlieben in einzelnen Kulturen. Die Kinder schätzen bereits die lokale Küche, bevor sie den allerersten Bissen zu sich genommen haben.

Menschen mit einer besonderen Fähigkeit auf diesem Feld müssen aber nicht geruchsempfindlich sein. Unter Hyperosmie (griech. *hyper* = zu viel) jedoch versteht man eine erhöhte Beeinträchtigung durch Gerüche. Es sind Patienten, die unter den starken Eindrücken von Parfum, Essens-, Körper- oder Abfallgerüchen vermehrt leiden.

Es bereitet ihnen fast körperliche Pein, wenn sie mit diesen Gerüchen belästigt werden. Die Eindrücke lösen dann Übelkeit, Kopfschmerzen, Atemnot, Schwindel, Benommenheit, Angst und andere funktionelle Symptome aus. Besonders quälend für die Betroffen ist es, wenn sie sich dem Gestank nicht entziehen können.

Ein Fallbeispiel: Die 60-jährige Beate wartet bei ihrem ersten Besuch nicht im Wartezimmer. Sie steht im kühlen Treppenhaus und harrt dort aus, bis sie ins Sprechzimmer gebeten wird.

Sie ist eine zierliche Frau, nicht modern, aber sehr gepflegt gekleidet. Früher war sie Buchhalterin. Nun lebt sie seit dem Tod ihres Mannes alleine in einer 3-Zimmer-Wohnung.

Beate berichtet von vielen Beschwerden: Kopfschmerzen, Abgeschlagenheit, Schlafstörungen, Magen-Darm-Beschwerden, Beklemmungsgefühlen, Schreckhaftigkeit. Ganz im Vordergrund stehe jedoch ihre unerträgliche Geruchsempfindlichkeit. Auch jetzt habe sie es im Wartezimmer nicht aushalten können. Eine Patientin rieche intensiv nach Parfum. Sie selbst reagiere da mit Atemnot, Kopfschmerzen und Beklemmungsgefühlen und müsse einfach Reißaus nehmen.

Sie habe in der Vergangenheit zahllose Untersuchungen durchführen lassen. Nie habe man etwas gefunden. Sie sei nicht gegen Duftstoffe allergisch, obwohl sie eindeutig darauf reagiere. Allerdings könnten ihr auch Essensgerüche den Magen umdrehen.

Daher habe sie sich sehr zurückgezogen und gehe nur noch aus dem Haus, um das Lebensnotwendige zu besorgen. Besuche bei Freunden und Bekannten vermeide sie, da sie nie sicher sei, ob nicht jemand dort ein schreckliches Deo oder ein Raumspray verwende.

Vor Kurzem seien nun zwei Stockwerke unter ihr neue Mieter eingezogen. Das junge Paar würde nachts, wie sie, bei offenem Fenster schlafen. Im Verlauf der Nacht kämen Schwaden von Kölnischwasser nach oben. An normalen Schlaf sei für sie deswegen überhaupt nicht mehr zu denken. Sie habe zwar mit dem Paar geredet, doch die würden sie überhaupt nicht verstehen. Sie könnten sich überhaupt nicht vorstellen, wie man das „bisschen" Duft überhaupt wahrnehmen könne. Zwar könne sie versuchen, bei geschlossenem Fenster zu schlafen, doch zum einen falle ihr das schwer und zum anderen müsse sie ja irgendwann am Tag das Fenster öffnen.

Beate war seit dieser Zeit innerlich in Aufruhr, da nun selbst ihre Wohnung keine Sicherheit mehr vor den Belästigungen bot. Aus diesem Grund hatte sie sich entschlossen, Hilfe in Anspruch zu nehmen.

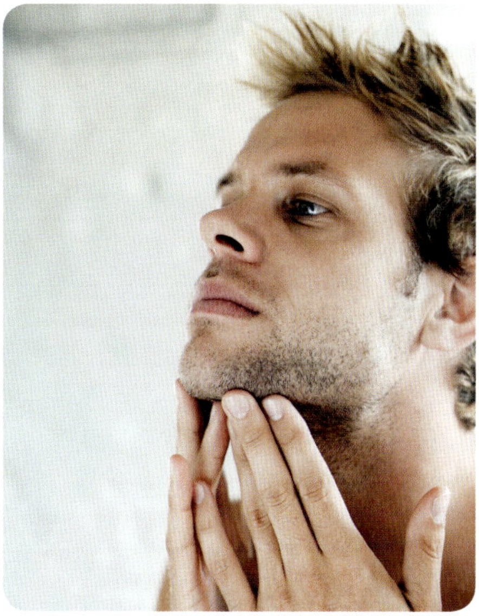

Menschen mit Geruchsüberempfindlichkeit verfügen in aller Regel nicht über eine abgesenkte Riechschwelle. Sie riechen nicht besser, nehmen Gerüche nicht in niedrigerer Konzentration als andere war. Der Unterschied liegt in der Reizverarbeitung. Gerüche, die anderen Menschen relativ gleichgültig sind, werden von ihnen als belästigend, unangenehm oder bedrohlich empfunden. Die Dinge liegen also nicht anders als bei anderen Formen von gesteigerter Sensibilität, z.B. der Hyperakusis (siehe Seite 132).

Diesen Eindruck zu korrigieren, ist ausgesprochen schwer, da – wie erwähnt – die Nase einen unmittelbaren Zugang zum Gefühl hat. Gerüche gehen direkt ins Zentrum unserer Gefühle, in das limbische System. Wie so oft bei Sensitivierungen kommt es auch hier leicht zu einem Teufelskreis. Man fühlt sich durch einen Geruch belästigt, achtet mehr darauf, nimmt ihn dadurch bewusster und stärker wahr, fühlt sich stärker beeinträchtigt usw.

Zusätzliche Belastung durch künstliche Duftstoffe

Die Geruchsüberempfindlichkeit bezieht sich auf starke oder emotional besetzte Gerüche. Duftstoffe strömen die intensivsten Gerüche aus. Es handelt sich um eine chemisch höchst unterschiedlich zusammengesetzte Gruppe von Einzelsubstanzen, die in der Lage sind, die Sinneszellen der Riechschleimhaut besonders intensiv zu erregen.

Solche Duftstoffe sind etwa der bereits erwähnte Moschus, Vanille oder alle Blumendüfte wie Lavendel, Rosen oder Geranien. Solche Wohlgerüche waren in der gesamten Menschheitsgeschichte vor allem eines – selten und teuer! Das hat sich in wenigen Jahrzehnten dramatisch geändert, seit es mit der Produktion von Vanillin erstmals gelang, die begehrten Stoffe chemisch nachzubauen. Heute werden einige Tausend künstliche Aromen und Duftstoffe produziert. Die Mengen sind riesig. Düfte sind nun kein Privileg der Reichen und Mächtigen mehr, sondern werden im Massenmarkt und fast überall eingesetzt. Von der Raumluftbeduftung über Seifen oder Kosmetika bis hin zu Nahrungsmitteln. Der gute Geruch in der Bäckerei ist häufig nicht dem Backvorgang zu verdanken, sondern entstammt einer simplen Spraydose.

Vom künstlichen Zitrusduft Citral werden Zehntausende von Tonnen pro Jahr allein von einem einzigen Hersteller produziert. Um solch eine Menge natürlich zu produzieren, müsste man eine Fläche von der Größe Mallorcas ausschließlich mit Zitronengras bepflanzen. Ähnliches gilt für Geschmacksstoffe. Selbst wenn sämtliche weltweit geernteten Erdbeeren ausschließlich in die Joghurtbecher wanderten, würde das für die produzierte Gesamtmenge an Joghurt mit Erdbeergeschmack nicht ausreichen.

Kurz: Neben zunehmender Lärmbelastung sind wir Menschen auch einer zunehmenden „Geruchs- und Geschmacksverschmutzung“ ausgesetzt. Auch Düfte können eine Art „Lärm“ veranstalten, der sich zu anderen Sinneseindrücken addiert. Zonen ohne künstliche Aromen und Gerüche werden so selten wie Oasen der Ruhe und Stille.

Die Nase wird mit Düften ähnlich übererregt wie die Ohren mit ungewollten Klängen. Gerüchen aus dem Weg zu gehen, ist schwer, da wir die Nase nicht einfach schließen können. Für viele betroffene Menschen ist daher die Tatsache, Gerüchen hilflos ausgeliefert zu sein, der schwierigste Aspekt der Hyperosmie. Aufgrund der unzureichenden gesetzlichen Regelungen bei der Deklarationspflicht ist es für diese Personen auch kaum möglich, beim Kauf eines Produkts zu erkennen, welche Duftbombe sie zu Hause aus der Packung ziehen werden.

Reizüberflutung

Die meisten Menschen stört die Vielzahl dieser künstlichen Sinneseindrücke nicht. Im Gegenteil, sie können sich an Musik oder Duft erfreuen und setzen Düfte bewusst zur „Aromatherapie“ ein. Aber nicht alle: Für manche wird die unvermeidliche Dauerberieselung mit Sinnesreizen zur Überstimulation und sie reagieren mit Stresssymptomen. Wie es zu diesen Unterschieden kommt, ist nicht ausreichend geklärt. Aber höchstwahrscheinlich sind wieder die bekannten Faktoren beteiligt.

Genetik: Es gibt wohl eine angeborene erhöhte Sensibilität für Gerüche.

Lebenserfahrung: In welchen Situationen sind bestimmte Gerüche erlebt worden? Welche Situationen und Assoziationen verbinden sich mit den Düften? Was hat jemand als Kind häufig geschnuppert? Knete im Kindergarten, den ersten Schulranzen, Bohnerwachs in der Schule, Pfefferminztee im Krankenhaus, den Geburtstagskuchen – all diese Gerüche können Erinnerungen aus der Kindheit schlagartig wieder ins Bewusstsein rufen.

Persönlichkeit: Ängstliche, vorsichtige Menschen sind eher betroffen als jemand mit Nerven „aus Drahtseilen“.

Psychische und physische Erkrankungen: Depressionen und Ängste fördern die Sensibilität ähnlich wie Schmerzerkrankungen, funktionelle Störungen oder Schlafstörungen.

Soziales Umfeld: Chronischer Stress am Arbeitsplatz, Arbeitslosigkeit, finanzielle Sorgen usw.

Weitere Belästigungen durch Duftstoffe

Duftstoffe lösen auch häufig Allergien aus. Nach Nickel stehen sie an der zweiten Stelle der Rangliste. Etwa 1 bis 2 Prozent der Bevölkerung sollen darunter leiden. Die Häufigkeit hat zweifellos mit der großen Produktionsmenge der künstlichen Aromen zu tun.

Hyperosmie und Duftstoffallergie sind nicht identisch. Die meisten Menschen mit einer Allergie gegen Duftstoffe leiden keineswegs unter einer Hyperosmie. Sie versuchen höchstens, den Duftallergenen aus dem Weg zu gehen, weil sie Hautausschläge, Juckreiz und tränende Augen vermeiden möchten.

Bei der MCS (multiple chemische Sensibilität) dürfte die erhöhte Empfindlichkeit gegenüber Geruchs- und Aromastoffen dagegen die wesentliche Ursache der Symptomatik sein. Meist kommen zu diesem Leiden zahlreiche andere Formen der erhöhten Sensibilität hinzu. Die Übergänge zum FMS sind fließend.

Als Ausweg versuchen die meisten Betroffenen, Gerüchen aus dem Weg zu gehen, wie Beate dies versucht hat. Ein schwieriger Weg, der nicht selten in die Isolation führt. Mit viel Verständnis ihrer Umgebung dürfen Menschen mit Hyperosmie nicht rechnen, da die Symptomatik für Normalriechende schlecht nachzuvollziehen ist. Doch die Meidung der Gerüche ist nicht nur schwierig zu praktizieren, sie macht die Überempfindlichkeit auf Dauer eher schlecht (Prinzessin-auf-der-Erbse-Problem). So steigern sich dann Meidung, erhöhte Sensibilität und Angst zu dem bekannten Teufelskreis, der auch bei anderen Formen der Sensibilisierung zur Chronifizierung führt.

Therapie

Therapeutisch hilft dagegen die langsame Gewöhnung an die Geruchswelt, in der wir nun einmal leben. Man kann die „Geruchsverschmutzung" bedauern, ändern kann man sie zumindest kurzfristig nicht. Die Gewöhnung geht, wie immer bei einer Habituation (siehe Seite 188f.), durch Steigerung der Dosis in kleinen Schritten vonstatten. Wichtig ist es, sich den bedrohlichen Sinneseindrücken in entspannter und angstfreier Umgebung auszusetzen. Das „Geruchstraining" setzt Sicherheit und Geborgenheit voraus.

Hilfreich sind zum Beispiel eine angenehme Umgebung, beruhigende Musik, die Anwesenheit eines vertrauten Menschen und die Gewissheit, den Geruch kontrollieren zu können. Gerade die Kontrolle ist nicht ganz einfach. So empfiehlt es sich, das Geruchstraining am Anfang nicht gerade in den eigenen vier Wänden durchzuführen, da die üblen Schwaden sonst stundenlang die Wohnung belasten würden. Trainieren lässt sich sehr gut in realen Lebenssituationen. Man kann etwa eine Hitliste der üblen Ausdünstungen aufstellen. Die Aufgabe ist dann, an wenig bedrohlichen Orten mit dem Training zu beginnen, um sich an die dortigen Düfte zu gewöhnen. Man sollte versuchen, sich entspannt und gelöst in dem fremden Aroma zu bewegen. Falls Angst aufkeimt, kann man versuchen anzuhalten, sich innerlich zu entspannen, bis die Angst wieder nachlässt. Zur Not kann man den Ort vorübergehend verlassen, um möglichst bald danach einen zweiten Versuch zu starten. Die Begleitung einer vertrauten Person kann anfänglich nötig sein, doch das Ziel ist es, den eigenen Fähigkeiten vertrauen zu lernen.

Meist tritt Hyperosmie in Kombination mit anderen Beschwerden, z.B. Fibromyalgie, auf. Die Beschwerden verstärken sich dann gegenseitig. Nehmen Schmerzen oder Schlafstörungen ab, wird auch die Überempfindlichkeit der Nase erträglicher. So ist dann eine multimodale Therapie (siehe ab Seite 240) oft der Königsweg, um die Beschwerden im Ganzen zu mindern.

Schwindel

Zu wissen, wo oben und unten ist und wo wir uns im Raum befinden, ist für Gesunde so selbstverständlich wie Fischen das Wasser. Niemand macht sich Gedanken über das Gleichgewicht, solange alles im Lot ist. Doch wer un-

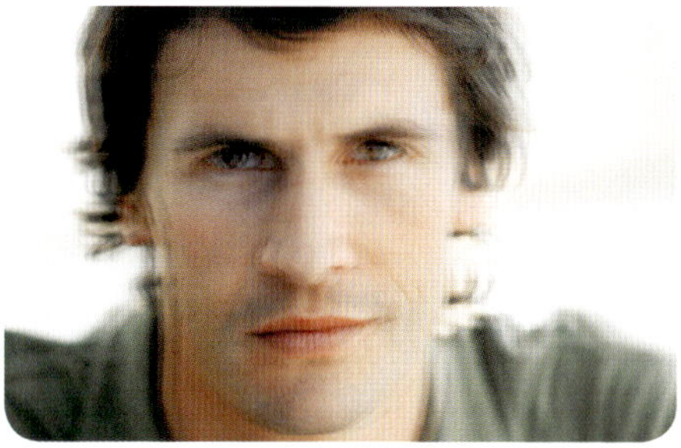

ter Schwindel leidet, für den geht eine Grundorientierung verloren (mehr zum Thema: Dr. Weiss: Schwindel ohne Befund, Südwest Verlag und unter www.weiss.de/schwindel). Plötzlich wird deutlich, dass die stabile Orientierung in drei Dimensionen eine Voraussetzung für jedes Handeln ist. Der Ausfall des Gleichgewichts schränkt massiv ein und ist oft mit großer Angst verbunden. Das Gleichgewichtsorgan ist ein rätselhaftes und häufig missverstandenes Sinnesorgan des Menschen. Entwicklungsgeschichtlich gehört es zu den ältesten Sinnen und ist bereits vor dem Gehörsinn entstanden. Die Missverständnisse beginnen schon mit der Bezeichnung. Was im Innenohr neben dem Gehörsinn sitzt, ist eigentlich kein Gleichgewichts-, sondern ein Beschleunigungsorgan. Es misst verschiedene Arten von Geschwindigkeitsänderungen. Doch um in allen Raumrichtungen sicher orientiert zu sein, benötigt der Mensch weit mehr Informationen. Das Gefühl von unten und oben entsteht erst aus der Integration zahlreicher Eindrücke im Gehirn. Folgende Quellen tragen zum Gleichgewicht bei:

- das Vestibularorgan im Innenohr,
- die Augen,
- die Körperwahrnehmung (med.: Propriozeption), d.h. Informationen aus Muskeln und Gelenken, und
- (mit geringerer Bedeutung:) die Haut und das Gehör.

Ist ein Mensch in der Lage, die Fülle der Daten schlüssig und plausibel zu einem Gesamteindruck zusammenzufügen, entsteht paradoxerweise gar nichts! Ein ausgesprochenes Gefühl von Gleichgewicht, vergleichbar mit Geräuschen, Licht oder Berührung, kennen wir nicht. Es ist nur alles in Ordnung. Gibt es jedoch Widersprüche zwischen den einzelnen Informationsquellen oder der Lebenserfahrung (Himmel = oben, Erde = unten), entstehen Unsicherheit, Benommenheit und Schwindel. Sehr eindrucksvoll lassen sich solche Diskrepanzen auf einem Schiff in bewegter See erleben. Wer sich dann in das Innere eines Schiffs begibt, um sich den Anblick der Wogen zu ersparen, dem gaukeln die Augen scheinbare Ruhe vor. Gleichzeitig vermitteln Innenohr und Körper erhebliche Bewegung. Desorientierung, Schwindel und Übelkeit sind die Folge, was in diesem Fall „Seekrankheit" genannt wird.

Auch beim Verlassen eines Schiffs kann es zur Irritation kommen. Nach einer Weile auf See hat sich der Körper auf das Schwanken eingestellt. Die Schiffsbewegung wird ignoriert. An Land muss wieder umgelernt werden. Der Boden scheint vorübergehend wie ein Schiff zu schwanken. „Mal de Débarquement" (frz. *débarquer* = an Land gehen), die „Krankheit des Aussteigens" wird das Phänomen genannt. Ein Beschwerdebild, das auch alte Seebären trifft, die sich ja nur auf See wirklich sicher auf den Beinen fühlen.

Eine Fallgeschichte: Die 62-jährige Beate kommt in Begleitung ihres Ehemannes. Sie tritt langsam und steif ins Sprechzimmer. Während der Schilderung ihrer Beschwerden fällt mir auf, dass sie ihren Kopf nicht bewegt. Schaut sie umher, bewegt sie zwar die Augen, der Hals bleibt jedoch starr.

Dazu erzählt sie ihre Geschichte. Auf Wunsch ihres Ehemannes hätten sie eine zehntägige Schiffsreise unternommen. Ihr Mann habe sich sehr darauf gefreut, während sie etwas Bedenken gehabt habe. Am Ende der Reise seien sie dann in ein heftiges Unwetter geraten und das große Schiff habe ziemlich geschwankt. Erstaunlicherweise habe sie das Geschwanke recht gut weggesteckt. Als sie jedoch wieder festen Boden unter den Füßen gehabt habe, habe sie den Eindruck gehabt, der Boden bewege sich. Für sie sei das ganz schrecklich gewesen. Endlich in Sicherheit und trotzdem das Schwanken. Sie erinnerte sich, schon einmal nach einer Seereise ähnliche Empfindungen gehabt zu haben. Damals habe das Schaukeln einen Monat lang angehalten. Diesmal sei es jedoch viel schlimmer gewesen. Die Seereise sei nun über ein Jahr her und das Gefühl des Schaukelns sei immer noch unvermindert vorhanden. Sie habe eine Vielzahl von HNO-Ärzten und Neurologen aufgesucht, klinisch sei alles „bestens".

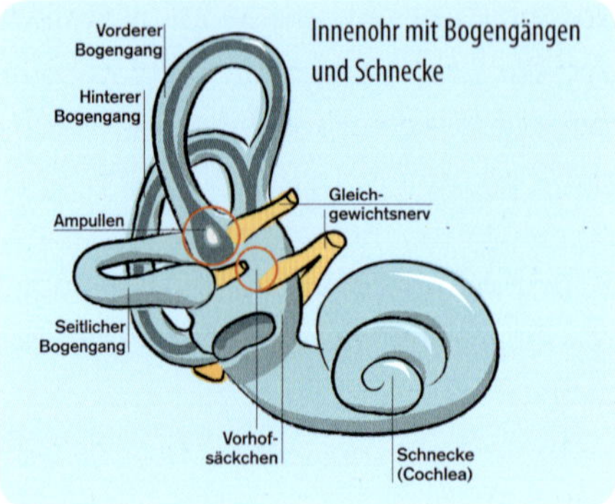

Innenohr mit Bogengängen und Schnecke

Zur Anatomie und Physiologie

Das **Vestibularorgan** (lat. *vestibulum* = Vorhof) befindet sich neben dem eigentlichen Hörorgan, der Schnecke. Es besteht aus drei Bogengängen und zwei

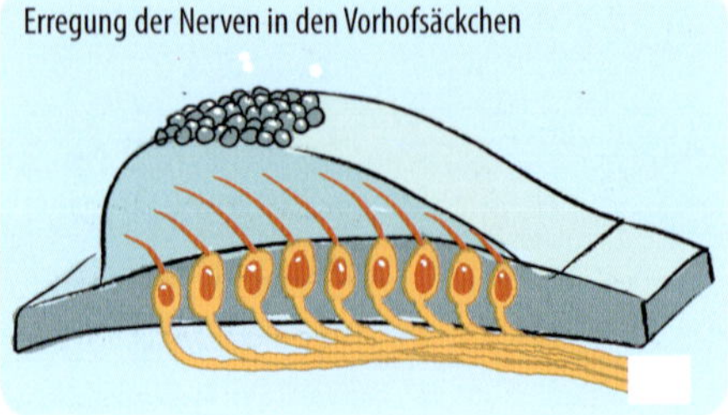
Erregung der Nerven in den Vorhofsäckchen

weiteren kleinen Sensoren, sog. Maculaorganen (lat. *macula* = Fleck). Jedes der beiden Vestibularorgane besteht also aus fünf Einzelsinnen, insgesamt sind links und rechts zehn verschiedene Sensoren gleichzeitig aktiv.

In den **Bogengängen** befindet sich frei bewegliche Flüssigkeit, während die weiche Haut der Gänge mit dem Schädelknochen fest verbunden ist. Wird der Kopf bewegt, dann hängt die Flüssigkeit ein wenig hinterher, es entsteht ein kleiner Strom, in dem sich die Haarzellen bewegen. Sobald die Flüssigkeit in Schwung kommt, werden sie in die eine oder andere Richtung ausgelenkt.

Damit das Messsystem sensibel reagiert, stecken die Sinneshärchen in einer Gallertmasse, die zusätzlich mit kleinen Steinchen beschwert ist. Man kann sich das System vorstellen wie reife Kornähren, die sich im Wind bewegen.

Jeder der drei Bogengänge reagiert auf eine Bewegung in einer der drei Raumachsen. Die Maculaorgane sind für die Bewegung nach oben/unten bzw. zur Seite zuständig.

Versuch zur Bedeutung der Halssensoren

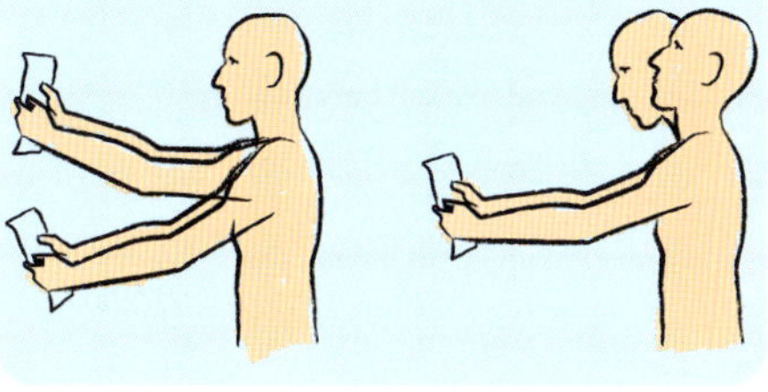

Wie misst das Vestibularorgan nun die Beschleunigung? Es wird aktiv, wenn wir uns bewegen. Steht der Kopf ruhig oder befindet er sich in gleichmäßiger Bewegung, bleibt das Vestibularorgan stumm. Das Vestibularorgan ist dabei höchst empfindlich. Der Mensch ist in der Lage, eine extrem langsame Richtungsänderung des Kopfs von 0,005° in einer Sekunde zu registrieren. Für einen Viertelkreis (90°) würde man bei diesem Schneckentempo 5 Stunden benötigen!

Die zweite wesentliche Informationsquelle sind Sensoren in den Muskeln und Gelenken des Körpers. Die Position des Kopfs im Verhältnis zum Körper ist für das Gleichgewicht ein ganz besonders wichtiger Faktor. Die Sensoren sorgen dafür, dass dem Gehirn unmittelbar die Lage des Kopfs im Verhältnis zum restlichen Körper gemeldet wird.

Ein einfacher Versuch hilft, die Bedeutung der Sensoren im Hals zu erkennen. Bewegen Sie dieses Buch langsam auf und ab und folgen Sie der Bewegung mit dem ganzen Kopf. Sie werden feststellen, dass dies zwar nicht die perfekte Art der Lektüre, aber machbar ist. Nun der zweite Versuch. Erneut bewegen Sie das Buch mit gleicher Geschwindigkeit auf und ab. Nun aber halten Sie den Kopf strikt waagerecht und bewegen nur die Augen. So fällt es deutlich schwerer, den Zeilen zu folgen.

Im ersten Fall haben Ihnen die Sensoren im Hals eine zusätzliche Information über die Lage Ihres Kopfs gegeben, über die Sie im zweiten Fall nicht verfügten. Möglicherweise sind auch die Daten aus anderen Muskel- und Gelenkgruppen wesentlich, z.B. im Gesäß und in den Beinen.

Auch die **Informationsübermittlung aus der Haut**, insbesondere aus den Rezeptoren der Füße, ist von Bedeutung. Wer z.B. wegen einer Zuckerkrankheit unter einer Gefühlsstörung der Füße leidet, der fühlt sich nicht mehr sicher auf den Beinen, da er nicht genau weiß, wie stark ein Fuß gerade belastet wird. Ist es der Außen- oder Innenrand, liegt mehr Gewicht auf den Zehen oder der Ferse? Dies zu wissen ist für die Orientierung unerlässlich. Sogar der Lufthauch an den Wangen oder im Haar hilft uns festzustellen, wie schnell wir uns bewegen.

Eine weitere Informationsquelle stellen die **Augen** dar. Sie liefern uns einen kontinuierlichen Strom von Daten über die Außenwelt. Wer sich von der Bedeutung der klaren Sicht auf die Dinge ein Bild machen möchte, der soll sich mit geschlossenen Augen über einen unebenen Weg oder gar quer durch die Natur führen lassen. Bei den meisten Menschen treten unmittelbar Unsicherheit und Gleichgewichtsprobleme auf. Ähnliches erleben Brillenträger, wenn sie sich eine neue Brille mit anderer Sehstärke zulegen. Geringfügige Abweichungen verändern die Abbildung der Welt und können zu Schwindel führen. Allerdings passt sich das Gehirn meist nach kurzer Zeit der neuen Sehhilfe an.

Durch die doppelten Sinneseindrücke der Augen erhält der Mensch gleichzeitig ein Stereobild, einen dreidimensionalen Eindruck des Raums, was die Orientierung ungemein erleichtert.

Als Letztes trägt auch das **Gehör** zur Raumorientierung bei. Es orientiert uns über die räumliche Lage von Schallquellen und gibt aufgrund des Echos eine Vorstellung, wie groß ein Raum ist.

Wie erwähnt, entsteht das Gleichgewichtsgefühl durch die erfolgreiche Integration aller Sinne. Je älter ein Mensch wird, desto schwieriger gelingt dies. Im höheren Lebensalter zählt Schwindel daher zu den häufigsten Beschwerden überhaupt. Als Ausgleich werden die Augen für die Orientierung immer wichtiger. Mit geschlossenen Augen oder bei schlechter Sicht kommt die Mehrzahl der Betagten ins Schwanken.

Das Reafferenzprinzip

Das Gleichgewicht beruht, wie gesagt, auf der konfliktfreien Verschmelzung von zahlreichen Informationen. Verschiedene Faktoren wie Angst, Meidung von Bewegung und auch die übermäßige Aufmerksamkeit verschlechtern es. Doch es gibt noch weitere wesentliche Einflussgrößen.

Bei jeder Bewegung, auch bei minimalen Schwankungen des Körpers, verändert sich das Bild auf der Netzhaut

Wer einen über den Durst getrunken hat, der leidet unter einem charakteristischen Schwindel. Dieser lässt sich unter anderem so erklären: Das Bewusstsein sendet einen Doppelbefehl. Einer geht an die Motorik, der andere informiert die Vorhersagekontrolle über das zu erwartende Ergebnis.

Doch während die Vorhersage eine korrekte Information erhält, arbeiten die Muskeln und Nerven aufgrund der Alkoholeinwirkung nicht regulär. Werden beide Informationen am Ende verglichen, kommt es zum Widerspruch. Schwindel ist die Folge. Anders ist es, wenn jemand einen betrunkenen Gang nur imitiert. Jetzt stimmen Absicht und Ausführung überein. Trotz des Schwankens tritt keinerlei Schwindelgefühl auf. Daneben verursacht der Alkohol auch eine Beeinträchtigung des Gehirns selbst. So kann Schwindel selbst bei völliger Ruhe auftreten. Das Bett scheint sich zu drehen.

des Auges, nicht anders, als würde sich die Umwelt bewegen. Doch wie können wir wissen, wer sich eigentlich bewegt? Ist es die Umwelt oder sind es die Augen? In der Wissenschaft geht man davon aus, dass bei jeder geplanten Muskelbewegung gleichzeitig eine Kopie dieses Plans an die Zentren geht, die in der Folge die Bewegung registrieren werden. Also etwa so: „Achtung Sehrinde, gleich bewegen sich die Augen 10° nach rechts, nicht überrascht sein, wenn sich die optischen Eindrücke auch um 10° verändern." Oder: „Achtung Gyrus postzentralis (eine Hirnregion), ich gebe jetzt den Befehl, den Arm anzuheben, Hand und Finger zu bewegen, um die Seite umzublättern! Wenn also aus dieser Region irgendwelche Impulse kommen, ist das kein Grund zur Beunruhigung."

Haben sich die Augen dann bewegt und hat sich das übertragene Bild erwartungsgemäß verändert, entsteht der Eindruck, die Umwelt bleibe konstant, während sich die Blickrichtung geändert hat. Ist die Veränderung also erwartungsgemäß, dann wird sie innerlich abgehakt, sie ist uninteressant. Ähnliches gilt für das Umblättern der Buchseite. Diese Art der „doppelten Buchführung" heißt „Reafferenzprinzip" (= wieder zurückführen) und verschafft uns offenbar einen breiten Schatz von Erfahrungen. Jeder Mensch muss im Laufe der Entwicklung in allen nur denkbaren Situationen lernen, wie sich Bewegungen auf seine Wahrnehmung auswirken, um Desorientierung und Schwindel zu vermeiden. Letztlich muss die Auswirkung aller nur denkbaren Aktionen auf die verschiedenen Sinne vorhergesehen werden, um nicht von der eigenen Wahrnehmung überrascht zu werden. Das gilt nicht nur für die Augenbewegungen, sondern für jede Art von körperlicher Aktivität. Und auch die Sprache wird beständig kontrolliert. Hat das, was ich höre, mit dem, was ich spreche, etwas zu tun?

Aus diesem Grund sind wir Menschen auch nicht in der Lage, uns selbst zu kitzeln. Diese Art der Berührung muss von außen kommen, sie beinhaltet eine Fremdheit. Doch wenn wir uns selbst kitzeln, dann hat unser Bewusstsein schon vor Beginn der Bewegung einer Kontrollinstanz alles verraten. Wir können uns niemals selbst überraschen!

Neben den Sensoren kontrolliert auch die Erfahrung das Gleichgewichtsgefühl. Wahrnehmungen, die einfach zu unwahrscheinlich sind (z.B. Himmel unten, Erde oben), werden von uns nicht akzeptiert und erzeugen Schwindel. Ebenso haben stürzende Linien in Fotografie oder Film einen solchen Effekt. Wie stabil und sicher das Gleichgewichtsgefühl ist, hängt nicht zuletzt von einer ungestörten Entwicklung in der Kindheit ab. Je mehr wir herumtoben konnten, je mehr wir Sicherheit in der Bewegung finden konnten, desto besser. Kinder erleben Veränderungen der Körperlage als ausgesprochen lustvoll. In jüngeren Jahren werden Kleinkinder gerne angehoben und in die Luft geworfen oder sie spielen zwischen den Eltern „Engelchen flieg!“. Später zeugen Schaukeln, Karussells, Wippen auf

Diagnose	Prozentualer Anteil
1. Gutartiger Lagerungsschwindel	18,6
2. Phobischer Schwankschwindel	15,6
3. Zentral-vestibulärer Schwindel	12,4
4. Basiläre, vestibuläre Migräne	10,2
5. Morbus Menière	9,4
6. Neuritis vestibularis	7,4
7. Bilaterale Vestibulopathie	5,1
8. Vestibularisparoxysmie	3,9
9. Psychogener Schwindel (ohne 2.)	3,2
10. Perilymphfistel	0,6
Nach: *Leitlinien für Diagnostik und Therapie in der Neurologie*	

dem Spielplatz von der Freude am Spiel mit dem Gleichgewicht. Dieses Spiel ist gleichzeitig eine Auseinandersetzung mit der Angst, die sich in die Lust hineinmischt, wenn die Bewegung zu intensiv wird (Angstlust = engl. *thrill*). So lernt ein Kind die Grenze kennen: Wo steht es fest auf beiden Beinen und wo können Gefahren drohen?

Schwindelarten

So komplex die Steuerung der Raumorientierung, so vielfältig sind die Ursachen für Schwindel. Letztlich kann jede Etappe der Informationsverarbeitung gestört sein. Von der Vielzahl der Schwindelarten sollen daher nur die beiden häufigsten hier näher dargestellt werden, da sie oftmals in Kombination mit Fibromyalgie und anderen funktionellen Störungen auftreten.

Gutartiger Lagerungsschwindel

Am häufigsten ist der gutartige Lagerungsschwindel. Es handelt sich um eine unangenehme, aber harmlose Schwindelvariante. Meist tritt ein Drehschwindel (Typ: Karussell) nach bestimmten Kopfbewegungen (z.B. oben seitlich) oder nach dem Aufstehen am Morgen auf. Das Geschehen hält zwar nur für einige Sekunden lang an, doch sind diese Sekunden eine Qual. Was hinter dem Lagerungsschwindel steckt, ist noch nicht völlig verstanden. Man geht davon aus, dass sich einige der kleinen Steinchen (Otholiten) aus der Gallertmasse lösen und frei im Bogengang hin- und herrollen. Der Bogengang reagiert darauf meist recht verschnupft – Schwindel ist die Folge.

Die Steinchen lassen sich mit einer gymnastischen Übung (Befreiungsmanöver nach Semont oder nach Epley) wieder in die richtige Position bringen. Manchmal muss diese mehrfach hintereinander durchgeführt werden, dann lässt die unangenehme Symptomatik nach. Je älter ein Mensch wird, desto eher droht dieses Beschwerdebild. Bei manchen Menschen kullern die Otholiten in den Bogengängen allerdings vor sich hin, ohne in irgendeiner Weise zu stören. Die Theorie ist also noch nicht ganz perfekt.

Somatoformer Schwindel/Phobischer Schwankschwindel

Dieser Schwindel ist die zweithäufigste, nach manchen Statistiken die häufigste Einschränkung des Gleichgewichts. Obwohl sehr verbreitet, wird diese Schwindelform oft erst nach langen Umwegen diagnostiziert. Oft zieht es sich über Jahre hin, bis die korrekte Diagnose gestellt ist, und meist dauert es ebenso lange, bis eine gezielte Therapie begonnen wird. Bei Fibromyalgiepatienten findet sich diese Symptomatik häufig. Die Schwindelsymptome sind vielfältig: Schwankschwindel, Benommenheit,

Wie sich diffuser Schwankschwindel anfühlt, kann man ansatzweise in einem kleinen Versuch erfahren. Dazu sollten Sie auf einem Drehstuhl sitzen. Legen Sie dann den Kopf in den Nacken und drehen Sie sich langsam nach links und rechts, ohne den Kopf zu bewegen. Natürlich wissen Sie, dass Sie sich bewegen, während die Decke fest steht. Im zweiten Versuch lassen Sie den Stuhl von jemand anderem bewegen, während Sie wieder an die Decke sehen, wobei Sie sich möglichst gleichzeitig die Frage stellen, ob sich nicht vielleicht die Decke drehen könnte.

Die meisten Menschen erleben nun ein merkwürdiges Gefühl, so als wäre die Welt nicht mehr ganz wirklich, als wären Sie in Watte eingepackt, und es wird ihnen schwindlig. Was ist passiert? Bei der aktiven Bewegung hat sich das Gehirn auf die kommende Bewegung eingestellt. Das sich wandelnde Bild der Decke stand in Übereinstimmung mit der Muskelaktivität. Im zweiten Versuch fehlte die eigene Muskelaktivität; dem Gehirn wurde es schwerer gemacht, die Veränderung vorherzusehen. Noch stärker wird die Verwirrung, wenn bestimmte Vorstellungsinhalte dazukommen, z.B. dass sich die Decke selbst bewegen könnte.

Ähnliches können Sie erfahren, wenn Sie in einem stehenden Zug sitzen und ein Nachbarzug langsam anfährt. Sie fragen sich, wer sich nun eigentlich bewegt. Für kurze Zeit ist die Orientierung im Raum unsicher. Wenn zwei Menschen im Auto fahren, leidet meist der Beifahrer unter Übelkeit, während der Fahrer davon verschont bleibt. Dies ist bemerkenswert, da doch beide dieselben Beschleunigungen erfahren. Doch der Fahrer ist weit besser in der Lage, die zahllosen kleinen Richtungsänderungen vorherzusehen, weil er sie zum größten Teil selbst verursacht hat (siehe Reafferenzprinzip Seite 154). Der „Täter" ist also besser dran als das „Opfer".

Gangunsicherheit, Drehschwindel, Liftschwindel oder das Gefühl, gezogen zu werden. Im Gegensatz zum organisch bedingten Schwindel stürzen die Betroffenen nicht. Sie können auf einem Bein stehen oder Fahrrad fahren. Das Balancieren über einen Baumstamm gelingt ihnen ohne Mühe.

Auslöser

Die Schwindelsymptomatik kann attackenartig auftreten, was in aller Regel mit ausgeprägter Angst einhergeht. Häufige Auslösesituationen sind z.B. große Menschenmengen (Kaufhaus, Konzerte), weite Plätze (Fußgängerzone), einengende Situationen (Fahrstuhl,

Schlange vor der Kasse, im Kino in der Mitte der Stuhlreihe), Autofahren (Tunnel, Brücken, alleine weite Strecken), Reden vor einer großen Versammlung oder andere angsterregende Situationen. Manchmal beginnt der Schwindel auch aus heiterem Himmel. Plötzlich dreht sich die Welt oder ein Schwanken setzt ein. Geht uns die Orientierung im Raum verloren, führt das zu Angst. Herzklopfen, Herzrasen, Blutdruckanstieg, Schwitzen, Magen-Darm-Beschwerden oder andere Zeichen der akuten Stressreaktion können auftreten. Auch Erbrechen ist möglich, was die Unterscheidung von organisch bedingtem Schwindel erschwert. Dabei kann die Ursache anfänglich auch organisch bedingt sein. Nicht selten folgt ein somatoformer Schwindel auf einen körperlich bedingten Schwindel, z.B. einen Virusinfekt, einen Lagerungsschwindel oder andere Erkrankungen. Die eigentliche Krankheit geht vorbei, der „Schwindel ohne Befund" bleibt jedoch.

Im Beispiel von Beate (siehe Seite 152) war der Schwankschwindel durch die bewegte Seereise ausgelöst worden. Praktisch alle Menschen empfinden dieses leichte Schwanken nach einer Seereise im Hafen. Wer dies leicht oder amüsiert nimmt, hat gute Chancen, es schnell zu verlieren. Doch für Beate war es Anlass zu großer Sorge, da sie schon einmal schlechte Erfahrungen gemacht hatte. Die Angst verstärkte die Symptomatik.

Atemprobleme

Es kann auch sein, dass die Betroffenen vor Angst zu schnell atmen. Dieses Phänomen wird auch als „Hyperventilation" (*hyper* = zu viel, Ventilation = Atmung) bezeichnet und ist eine typische Stress- und Angstreaktion, die unbewusst abläuft. Schwindel und Hyperventilation bedingen sich oft gegenseitig. Das Thema beschleunigte Atmung wird ausführlich ab Seite 167 dargestellt.

Anspannung

Die Betroffenen können leicht in eine innere Daueranspannung geraten, während sie auf die nächste Attacke warten. Dabei atmen sie oft dauerhaft ein wenig zu schnell, was zu einer generalisierten Übererregbarkeit führt. In der Regel tritt dann nicht nur vermehrt Schwindel, sondern es treten auch andere Symptome von gesteigerter Erregbarkeit auf. Orte, an denen die Schwindelsymptomatik auftrat, werden dann gemieden.

In schweren Fällen sind die Patienten ganz auf die eigenen vier Wände eingeengt oder verlassen das Haus kaum mehr ohne Begleitung. Dann ist zum Schwindel noch eine Angststörung hinzugekommen, die entweder auf einzelne Auslöser begrenzt sein kann (Hunde, Aufzüge, Einkaufen) oder sich im Extremfall diffus auf fast das ganze Leben bezieht, was als „generalisierte Angststörung" bezeichnet wird.

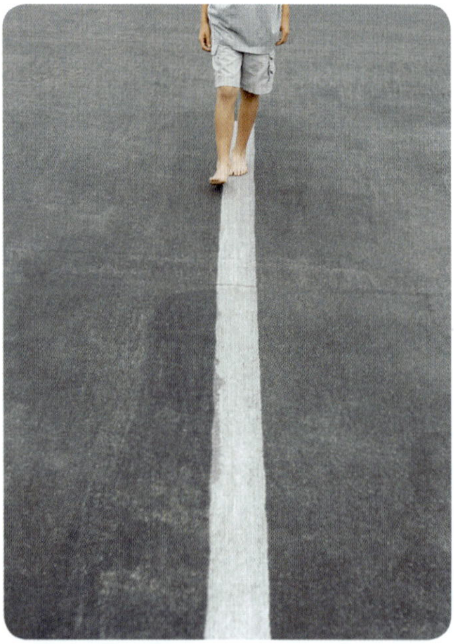

Diagnostikprobleme

Die Diagnostik bringt die Betroffenen meist zum Hausarzt, später zum HNO-Arzt und zum Neurologen. Verschiedene Untersuchungen werden durchgeführt. Alles sei „bestens", kein Grund zur Beunruhigung, so das Ergebnis. So erfreulich das ist, es bleibt unbefriedigend, wenn der Schwindel nicht nachlassen will. Trotz seiner Häufigkeit wird die Diagnose „somatoformer Schwindel" auch von Fachärzten nur selten gestellt. Dies bedeutet, dass Patienten ratlos und verunsichert bleiben, was sich ungünstig auf den Schwindel auswirkt. Lange Ärzte-Odysseen mit teils sinnvollen, oft aber zweifelhaften Therapieversuchen sind keine Seltenheit. Bei einer ganzen Reihe von Patienten nimmt die Angst weiter zu, sie haben Schwierigkeiten, ihrer Arbeit nachzugehen.

In der Kommunikation von Arzt und Patient ergeben sich dann typische Probleme: Die Ärzte weisen auf die Angst und Anspannung hin, während die Betroffenen den Schwindel als ihr Hauptproblem bezeichnen. Da dieser aber nicht objektiv messbar ist, wird er von ärztlicher Seite häufig bagatellisiert. So kann eine schwierige, frustrierende Lage für beide Seiten entstehen.

Das Problem der Meidung

Wer unter Schwindel leidet, der versucht jedoch, Beschleunigung zu vermeiden. Wenn das Heben oder Drehen des Kopfs Brechreiz verursacht, wird man dies tunlichst lassen. Im Extremfall legen sich Patienten ins Bett, da sie sich nur dort wirklich sicher fühlen. Leider ist dies sehr kurzfristig gedacht. Wie alle Sinnesorgane arbeitet auch das Gleichgewichtsgefühl nur dank täglichem Training.

Wer diese Fähigkeit schont, schränkt sie ein. Das lässt sich schon nach ein paar Tagen Bettruhe feststellen. Wenn man dann zum ersten Mal aufsteht, leidet man in den ersten Momenten fast unweigerlich unter Benommenheit oder Schwindel. Käme man daraufhin zu dem messerscharfen Schluss, die Vertikale besser zu meiden, wäre eine chronische Schwindelsymptomatik die sichere Folge. Noch dramatischer erleben das Astronauten, die für Wochen oder Monate Teile des Gleichgewichtssinns zwangsweise „schonen" mussten. Sie können bei der Rückkehr zur Erde buchstäblich keinen Schritt mehr alleine zurücklegen. Nach einigen Tagen Training ist der Spuk jedoch vorüber und die Welt wieder im Lot.

Wer sich also wegen des Schwindels immer vorsichtiger bewegt, kaum noch den Kopf dreht, nicht mehr wagt, sich zu bücken oder zügig zu gehen, der wird dadurch das Problem unwillentlich verschärfen.

Fallbeispiel: Beate stellte rasch fest, dass der Schwindel am erträglichsten war, wenn sie den Kopf möglichst wenig bewegte. Langsame Bewegungen machten die Symptomatik erträglicher. Beschwerdefrei war sie im Bett oder beim ruhigen Liegen auf der Couch. So verbrachte sie nun die meiste Zeit im Wohnzimmer, verließ das Haus nur, wenn es absolut notwendig war. Ihr war in keiner Weise bewusst, dass dieses Verhalten ihre Beschwerden erst chronifizierte.

Problematisches Bewusstsein/ Das Problem der Fokussierung

Das Gleichgewichtsgefühl weist einen Unterschied zu allen anderen Sinnesqualitäten auf. Wir riechen eine Blume, sehen ein Bild, lauschen einer Musik oder erfreuen uns am Geschmack eines Essens. Aber haben wir auch ein Gefühl für das Gleichgewicht? Eigentlich nicht! „Irgendwie" wissen wir, wo oben und unten ist, ohne dafür eine eigene Empfindungsqualität angeben zu können. Konzentriert man sich auf eine Empfindung, wird das Sehen schärfer, die Musik klarer erkannt oder der Geruch eines Weins spezifischer. Eine bewusste Fixierung auf das Gleichgewicht führt jedoch leider nicht zu solch einer verbesserten Funktion. Im Gegenteil – Schwindel ist die Folge. Wie kommt das? Die Frage ist noch nicht endgültig beantwortet, doch ist der folgende Zusammenhang wahrscheinlich:

Wie oben dargestellt, benötigen wir für eine klare Raumorientierung eine äußerst komplexe Verarbeitung von Reizen. Viele Informationen müssen sehr schnell parallel aufgenommen und bewertet werden. Wie komplex diese Aufgabe ist, kann man auch daran erkennen, dass die Größenzunahme des Gehirns im Laufe der Evolution vor allem mit dem Moment des Aufrichtens aus dem Vierfüßlerstand verbunden ist. Unsere Vorfahren benötigten für die schwierige Aufgabe, auf zwei Beinen stehen zu können, eine ordentliche Extraportion Gehirnmasse. Und obwohl Menschen reichlich mit Gehirn gesegnet sind, brauchen wir doch als Kleinkinder mehrere Jahre, bis wir sicher und mühelos über einen Baumstamm balancieren können.

Ähnliche Prozesse finden auch beim Erlernen anderer komplexer Abläufe statt. Ein Aufschlag beim Tennis, der Abschlag beim Golf, Jonglieren oder Klavierspielen, all das setzt sehr viel Übung voraus, bis die Erfahrung in Fleisch und Blut übergegangen ist. Das Lernen betrifft natürlich weniger die Muskeln als vielmehr das Gehirn. Müssen wir den Bewegungsablauf anfänglich noch Schritt für Schritt bewusst im Großhirn steuern, übernehmen nach langem Training tiefere Hirnabschnitte das Kommando.

Ein geübter Klavierspieler kann daher neben dem Spielen auch noch reden oder singen, da sein Großhirn sich nicht mehr um die Koordination der Hände zu kümmern braucht. Diese „tieferen" Hirnabschnitte, z.B. Kleinhirn und Thalamus, sind viel weniger flexibel als das Großhirn und sie lernen langsam. Was sie aber einmal verstanden haben, das bleibt erhalten. Fahrradfahren und Schwimmen müssen wir daher nicht zweimal lernen.

Wer einmal gut Klavier spielen konnte, der kann sich auch nach 20 Jahren Pause die alte Fingerfertigkeit wieder relativ schnell zurückerobern. Und diese Zentren weisen einen weiteren Vorzug auf: Sie sind sehr schnell bei der Informationsverarbeitung, was für die Koordination von großem Vorteil ist, da hier große Datenmengen abgeglichen werden müssen.

All das funktioniert jedoch nur, solange das Großhirn die anderen Hirnstrukturen in Ruhe ihre Arbeit machen lässt. Bittet man aber einen Klavierspieler, besonders auf seinen kleinen Finger zu achten, oder einen Tennisspieler, den Aufschlag mit der kleinen Drehung im rechten Arm noch einmal so wunderbar zu wiederholen, wird es mit der Steuerung problematisch. Nun schaltet sich das flexiblere, dafür aber langsamere Großhirn ein. Mit dem flotten Tempo ist es jetzt vorbei. Der Klavierspieler gerät aus dem Takt, der Ball geht ins Aus. Möglicherweise stört das Bewusstsein die schnellen Feedbackschleifen, mit denen sich der Körper auf jede geplante Bewegung vorbereitet (Reafferenzprinzip, siehe Seite 154).

Ganz ähnlich kann man sich die Vorgänge vorstellen, die bei der bewussten Kontrolle des Gleichgewichts geschehen. Versucht ein Mensch bewusst zu regeln, was normalerweise vollautomatisch geschieht, gerät er – ähnlich wie der Klavierspieler – aus dem Rhythmus, Schwindel setzt ein. Kurz: Diese Art des Schwindels entsteht durch den Einsatz ungeeigneter Hirnstrukturen.

Die Lösung scheint auf den ersten Blick einfach zu sein: Die Betroffenen müssten nur das Bewusstsein aus der Regulation wieder herausnehmen. Doch ausgerechnet das ist schwer, manchmal fast unmöglich. Durch den Schwindel achtet man ausgerechnet auf das, was man unbeachtet lassen sollte, was leider die Orientierung noch unsicherer werden lässt. Die Lage ähnelt erneut dem Problem mit dem rosa Elefanten.

Therapie

Ein online-Schwindeltraining finden Sie unter www.weiss.de/schwindel. Das sichere Gefühl im Raum setzt eine komplexe Regulation voraus. Viele Sinne müssen gleichzeitig abgeglichen und zu einem einzigen Gefühl verschmolzen werden. Weicht nur ein einziger der Informationskanäle ab, geht die Orientierung verloren. Die erste Aufgabe der Therapie ist es also, widerspruchsfreie Informationsverarbeitung im Gehirn zu ermöglichen. Wer lange Zeit unter Schwindel litt, achtet auf einen Prozess, der eigentlich nur richtig funktioniert, wenn er unbewusst abläuft. Die zweite Aufgabe besteht darin, das Vergessen zu erlernen. Die Betroffenen müssen in höchst paradoxer Weise ausgerechnet darauf nicht mehr achten, was sie am meisten beeinträchtigt.

Schließlich macht kaum etwas so viel Angst wie das Gefühl, im Raum nicht mehr orientiert zu sein. Gleichzeitig ist Angst einer der wichtigsten Einzelfaktoren für die Entstehung von Schwindel. Der Weg zur inneren Entspannung und Begrenzung der Angst ist die dritte therapeutische Notwendigkeit. Die vierte Aufgabe besteht darin, die Erwartungshaltung des Gehirns mit den tatsächlichen Rückmeldungen des Körpers in Übereinstimmung zu bringen (Reafferenz, siehe Seite 154).

Diese Überlegungen machen vielleicht deutlich, warum die Behandlung des somatoformen Schwindels oft so unbefriedigend verläuft. Viele Patienten leiden jahrelang unter der Symptomatik, gegen die kein Kraut gewachsen zu sein scheint. Bestehen die Beschwerden seit längerer Zeit, helfen in der Regel weder Medikamente noch eine Psychotherapie alleine, sondern vor allem multimodale Therapien, wie sie im Therapieteil ausführlich beschrieben sind (ab Seite 240). Hier jedoch einige spezielle Verfahren zur Behandlung des somatoformen Schwindels.

Medikamente

Grundsätzlich ist die medikamentöse Therapie des somatoformen Schwindels sehr enttäuschend. Die meisten Mittel gegen Übelkeit oder Reisekrankheit (z.B. Diphenhydramin) beheben die Benommenheit nicht, haben aber Nebenwirkungen, vor allem Müdigkeit. Aus diesem Grund werden einige dieser Präparate gleichzeitig als Schlafmittel verkauft. Antidepressiva können in niedriger Dosis hilfreich sein, vor allem, wenn gleichzeitig Schlafstörungen vorhanden sind (siehe Seite 108).

Beruhigungsmittel (z.B. Benzodiazepine vom Typ Valium®) sind höchstens kurzfristig geeignet, die mit dem

Schwindel verbundenen Ängste zu bekämpfen. Gegen den Schwindel selbst wirken sie nicht. Schon nach relativ kurzer Einnahme von ein bis zwei Wochen Dauer droht Abhängigkeit. Ältere Menschen vertragen Beruhigungsmittel schlechter. Bei einigen sind zudem die häufigsten Nebenwirkungen Schwindel und Benommenheit! Es lässt sich also nachvollziehen, warum Beruhigungsmittel keine ideale Therapie darstellen.

Meidung vermeiden

Vielleicht der wichtigste Schritt aus dem Schwindel ist der Weg aus der Schonhaltung heraus. Wie oben ausgeführt, lässt sich durch langes Liegen mühelos eine Schwindelsymptomatik erzeugen. Ähnlich wirkt ein dauerhaft ängstlicher Umgang mit Bewegung. Fähigkeiten gehen so verloren, und wahrscheinlich kommt es sogar auf die Dauer zu strukturellen Veränderungen im Gehirn. Doch auch in einem zu forschen Vorgehen kann ein Fehler liegen. Wer sein Gleichgewicht zu intensiv provoziert, der riskiert zumindest anfänglich Schwindelattacken und Angst- oder Panikgefühle. Diese verschlechtern das überempfindliche Gleichgewicht noch weiter.

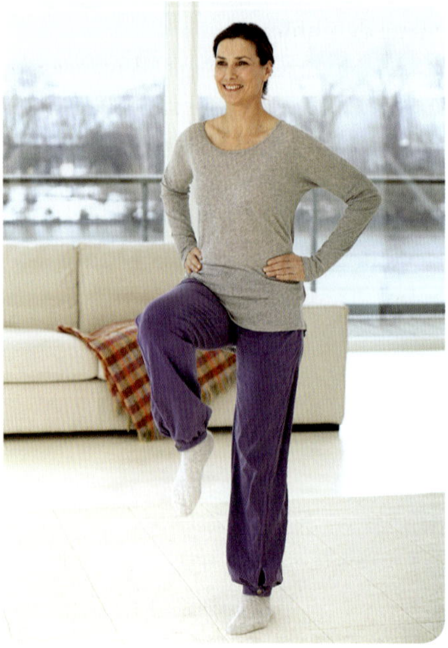

Ein empfehlenswerter Weg liegt zwischen diesen Extremen, nämlich in einem systematischen Training, das so wenig Angst wie möglich erzeugen soll. Letztlich ist jede Form der Bewegung günstig, die auf der einen Seite fordert und auf der anderen Seite keine Überforderung darstellt. Es gibt zahlreiche Anleitungen für Übungen gegen den Schwindel. Sie führen jedoch alle zu dem Paradoxon, dass durch die Übung die Aufmerksamkeit auf einen Prozess gelenkt wird, der am besten unbewusst funktioniert. Spontane Bewegungen, z.B. Ballsport in einer Gruppe, umgehen diese Falle und sind daher am Anfang leichter zu praktizieren.

Übungen

Hier dennoch eine Übung, bei der vor allem der Umgang mit der durch den Schwindel erzeugten Angst erleichtert werden soll. Diese Übungen gehen am besten an einem Ort, an dem man sich völlig sicher fühlt, also etwa zu Hause. Eine angenehme Beleuchtung, sanfte Musik und vielleicht ein vertrauter Mensch in der Nähe erleichtern die Durchführung. Stellen Sie sich mit etwa schulterbreit gespreizten Beinen gerade in den Raum. Achten Sie darauf, dass Sie sich jederzeit festhalten können. Eine Wand, ein Stuhl oder ein anderes Möbelstück kann dazu dienen. Versuchen Sie nun so zu stehen, dass Sie sich im Lot befinden, d.h. Kopf, Körper und Beine in einer Linie sind. Pendeln Sie minimal vor und zurück, nach links und rechts, bis Sie einen guten, geraden Stand gefunden haben.

Falls Sie jetzt bereits Schwindel empfinden, halten Sie sich fest und warten Sie, bis der Schwindel nachlässt. Wenn dies der Fall ist, schließen Sie die Augen. Führen Sie nun winzige Bewegungen um die gefundene innere Mitte herum durch. Es sollen nur kleinste Ausschläge sein, die Ihnen keine Angst bereiten. Falls dennoch Angst aufkeimt, können Sie sich entweder festhalten oder kurz die Augen öffnen. Danach setzen Sie die Übung fort.

Wichtig ist nicht, die Übung besonders intensiv oder richtig zu machen, sondern auf den Moment der Unsicherheit zu achten. Wann tritt sie auf? Wie ist es möglich, wieder zu Ruhe und Sicherheit zurückzufinden? Üben Sie dann weiter, wenn das Gefühl der Sicherheit und Erdverbundenheit wieder eingetreten ist. Alles sehr langsam und mit viel Geduld, aber mit Hartnäckigkeit. Sobald dieser Teil gelingt, kann die Übung mit geschlossenen Augen in vielerlei Weise variiert und ausgebaut werden:

- die Schwingungen um die eigene Körpermitte verstärken,
- das Gewicht wechselweise auf das linke oder rechte Bein verlagern,
- kreisende Körperbewegungen durchführen,
- das linke und das rechte Bein wechselweise anheben,
- kleine Schritte vor und zurück machen,
- alle Übungen auf einer Gymnastikmatte oder – schwieriger – auf einer mehrfach zusammengelegten Wolldecke oder auf einer dicken Schaumgummimatte durchführen,
- gleiche Grundübung (Gleichgewicht finden) und den Kopf in unterschiedlicher Geschwindigkeit nach links und rechts drehen,
- Kopf heben und senken,
- Kopf kreisen lassen,
- Kopf zur Seite neigen,
- Schultern heben und senken,
- die Übungen auf einem Trampolin durchführen.

Es gibt keine richtigen oder falschen Übungen. Analoge Übungen können im Sitzen oder auch im Liegen durchgeführt werden. Entscheidend ist die aktive Bewegung mit einer gleichzeitigen Begrenzung der Angst.

Die Bedeutung der Halswirbelsäule

Sensoren in der Halswirbelsäule (HWS) sind für das Gleichgewicht von Bedeutung. Daher liegt es nahe, dass Schmerzen und Verspannungen in Nacken und Schultern einen Einfluss auf den Schwindel haben können. In der Medizin ist die Rolle der HWS umstritten. Während Orthopäden ihre Bedeutung für wesentlich halten, bestreiten andere Experten, z.B. Neurologen, dies oft. Was auch immer sich als richtig erweisen wird, die Behandlung von Schmerzen in der HWS ist sicher kein Fehler. Wärmeanwendungen, sanfte Massagen oder gezielte krankengymnastische Übungen können hier helfen. Ob das Einrenken von Vorteil ist, bleibt unklar.

Das Körpergefühl verbessern

Schwindel entsteht bei einer Diskrepanz von Informationen und Erwartungen (Reafferenzprinzip, S. 154,). Je positiver das innere Bild des eigenen Körpers und das Körpergefühl, desto günstiger ist dies für die Behandlung des Schwindels. Sport, Kälte- und Wärmeanwendungen, Massagen, Gymnastik, Yoga, Tai-Chi, Tanzen oder andere Formen der Bewegung sind imstande, ein positives Gefühl zum eigenen Körper aufzubauen.

Verspannungen und Schmerzen behandeln

Vor allem Schmerzen im Rücken beeinträchtigen das Körpergefühl. So wird das richtige Feedback aus Muskeln und Sehnen des Körpers verschlechtert. Neben der bereits erwähnten Halswirbelsäule scheinen auch die Lendenwirbelsäule und die Muskulatur des Gesäßes wichtig zu sein. Weitere Therapieelemente sind im Therapieteil dargestellt.

Für Beate stellte die Therapie am Anfang eine Herausforderung dar. Sie hatte sich so lange zurückgezogen, dass es sie bereits Überwindung kostete, zur Therapie zu kommen. Insbesondere die Physiotherapie und die Schwindelübungen forderten ihren ganzen Mut, da der Schwindel anfänglich sogar etwas zunahm. Trotzdem übte Beate zu Hause kontinuierlich weiter.

Die Massagen und Wärmeanwendungen konnte sie dagegen in vollen Zügen genießen, vor allem weil die Verspannungen und Schmerzen im Nacken langsam nachließen. Nach etwa zehn Tagen stellte sich mit einem Mal ein Wandel ein. Urplötzlich sei die Angst weg gewesen, die sie bis dahin vor jeder Bewegung des Kopfes hatte. Sie traute sich vorsichtig mehr Bewegungen zu. Langsam stellte sich ein normales Gangbild ein. Sie schwang die Arme, bewegte den Kopf beim Gehen. Sie unternahm nun mit dem Ehemann erstmals wieder längere Spaziergänge.

Nach drei Wochen täglicher Behandlung war Beate wie ausgewechselt. Der Schwindel war zwar noch nicht ganz verschwunden, aber Beate hatte die Angst überwunden. Sie konnte wieder lachen und fühlte erst jetzt, wie eingeengt, ja depressiv sie zuvor gewesen war.

Hyperventilation

Es beginnt häufig nach einer großen Aufregung, starkem Erschrecken oder bei angsterregenden Situationen: Das Herz schlägt schneller. Die Finger und Zehen werden taub. Die Angst kriecht hoch. Im Hals scheint ein Kloß zu stecken. Ein Ring schließt sich um den Brustkorb. Schwindel und Benommenheit setzen ein. Die Gedanken werden unklar. Dann beginnen Hände und Beine zu zucken. Die Hände verkrampfen, die Arme beugen sich, die Beine strecken sich ebenso wie der Rücken. Die Atemnot wird immer schlimmer. Man reißt das Fenster auf, um Luft zu bekommen. Doch je schneller man atmet, desto schlimmer wird die Atemnot. Der Kloß im Hals wird immer bedrängender. Das Herz rast! Der Schwindel und die Benommenheit werden immer schlimmer. Panik breitet sich aus. Todesangst setzt ein. Der Sanitäter kommt, die Fahrt geht mit Blaulicht ins Krankenhaus und dort findet man – nichts!

Der Betroffene wird mit beruhigenden Worten nach Hause geschickt. Doch wirklich beruhigt sind die wenigsten. Die Betroffenen fühlen sich in der Folgezeit oft wochenlang verunsichert und leiden unter der Befürchtung, die bedrohlichen Symptome könnten wieder auftreten. Oft werden dann die Situationen gemieden, in denen alles begonnen hatte, z.B. Menschenmengen, Kaufhäuser, enge Räume, Autofahrten und Ähnliches. Doch die Angst vor der Angst kann noch größere Ausmaße einnehmen, und dann trauen sich die Betroffenen kaum noch aus dem Haus.

Grundlagen

Ohne Essen können wir Wochen überleben, ohne Trinken geht das tagelang, aber ohne die Atmung bleibt uns – ganz wörtlich – spätestens nach 3 bis 4 Minuten die Luft weg. Bei der Atmung nehmen wir Sauerstoff auf und geben Kohlendioxid ab. Wir sprechen von einer „Verbrennung“, und tatsächlich macht jeder Ofen nichts anderes: Er verbrennt Brennstoff mithilfe von Sauerstoff und gibt dafür Kohlendioxid und Wasser ab. Was für den Ofen Holz, Kohle oder Öl sind, das sind für uns Kohlenhydrate, Eiweiß und Fett. Die Regulation dieses Prozesses ist in unserem Körper fein geregelt.

Die Sauerstoffkonzentration des Bluts liegt bei Gesunden unter normalen Umständen (keine Lungenerkrankung, keine extremen Höhen) fast bei 100 Prozent des maximal möglichen Wertes. Der Kohlendioxidgehalt schwankt um 40 mmHg (Millimeter Quecksilbersäule). Gemessen wird dieses Gas von Sensoren im Stammhirn und in den beiden Halsschlagadern.

Während Sie gerade diese Zeilen lesen, werden Sie wahrscheinlich ruhig sitzen. Sie verbrauchen wenig Energie, dementsprechend benötigen Sie auch wenig Sauerstoff und geben wenig Kohlendioxid ab. Kurz: Ihre Atmung ist ruhig und wahrscheinlich auch regelmäßig. Die Atemfrequenz ist sehr unterschiedlich. In Ruhe liegt sie wahrscheinlich bei 12 bis 15 Atemzügen pro Minute. Allerdings atmen manche Menschen deutlich langsamer (bis zu 5 Mal pro Minute, was sich beruhigend auf den Herzschlag und die Psyche auswirkt. Eine schnellere Atmung (öfter als 15 Mal pro Minute) in Ruhe ist meist ein Anzeichen von Stress.

Anders verhält es sich, wenn Sie Sport treiben oder die Treppen hinauflaufen. Nun atmen Sie rasch, um viel Sauerstoff über das Blut zu den Muskeln zu transportieren. Die „Abgase", das Kohlendioxid, werden Sie im selben Atemzug wieder los – ziemlich praktisch. Die Atemregulation ist hochgradig automatisiert, wir brauchen uns darüber keine Gedanken zu machen. Schon wenn wir uns auf eine Aktion vorbereiten, atmen wir ein wenig schneller und stellen uns damit unbewusst auf den erhöhten Bedarf an Sauerstoff ein.

Besonders gut beobachten kann man dies bei Sportlern, z.B. Gewichthebern, die vor dem entscheidenden Versuch einige Male tief durchatmen und dann zur Tat schreiten. Ähnlich verhalten sich Sprinter in den Startlöchern. Aus medizinischer Sicht ist das sinnvoll, da sich die Sportler so auf den erhöhten Bedarf an Sauerstoff vorbereiten und schon vorweg ein wenig Kohlendioxid abgeatmet haben. Es ist ein bewährter Reflex, der völlig automatisch abläuft.

Doch genau dieser Reflex kann Probleme bereiten. Er läuft nämlich auch bei seelischer Anspannung ab. Früher war es bei einer Begegnung mit einem Tiger sehr sinnvoll, schon ein wenig vorwegzuatmen. Tritt der Chef unerwartet ins Zimmer, macht das heute sehr viel weniger Sinn. Der uralte Atemreflex setzt jedoch genauso ein, als ob wir vor einem wilden Tier davonlaufen oder einen Gegner attackieren müssten. Kurz: Wir atmen zu schnell, was uns in der Regel nicht bewusst ist, da diese rasche Atmung durchaus adäquat zur inneren Spannung, nicht jedoch zur tatsächlichen körperlichen Belastung ist. Nun kommt es zu einem Ungleichgewicht der Atemgase. Dabei ändert sich die Sauerstoffkonzentration kaum, da sie sowieso im Bereich des theoretischen Maximums ist. Anders die Konzentration des Kohlendioxids: Sie fällt ab und erreicht 30 mmHg und weniger, wird also deutlich niedriger. Man mag einwenden, es sei doch nur gut, das unerwünschte Gas loszuwerden. Doch dem ist nicht so.

Unser Körper braucht eine Basiskonzentration dieses Gases, sonst verändert sich das Säure-Basen-Gleichgewicht (pH-Wert) des Körpers. Mit zu wenig Kohlendioxid wird das Blut zu alkalisch (= basisch, das Gegenteil von sauer). Das hat vielfältige Auswirkungen auf andere Körperfunktionen. Vor allem vermindert sich die Menge der verfügbaren Elektrolyte Kalzium, Kalium und Magnesium im Blut. Die Konzentrationen können sich um bis zu 50 Prozent verringern. Da diese Salze für die Nerven- und Muskeltätigkeit wesentlich sind, zeigen sich hier die stärksten Veränderungen. Im Wesentlichen kommt es zu einer allgemeinen Übererregbarkeit der Nerven und einer Verkrampfung der Muskulatur. Welche Beschwerden nun auftreten, hängt vom individuellen „wunden Punkt" ab. Mit dem Abfall des CO_2-Spiegels wird gleichzeitig die Durchblutung herabgesetzt. Der Kopfdruck oder -schmerz wird als Folge der Minderdurchblutung gewertet.

Häufigkeit und Symptomatik

Hyperventilation ist kein seltenes Symptom. Es gibt Schätzungen, dass 6 bis 10 Prozent aller Patienten in einer internistischen Praxis Probleme mit zu rascher Atmung haben. Auch wenn diese Schätzung vielleicht etwas zu hoch ist, bleibt die Tatsache bestehen, dass sehr viele Menschen unter der Problematik leiden. Beide Geschlechter neigen mehr oder weniger gleich häufig zur beschleunigten Atmung. Vielleicht finden vermehrt Frauen den Weg in die Notaufnahme und verzerren so den Eindruck der Mediziner. Im Lauf des Lebens nimmt die Häufigkeit der Hyperventilation ab. Im Rentenalter wird sie recht selten.

Akute Hyperventilation

Häufig beginnen die Symptome mit einem Kribbeln (Ameisenlaufen) in den Fingern, Zehen und im Mundbereich. Gleichzeitig stellen sich Gefühllosigkeit, Zittern und Muskelschmerzen ein. Später setzen Krämpfe der Muskulatur ein. Meist beginnt dies an den kleinen Fingern beider Hände („Pfötchenstellung"), später kommt es zum einem Anziehen der Arme, Strecken der Beine und einer Verkrampfung der Rückenmuskeln. Im Extremfall können krampfanfallähnliche Zustände eintreten – jedoch keine (!) vollständige Bewusstlosigkeit. Doch neben diesen „klassischen" Symptomen gibt es viele weitere Beschwerden, die weniger bekannt sind.

Zentrale Symptome: Benommenheit, Kopfschmerzen, Schwindel, Sehstörungen und ein Gefühl der Benommenheit („Mattscheibe", „wie auf Eiern gehen").

Herzbeschwerden: stechende oder drückende Schmerzen im Herzbereich, Ausstrahlungen in den linken Arm, Druckschmerz unter dem Brustbein, starkes Herzklopfen.

Magen-Darm-Beschwerden: Oberbauchbeschwerden, Völlegefühl, Aufstoßen, vermehrte Blähungen, Schluckbeschwerden und Symptome ähnlich wie beim Reizdarm (siehe Seite 81ff.)

Vegetative und psychische Symptome: Müdigkeit, Schläfrigkeit, Konzentrationsstörungen, Vergesslichkeit, Reizbarkeit, Schwitzen, Harndrang sowie kalte Hände und Füße.

Hauptsächlich jedoch **Angst**, Angst umzufallen, Beklemmung bis hin zu Panikattacken.

Chronische Hyperventilation

Während das akute Hyperventilationssyndrom noch relativ leicht zu erkennen ist (subjektive Atemnot, verstärkte Atmung, starke Angst, Herzklopfen), ist das beim chronischen Hyperventilationssyndrom weitaus schwieriger. Auch hier liegt eine beschleunigte Atmung vor, doch ist sie lediglich gering vermehrt. Von außen ist das schnelle Atmen praktisch nicht erkennbar, und auch die Betroffenen nehmen es nicht wahr. Auch der Kohlendioxidspiegel liegt nur knapp unter der Norm (meist 30 bis 35 mmHg), das Säure-Basen-Gleichgewicht ist nur leicht verschoben, da der Körper in der Lage ist, sich auf die veränderte Atmung einzustellen.

Viele Patienten mit chronischer Hyperventilation wissen daher wenig oder nichts über das Problem. Ursache für die chronisch beschleunigte Atmung ist vor allem Stress und meist eine untergründige Angst. Es gibt Hinweise dafür, dass in solchen Situationen der Sollwert für die CO_2-Regulierung verstellt ist. Fast scheint es so, als richte sich der Körper dauerhaft darauf ein, sich vor unsichtbaren Raubtieren in Sicherheit zu bringen.

Symptome

- Diffuser Schwindel
- Benommenheit
- Brustschmerzen
- Kalte Hände oder Füße
- Angst
- Unsicherheit
- Nervosität
- Müdigkeit
- Erschöpfung
- Schläfrigkeit
- Wetterfühligkeit
- Prämenstruelle Beschwerden

Auch weitere Beschwerden kommen vor. Manchmal die ganze Vielfalt der sog. funktionellen Störungen, deren gemeinsamer Nenner in der Senkung der Reizschwelle besteht.

Therapie eines akuten Hyperventilationsanfalls

Grundproblem des Hyperventilationssyndroms ist die Verminderung des Kohlendioxidgehalts des Bluts, die pH-Verschiebung und der daraus folgende relative Elektrolytmangel des Bluts. In der Vergangenheit wurde daher versucht, das Blut mit einer Pufferinfusion zu neutralisieren. Außerdem gab man

Kalzium als Injektion. Beide Methoden sind heute nicht mehr üblich. Auch die Injektion eines Beruhigungsmittels vom Diazepam-Typ (z.B. Valium®) wird heute als veraltet angesehen. Die Therapie der Wahl im akuten Anfall sind die Beruhigung und die Rückatemtechnik.

Die Rückatemtechnik

Bei der Rückatmung versucht man, den Kohlendioxidgehalt des Bluts wieder anzuheben, indem man die eigene ausgeatmete Luft wieder einatmet. So reichert sich das Blut langsam wieder mit Kohlendioxid an. Dazu wird eine Plastik- oder Papiertüte fest über Mund und Nase geschlossen und die Luft über einige Zeit gleichmäßig zwischen Lunge und Tüte hin- und hergeatmet.

Die Tüte sollte mindestens so viel Luft fassen, wie bei einem ruhigen Atemzug ausgeatmet wird. Dies ist etwa ein Liter, eine größere Tüte schadet jedoch nicht. Die meisten Menschen wundern sich, wie lange sie so rückatmen können, ohne zu ersticken. Dies liegt an dem relativ hohen Gehalt von Sauerstoff in der Ausatemluft. Hat die Luft beim Einatmen 21 Prozent Sauerstoff, reduziert sich ihr Gehalt beim Ausatmen nur um 4 Prozent. Im System von Lunge und Tüte bleibt also einiges an Sauerstoff übrig. Dabei kann man während eines Anfalls oder nach einem Hyperventilationsanfall die Rückatmungstechnik deutlich länger praktizieren, als dies sonst der Fall ist. Im Regelfall begrenzt nämlich nicht die fallende Sauerstoffkonzentration das Rückatmen, sondern der steigende Gehalt des Kohlendioxids. Wenn wir also über „schlechte“ Luft in einem Zimmer klagen, in dem sich viele Personen aufhalten, dann liegt dies nicht am oft vermuteten Sauerstoffmangel, sondern an der steigenden Konzentration von Kohlendioxid.

Doch liegt während eines Hyperventilationsanfalles gerade der Gehalt an Kohlendioxid zu niedrig, sodass der Körper die erhöhten Konzentrationen ausgezeichnet toleriert, ja, das fehlende Kohlendioxid sogar begierig aufnimmt. Nach sehr kurzer Zeit, meist unter einer Minute, ist der CO_2-Spiegel ausgeglichen, die verschwundenen Elektrolyte sind wieder verfügbar und die Sympto-

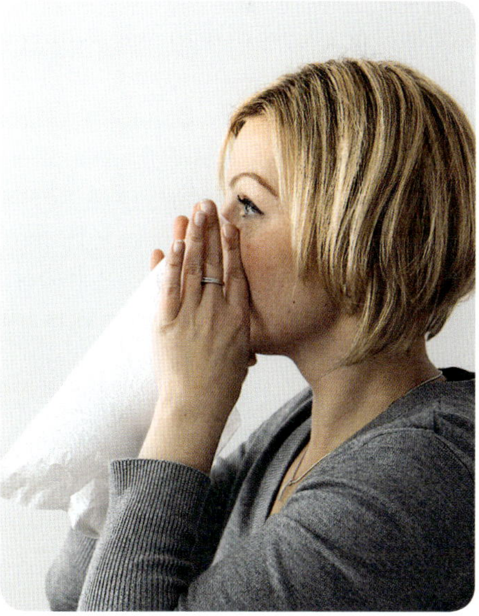

matik löst sich (fast) in Rauch auf. Lediglich Erschöpfung, Herzklopfen und Zittrigkeit dauern noch länger an. Die Dauer der Rückatmung liegt – je nach Größe der Tüte – zwischen einer und mehreren Minuten. Die Technik ist nicht gefährlich. Zunächst sollte sie jedoch unter Anleitung, z.B. in der Arztpraxis, geübt werden.

Diagnostik

In aller Regel erklärt sich eine akute Hyperventilation aus der typischen Symptomatik ohne weitere technische Untersuchungen. Bei der körperlichen Untersuchung durch den Arzt fallen die lebhaften Reflexe, die bis zu Krämpfen gehen können, und das Zittern („Tremor“) besonders ins Auge. Besteht die Möglichkeit einer Blutgasuntersuchung, so finden sich hier eine Absenkung des Kohlendioxidspiegels und eine Alkalose des Bluts (= das Blut wird basisch). Es gibt auch Geräte, mit denen sich das CO_2 in der Ausatemluft bestimmen lässt, was ohne Blutabnahme Rückschlüsse auf den Blutgasgehalt erlaubt.

Hyperventilationstest

Oft steht während eines Anfalls kein Arzt zur Verfügung. Die betroffenen Menschen überwinden den Anfall alleine und gehen erst später zu einem Arzt. In solchen Fällen kann nachträglich ein Hyperventilationstest durchgeführt werden. In der geschützten Umgebung einer Praxis oder Klinik atmet der Patient 1 bis 2 Minuten lang ca. 60 Atemzüge pro Minute. Das bedeutet echten Stress! In dieser Zeit tritt meist die Mehrzahl der oben erwähnten Symptome auf. Der Versuch ist zwar eher seelisch als körperlich belastend, sollte dennoch nicht bei Asthma bronchiale, schweren Herzerkrankungen oder Gefäßerkrankungen durchgeführt werden. Häufige Nebenwirkungen: Angst, Kopfschmerzen, Schwindel, Benommenheit, Kribbeln – eben die typische Hyperventilationssymptomatik.

Im Anschluss an den Test kann man wieder Rückatmen (siehe Seite 171). Innerhalb weniger Minuten verfliegt die Symptomatik, was einen weiteren Beweis für eine Hyperventilation darstellt. Kleine Besonderheiten: Nicht alle Veränderungen lassen sich auf den Kohlendioxidspiegel und das Säure-Basen-Gleichgewicht zurückführen.

Herzklopfen, Zittern und Angst sind auch durch den erhöhten Ausstoß von Stresshormonen und die seelische Anspannung bedingt. Insbesondere bei Stresshormonen dauert es eine Zeit lang, bis sie wieder abgebaut werden. So kann es sein, dass mit der Rückatmung nicht die ganze Symptomatik verschwindet, sondern ein Teil bis zu 1 ½ Stunden weiterbesteht. Erst dann haben die Stresshormone (Adrenalin, Noradrenalin und Kortison) wieder ihr Ausgangsniveau erreicht.

Langfristige Therapie und Prophylaxe beim chronischen Hyperventilationssyndrom

Ein akuter Hyperventilationsanfall lässt sich leicht mit Rückatmen lösen. Dabei lernen die Betroffenen, ihre überschnelle Atmung zu korrigieren. Dadurch verliert sich meist längerfristig auch die Angst vor neuen Anfällen, was größere Sicherheit verleiht. Beim chronischen Hyperventilationssyndrom ist daneben oft eine erweiterte Therapie nötig. Vermutlich hat sich hier der Sollwert des CO_2 im Hirnstamm längerfristig verändert. Er muss also wieder auf die Normalstellung gebracht werden (online-Übungen: www.weiss.de/atem).

Grundgedanke ist es, sich in entspannter Atmosphäre über längere Zeit an einen höheren Kohlendioxidgehalt im Blut zu gewöhnen. Objektiv geht das durch eine Messung des CO_2-Gehalts in der Atemluft (CO_2-Biofeedback). Ein Patient erhält ein Messgerät und versucht die Konzentration des Gases langsam zu steigern. Dies ist durch ruhiges, entspanntes Atmen möglich. Im Laufe einiger Übungssitzungen kann ein Gefühl für diejenige Atemweise erzielt werden, die mit einem höheren CO_2-Gehalt des Bluts einhergeht. Umgekehrt kann so auch ein Bewusstsein dafür entstehen, wann die Atmung zu schnell ist und diverse Symptome entstehen.

Mit deutlich weniger Aufwand lässt sich die Atmung durch andere Rückatemtechniken verbessern. Am einfachsten geht es durch einen Schnorchel, wie er etwa zum Tauchen verwendet wird. Durch das Ein- und Ausatmen durch ein Rohr wird nicht nur frische Luft, sondern auch ein wenig verbrauchte Luft mit eingeatmet. Steigen die Länge und der Durchmesser der Tauchhilfe an, nimmt auch die Menge der Pendelluft (med. „Totraum") zu.

Es kommt nun darauf an, die ideale Schlauchgröße zu finden. Auf der einen Seite sollte sich genügend CO_2 im Schlauch ansammeln, sodass es zu einem Anstieg der Kohlensäure im Blut und damit einer Normalisierung der Verhältnisse kommt. Auf der anderen Seite darf sich nicht zu viel Kohlendioxid anreichern, denn das kann zu Atemnot, Benommenheit, Schwindel und Kopfschmerzen führen.

Es handelt sich somit um Symptome, die durchaus Ähnlichkeit mit denen der Hyperventilation haben. Die Länge eines normalen Schnorchels sollte nicht mehr als 35 Zentimeter und der Durchmesser nicht mehr als 28 Millimeter betragen. In diesem Fall werden knapp 0,25 Liter hin- und herbewegt. Mit so einem einfachen Schnorchel könnte also die CO_2-Konzentration langsam angehoben werden.

Nun ist es zweifellos ein wenig merkwürdig, mit solch einer Atemhilfe im Mund entspannt ein Buch zu lesen. Doch es geht und stellt die einfachste

Möglichkeit dar, den Körper an höhere Kohlensäurekonzentrationen zu gewöhnen. Etwas bequemer geht es mit einer Atemmaske, die es für wenig Geld im Medizinfachhandel gibt. In diese kann ein entsprechend dimensionierter Plastikschlauch gesteckt werden.

Wiederum sollte das Gesamtvolumen nicht viel höher als 0,25 Liter liegen. Es empfiehlt sich nun, gelegentlich mit diesem „Totraum-Vergrößerer" zu üben. Wichtig ist der spielerische, entspannte Umgang. Diese technischen Maßnahmen ersetzen allerdings kaum eine professionelle Atemtherapie, wie sie von Physiotherapeuten oder speziellen Atemtherapeuten angeboten wird. Nicht immer steht ein Atemtherapeut zur Verfügung. Daher können einzelne Übungen hilfreich sein, die alleine durchgeführt werden können.

- Langsam ausatmen. Atmen Sie durch die Nase ein und aus. Versuchen Sie dabei, möglichst lange auszuatmen. Sie können dazu die Sekunden oder auch die Herzschläge zählen. Wie viele Herzschläge oder Sekunden geht das? Vielleicht gelingt es Ihnen, diese Zeit langsam zu steigern, ohne in Atemnot zu geraten. Es ist auch einen Versuch wert, doppelt oder dreimal so lange aus- wie einzuatmen.
- Lippenbremse. Atmen Sie durch die Nase ein und durch die fast geschlossenen Lippen aus. Der Luftstrom beim Ausatmen erfolgt gegen den Widerstand der Lippen und wird dadurch verzögert und verlängert.
- In den Bauch atmen. Je höher die Anspannung, desto mehr verlagert sich die Atmung vom Bauch in die Brust. Legen Sie daher eine oder beide Hände auf den Bauch und atmen Sie bewusst in den Bauch hinein. Sie können zusehen und spüren, wie sich der Bauch hebt und senkt. In einer Variante können Sie die Hände auf den hinteren Teil der Flanken legen (etwa wo die Rippen enden und darunter) und ebenso fühlen, wie sich diese Region mit Luft füllt und entleert.
- Schwere spüren. Mit jedem langsamen Ausatmen können Sie in Gedanken etwas mehr Schwere wahrnehmen. Wenn Sie dabei die Augen schließen, ist diese Übung angenehm meditativ.

Angst

Die beiden wichtigsten Warnsignale des Körpers sind Schmerz und Angst. Beide veranlassen uns, den Rückzug anzutreten und uns in Sicherheit zu bringen. Die Bedeutung des Schmerzes wurde ab Seite 61 bereits ausführlich dargestellt. Vieles von dem, was über die Funktion des Schmerzes gesagt wurde, trifft auch auf die Angst zu. Es macht einen tiefen biologischen Sinn, dass das Gefühl der Angst so ausgesprochen unangenehm ist. Nur so werden wir veranlasst, Gefahren zu meiden. Eigentlich meint es die Angst ausgesprochen gut mit uns. Ein Leben ohne Angst wäre mit einem Leben ohne Schmerz vergleichbar. Es ist nur auf den ersten Blick attraktiv. Sind beim fehlenden Schmerz Verletzungen unabdingbar, wäre ein Leben ohne Angst „lebensgefährlich". Die betroffenen Menschen hätten kein Empfinden für Situationen, in denen sie besser die Flucht antreten sollten. Auch wenn die Angst also ein zweifellos unangenehmes Gefühl darstellt, wäre ein Leben ohne sie schlechterdings nicht vorstellbar. Doch werfen wir einen näheren Blick auf das, was die Angst bewirkt. Die wichtigste Funktion wurde bereits genannt. Sie dient dem Schutz der körperlichen und seelischen Unversehrtheit, indem sie einen Menschen zu besonderer Vorsicht oder dem Rückzug aus einer bedrohlichen Situation veranlasst.

Eine zweite Wirkung ist mindestens ebenso wichtig. Angst schärft die Sinne! In bedrohlichen Situationen hören, sehen, fühlen und riechen wir besser. Das geht nicht nur uns Menschen so. Bei Tieren gibt es dasselbe Phänomen und das dient natürlich dem verbesserten Schutz in prekären Lagen.

Es ist ein lehrreiches Experiment, einmal eine Nacht alleine im Wald zu zelten. Die Zunahme an Wachsamkeit ist phänomenal. Auch das häufige Erwachen bei den kleinsten Geräuschen, das uns im Alltag vielleicht stören mag, zeigt jetzt seine ursprüngliche Bedeutung. Es ist der perfekte Schutzmechanismus gegen anschleichende Gegner und wilde Tiere. Die Frage ist natürlich: Wie viel Angst ist angebracht? Wer hat die besseren Überlebenschancen? Sind es die „Angsthasen" oder eher die „Draufgänger"? Entwicklungsgeschichtlich ist die Antwort eindeutig: Im Zweifelsfall ist zu viel Angst besser als zu wenig! Wer bei den leisesten Geräuschen aufschreckt und unnötig wegläuft, verbraucht vielleicht einige unnütze Kalorien. Tut er es jedoch einmal zu wenig, dann kann das den Tod bedeuten.

Unsere „innere Alarmanlage" ist also im Zweifelsfall besser auf „sensibel" eingestellt. Lieber ein Fehlalarm als ein fehlender Alarm! Die meisten Fibromyalgiepatienten – allerdings keineswegs alle – leiden unter vermehrter Angst. Deren Ursache ist ähnlich komplex wie beim FMS. Es vermischen sich hier genetische, frühkindliche, familiäre, soziale und körperliche Faktoren.

Wie die Angst diagnostisch einzuschätzen ist (Agoraphobie, soziale Phobie, Panikstörung, isolierte Phobie, generalisierte Angststörung), mag im Einzelfall von Bedeutung sein. Insgesamt scheint es mir jedoch ein vertieftes Verständnis der Erkrankung eher zu verhindern, wenn auf der einen Seite ein FMS und auf der anderen Seite als „Komorbidität" (= Begleiterkrankung) eine Angststörung diagnostiziert wird. Angst, Schmerz und Sensibilität sind in der Realität sehr eng miteinander verknüpft. Wenn über Jahre anhaltende körperliche Beschwerden vorhanden sind, dann nimmt die Besorgnis verständlicherweise zu. Vermehrte innere Beunruhigung und stärkere Selbstbeobachtung sind jedoch auch dazu geeignet, Schmerzen zu verstärken. So ergibt sich leicht ein Teufelskreis aus Angst und Schmerz.

Anstatt diese warnenden Gefühle als Einzelphänomen zu betrachten, ist es auch möglich, die gesamte Symptomatik als eine innere Reaktion auf eine erlebte oder gefühlte Bedrohung zu verstehen. Körper, Geist und Seele geraten in eine anhaltende Bereitschaft, Gefahren abzuwenden und zu reagieren, als herrschten lebensbedrohliche Zustände. Ein „Urwaldprogramm" wird aktiviert, das in vergangenen Zeiten einmal Sinn gemacht hat. Es kommt zu zahlreichen der beschriebenen Stressreaktionen. Fehlfunktionen des Körpers wie Magen-Darm-Beschwerden oder Atembeschwerden beginnen sich zu häufen, was geeignet ist, die Angst zu verstärken. Wiederum ein Teufelskreis!

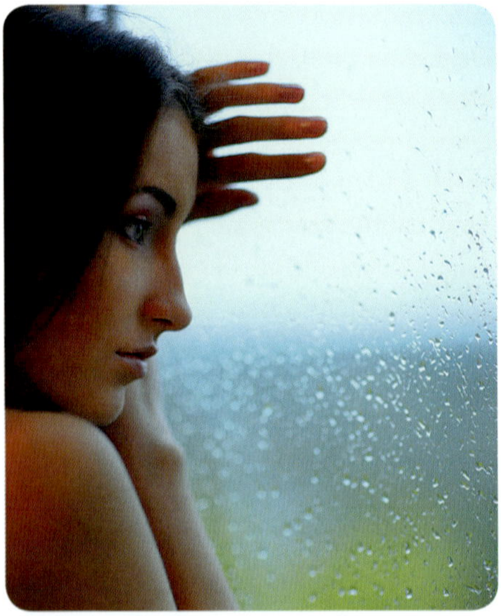

Depressivität

Wie bereits erwähnt (siehe Seite 23f.) leiden bis zu 75 Prozent der Fibromyalgiepatienten unter depressiven Symptomen. Trotzdem besteht unter FMS-Experten Einigkeit, dass die beiden Erkrankungen nicht identisch sind. Eine depressive Episode kann vor oder auch nach Beginn der Schmerzerkrankung auftreten. An dieser Stelle soll nicht auf die Problematik der Depression als solche eingegangen werden. Es geht nicht darum, in welchen Fällen eine leichte, mittelgradige oder schwere depressive Episode vorliegt und wie diese genau zu diagnostizieren ist. Wie auch beim Thema Angst möchte ich eher zu einem größeren Verständnis der depressiven Reaktionsweise im Rahmen des FMS beitragen. Wie kommt es, dass sich das Fühlen und der Antrieb so drastisch verändern? Zuerst jedoch sollten häufige Missverständnisse ausgeräumt werden.

Im Alltag werden manchmal Bedrücktheit, Trauer oder Beklemmungsgefühle als „depressiv“ bezeichnet. Doch das hat mit der klinischen Diagnose „Depression“ herzlich wenig zu tun. Eine Depression ist nicht durch Traurigkeit, sondern durch eine maximale Begrenzung der Gefühle gekennzeichnet. Es ist das „Gefühl der Gefühllosigkeit“, unter dem die Betroffenen leiden. Sie können weder Trauer noch Freude empfinden. Ihnen fehlt die Eigenschaft, mit anderen Menschen mitzuschwingen, das Lachen von Kindern oder Enkeln erreicht sie nicht mehr. Es ist, als wäre das Spektrum der Gefühle sowohl in den Höhen als auch in den Tiefen bis auf ein graues Nichts eingeengt.

Gleichzeitig werden sie von anderen Symptome geplagt wie Schlafstörungen, Antriebsmangel, innerer Unruhe, Denkhemmung, Konzentrationsstörungen, andauerndem Grübeln, Sorgen über Kleinigkeiten, Schuldgefühle, körperliche Beschwerden, Schmerzen und Ängstlichkeit.

Ein Fallbeispiel: Die 46-jährige Margit hatte es in der Kindheit ausgesprochen schwer gehabt. Von ihrem Vater hatte ihr die Mutter nur erzählt, dass er viel getrunken habe und dann irgendwann „abgehauen“ sei. Sie selbst konnte sich nicht an ihn erinnern.

Später heiratete die Mutter erneut. Doch der zweite Mann erwies sich als nicht viel besser als der erste. Auch er neigte zum Trinken, und sie bekam häufig Schläge, wenn der Stiefvater getrunken hatte. Manchmal wurde er auch zudringlich. Dazu kam eine bedrückende Armut.

Ab dem zwölften Lebensjahr setzten bei Margit Kopfschmerzen ein. Erst gelegentlich, dann immer häufiger und nach einigen Jahren praktisch jeden Tag. Trotzdem schaffte sie es später, eine Ausbildung als Friseurin abzuschließen.

Als sie einen sympathischen jungen Mann kennenlernte, zog sie kurze Zeit später mit ihm zusammen und heiratete 18-jährig, froh, ihr Elternhaus verlassen zu können. Über einige Jahre hatte sie eine gute Zeit. Sie bekam zwei gesunde Kinder und das Leben mit ihrem Mann war ausgeglichen und ruhig. Als die Kinder in die Schule gekommen waren, konnte sie in ihrem Beruf wieder mit der Arbeit beginnen. Doch nach einigen Jahren gab es in der Arbeitsstelle Schwierigkeiten. Sie fühlte sich von einer neuen Chefin abgelehnt, der Arbeitsdruck nahm zu, Pausen konnte sie kaum noch machen. In dieser Zeit traten dann erste Migräneattacken auf, und auch die Dauerkopfschmerzen meldeten sich zurück.

Sie versuchte, sich zusammenzureißen und trotz Migräne oder Kopfschmerzen zur Arbeit zu gehen. Sie wollte ihre Arbeitsstelle nicht verlieren. Doch ihr Gesundheitszustand verschlechterte sich. Schmerzen traten erst im Rücken, später auch in Armen und Beinen und schließlich „überall“ auf. Obwohl sie abends todmüde zu Bett ging, wachte sie bereits um 3 Uhr wieder auf und konnte keinen Schlaf mehr finden.

Ihr Hausarzt, dem sie die Beschwerden schilderte, verschrieb ihr Massagen und Medikamente. Als beides nicht wirkte, empfahl er ihr eine Reha-Maßnahme wegen eines FMS. Der Antrag wurde mehrfach abgelehnt.

In der Folgezeit wurde sie von weiteren Ärzten behandelt. Doch Schmerzen und Abgeschlagenheit wurden schlimmer statt besser. Aufgrund der sich häufenden Arbeitsunfähigkeiten war die Stimmung bei der Arbeit kaum noch erträglich. Dazu kamen häufige Streitereien mit ihrem Mann. Irgendwann hatte sie das Gefühl, nicht mehr zu können. Sie hatte morgens nicht die Kraft aufzustehen, fühlte sich ausgebrannt, leer, hatte zu nichts mehr Lust und fühlte innerlich gar nichts mehr. Alles erschien ihr sinnlos. Sie wollte nicht mehr weiterleben. Ein Psychiater diagnostizierte schließlich eine Depression.

Vieles, was über den Zusammenhang von Schmerz und Angst ausgeführt wurde, gilt auch für Schmerz und Depression. Beide Bereiche überlappen sich nicht nur, sondern haben auch die Tendenz, sich gegenseitig zu verstärken. Zudem können depressive Symptome mit Ängsten und Schmerzen gepaart auftreten.

Depressionen haben viele Ursachen. Bei Fibromyalgiepatienten liegen häufig kindliche Belastungen, anhaltende Schmerzen/körperliche Beschwerden sowie soziale und private Belastungen gleichzeitig vor. Doch die depressive Episode kommt meist erst zum Ausbruch, wenn keinerlei Hoffnung auf Besserung besteht. Wenn „alles“ versucht wurde und kein „Licht am Ende des Tunnels“ zu erkennen ist. Die darauf folgende Reaktion kann als eine Art „Totstellreflex“ verstanden werden. Die Realität wird als so schrecklich empfunden, dass es besser ist, lieber nichts, als das unerträgliche Elend zu empfinden.

Es ist, als werde die „emotionale Hauptsicherung“ abgeschaltet. Diese dramatische Reaktion kann als Schutz vor einer nicht mehr zu bewältigenden Belastung verstanden werden. Das Innere versucht zu überwintern, bis sich die Lage vielleicht einmal ändert.

In der klinischen Praxis bessern sich solche Depressionen rasch, sobald Hoffnung aufkeimt. Am schnellsten geht das, wenn tatsächliche Besserungen eintreten. Wenn also Patienten im Rahmen einer multimodalen Therapie erkennen, dass ihre Beschwerden nachlassen, lässt mit den Schmerzen in aller Regel auch die depressive Grundhaltung zügig nach.

Erschöpfung

Niemand geht abends kerngesund ins Bett und wacht morgens mit einem Fibromyalgiesyndrom auf. FMS ist immer der Endpunkt einer langfristigen Entwicklung, die sich manchmal über Monate, meist jedoch über Jahre oder Jahrzehnte hinzieht. Diese Aussage gilt insbesondere für die Erschöpfung, die bei einem Teil der Patienten fast so quälend ist wie die Schmerzen. Das Gefühl der Abgeschlagenheit beginnt meist erst nach langjähriger Krankheit und bei ausgeprägten Beschwerden. Nicht selten tritt es vor allem auf, wenn die Betroffenen kaum noch Hoffnung auf eine Besserung verspüren. Mischungen mit Depressionen sind dementsprechend verbreitet.

Das, was die Betroffenen empfinden, lässt sich kaum mit dem Gefühl vergleichen, das jedermann nach einem anstrengenden Tag empfindet. Wer unter einem ausgeprägten Erschöpfungssyndrom leidet, der liegt in schweren Fällen fast nur noch im Bett oder auf der Couch. Sogar nach 12 Stunden Schlaf ist keine Erholung erkennbar. Jede noch so kleine Anstrengung kostet ungeheure Mühe. Oft wird für das Erschöpfungsgefühl auch der Begriff „Fatigue" (franz. für Müdigkeit) verwendet. Damit wird in Deutschland vor allem die Abgeschlagenheit nach einer Krebserkrankung bezeichnet. In anderen Ländern gibt es diese Einschränkung nicht.

Neben dem allgemeinen Erschöpfungsgefühl liegen meist noch andere Symptome vor, wie Schmerzen, Konzentrationsstörungen, Interesselosigkeit, grippeähnliche und zahlreiche weitere Symptome aus dem hier in diesem Buch beschriebenen Formenkreis. Dominiert die Erschöpfung gegenüber den Schmerzen, wird oft auch von einem chronischen Erschöpfungssyndrom (CFS, Chronic Fatigue Syndrome) gesprochen. Es gibt erhebliche Überschneidungen zum Fibromyalgiesyndrom.

So quälend die Erschöpfungsbeschwerden sind, so schwierig sind sie zu behandeln. Eine eindeutig wirksame medikamentöse Therapie ist nicht bekannt. Aus meiner Sicht handelt es sich bei der Erschöpfung eher um Folgezustände unterschiedlicher Belastungen. Eine Besserung ist allerdings wahrscheinlich, wenn es gelingt, diese erfolgreich zu behandeln.

Die Therapie sollte sich also vor allem auf die Ursachen richten: chronische Schmerzen, Schlafstörungen, funktionelle Störungen, ungelöste seelische oder soziale Konflikte, Meidungsverhalten, Verlust von Fähigkeiten usw. Mit anderen Worten: Eine spezifische Therapie der Erschöpfung kann ich nicht erkennen. Sehr viel sinnvoller ist es, die folgenden allgemeinen therapeutischen Strategien zu verfolgen, um die zugrunde liegenden Störungen gezielt zu behandeln.

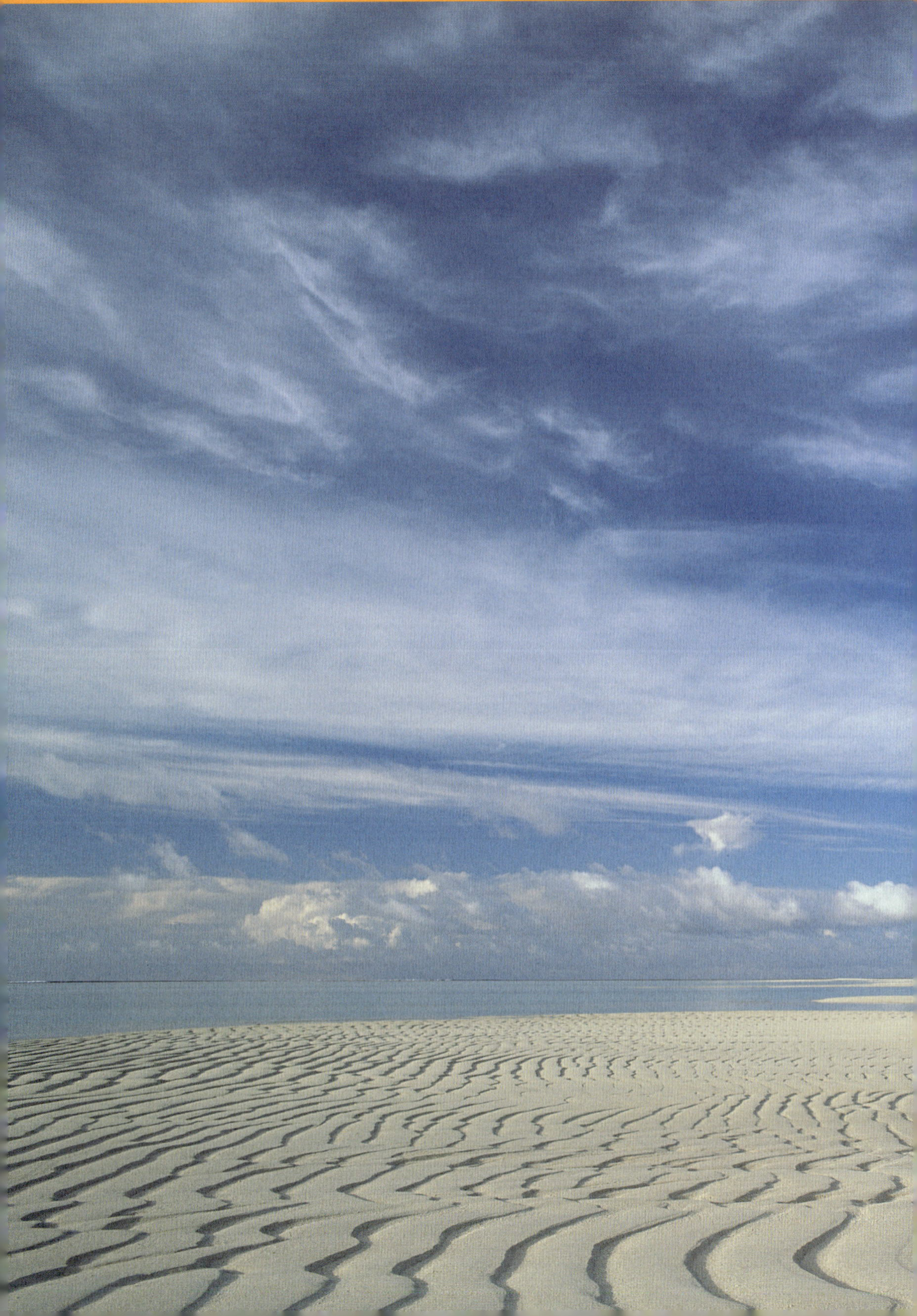

Therapie

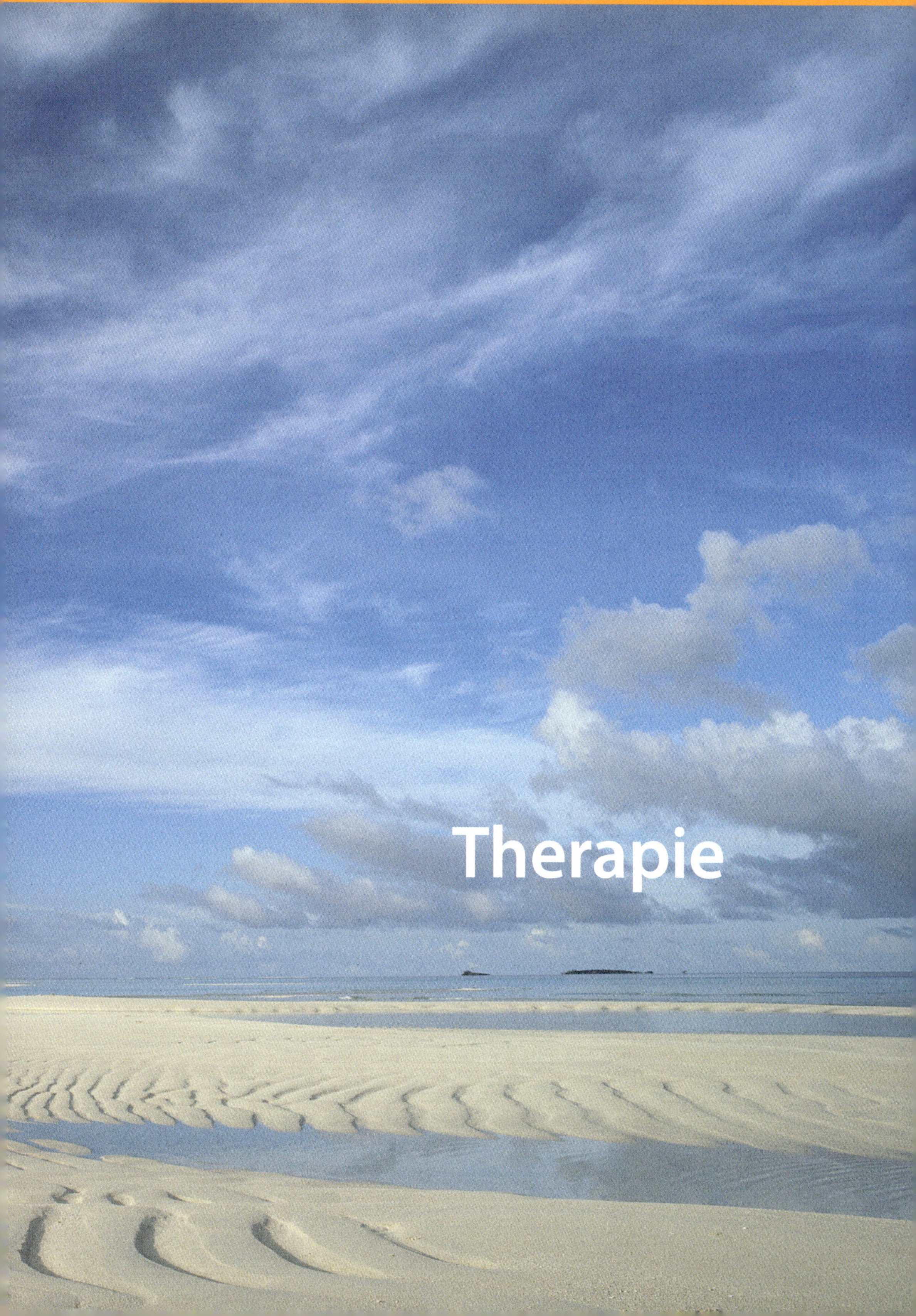

Teil 4: Therapie

In den vergangenen Kapiteln dürfte deutlich geworden sein, dass FMS weit mehr ist als nur ein Schmerzsyndrom. Der Schmerz ist nur Teil einer allgemein erhöhten Sensibilität gegenüber Außen- und Innenreizen. Diese und die körperliche Antwort auf die erlebte Bedrohung bilden den Kern des Krankheitsbilds. Je nach Stadium und Ausmaß der Erkrankung können praktisch alle Sinnesqualitäten von der Reizschwellensenkung betroffen sein. Bei den Außenreizen sind das eine erhöhte Empfindlichkeit gegen Lärm, Licht, Kälte, und Wärme (auch gleichzeitig), Berührung, Geruch oder Geschmack.

Durch die erhöhte Sensibilität der Sensoren für den Körper (Propriozeption) kann praktisch jede Körperregion Beschwerden verursachen. In der Folge kommt es zu Funktionsstörungen des vegetativen Nervensystems. Verbreitet ist die vermehrte Auslösung von Schutzreflexen. Betrifft die Schwellensenkung beispielsweise den Magen-Darm-Trakt, äußerst sich dies als Reizmagen- oder Reizdarmsymptomatik. Die entsprechenden Schutzreflexe sind Erbrechen oder Durchfall bzw. deren Vorstufen wie Übelkeit und vermehrte Darmgeräusche und Blähungen.

Ein anderes Beispiel der vermehrten Wahrnehmung von Innenreizen ist die gesteigerte Sensibilität gegenüber dem Herzschlag, der Atmung, der Blase, dem Gleichgewicht, dem Blutzucker und weiteren Signalen. Die entsprechenden Beschwerden sind in den vorausgegangenen Kapiteln dargestellt worden. Nicht selten liegt ein Teufelskreis vor. Durch die hohe Sensibilität verändert sich die Tätigkeit der betroffenen Körperregion (z.B. Durchfall, vermehrtes Wasserlassen), was wiederum Angst auslöst und eine Fokussierung der Aufmerksamkeit nach sich zieht. Doch welcher biologische Sinn steckt hinter der erhöhten Sensibilität? Die Antwort liegt auf der Hand: Es ist ein erhöhter Wachsamkeitszustand, das Bemühen, den Körper vor einer realen oder vermuteten Gefahr zu warnen.

Die gesteigerten Sinneswahrnehmungen sollen vor Bedrohungen schützen. Dementsprechend gehört die Angst in aller Regel zum Beschwerdekomplex des Fibromyalgiesyndroms. Angst und Schmerz sind eng verbunden. Es gibt Überlegungen, Angst als die emotionale Vorwegnahme des Schmerzes zu verstehen, d.h. Angst tritt dann auf, wenn am Ende ein Schmerz droht. Wie dem auch sei – die Angst warnt deutlich früher als der Schmerz. Sie wird bereits bei einer *drohenden* Gefahr ausgelöst.

Gemeinsames Ziel von Schmerz, Angst und gesteigerter Wahrnehmung sind der Schutz und die Meidung von Gefahren. Dabei reicht die Spannweite vom reflektorischen Zurückziehen der Hand von der heißen Herdplatte bis zur Meidung als bedrohlich erlebter sozialer Situationen wie etwa Menschenansammlungen. Auch die Schlafstörungen, ein wesentlicher Teil der Beschwerden bei Fibromyalgie, können als Bestandteil der inneren Absicherung verstanden werden. Im Schlaf sind wir Menschen hilflos – in früheren Zeiten waren wir leichte Beute für wilde Tiere und menschliche Feinde. Ein leichter Schlaf mit häufigem Aufwachen ist die optimale nächtliche Reaktionsweise auf eine tatsächlich bedrohliche Welt.

Man kann noch einen Schritt weiter gehen und das Fibromyalgiesyndrom als Anpassungsreaktion verstehen. Diese „Super-Sensibilität" könnte eine perfekte Adaptierung an eine bedrohlich erlebte Außenwelt sein, bei der es unklar ist, woher die Gefahr droht. Die Ursituation bestünde darin, dass sich ein Mensch nachts alleine im Urwald aufhält! Er weiß, dass überall Gefahren lauern: Raubtiere, Schlangen, Insekten, feindliche Eingeborene; doch es ist unklar, wo und wann sie zuschlagen werden. Maximale Sinnesschärfe ist die beste aller Reaktionsweisen. Ein ungestörter Tiefschlaf, auch das wird in diesem Bild klar, wäre alles andere als lebensverlängernd!

Kompliziert wird die Lage, wenn Gefahren nicht nur von außen, sondern auch von innen her drohen. Infektionen, Würmer, Parasiten, Krankheiten – vieles kann den Körper schädigen. Auch hier ist die gesteigerte Aufmerksamkeit ein grundsätzlich sinnvolles Verhalten. Dennoch, so mag man einwenden, ist die erhöhte Aufmerksamkeit bei Fibromyalgie doch ungeheuer übertrieben. Das ist zweifellos richtig. Dabei ist zu bedenken, dass ein fehlender Alarm im Verlauf der menschlichen Entwicklungsgeschichte weitaus drastischere Konsequenzen hatte als ein Fehlalarm. Letzterer kostete höchstens ein paar Dutzend Kalorien, die sich unsere Vorfahren hätten sparen können. Doch entspannt und gelassen eine Gefahr zu ignorieren, wäre sie weitaus teurer zu stehen gekommen. Die als bedrohlich erlebte Lage führt zu einer allgemeinen Einstellungsreaktion des Körpers, die als „Stressreaktion“ (siehe Seite 45) bezeichnet wird. Blutdruck und Puls steigen, die Atmung vertieft sich und die Muskelspannung nimmt zu. Organe, die für Kampf oder Flucht nicht gebraucht werden (z.B. Magen-Darm-Trakt, Immunsystem), werden heruntergefahren.

Wie erwähnt, ist dies eine optimale Strategie zum kurzfristigen Überleben. Doch wenn der Körper dauerhaft im Zustand der maximalen Sensibilität und Alarmbereitschaft verbleibt, wird es ausgesprochen anstrengend. Das spüren auch die Betroffenen. Wer nicht nur eine Nacht im Urwald so verbringt, sondern jeden Tag mit einer erhöhten Aufmerksamkeit und Anspannung durchs Leben geht, wird nach Wochen, Monaten oder Jahren zunehmend unter Abgeschlagenheit, Müdigkeit und Erschöpfung leiden. Diese Erschöpfungssymptomatik („Fatigue“) verstehe ich also als Folge von Daueranspannung und Aufmerksamkeit. Nach jahrelangen Beschwerden kann dann die Erschöpfung fast genauso quälend werden wie der Schmerz. Doch was ist gegen die Symptomatik zu tun? Darum geht es in diesem Therapieteil. Beginnen wir mit dem, was häufig versucht wird, jedoch selten funktioniert.

Erfolglose Therapien

Überforderung

Praktisch alle Patienten, die unter einem Fibromyalgiesyndrom leiden, kennen den Rat „Treiben Sie Sport!“ oder „Gehen Sie ins Fitnessstudio!“. Nun ist dies grundsätzlich keine schlechte Empfehlung, da viele Betroffene infolge der Schmerzen eine geringere körperliche Leistungsfähigkeit aufweisen. Warum also nicht Sport als Therapie? Die allermeisten Patienten raffen sich tatsächlich irgendwann auf und versuchen es über einige Wochen mit Gewichten, Fitnessgeräten, Crosstrainern und Laufbändern. Klagen sie dann über Muskelkater und Gelenkschmerzen, erklärt ihnen ein

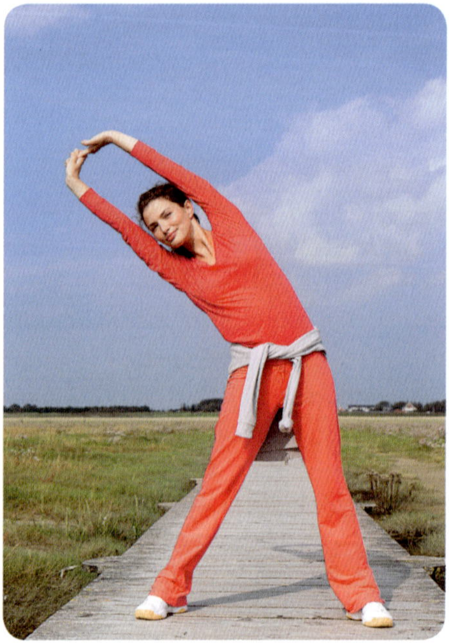

muskulöser und gut gelaunter Trainer, das sei völlig normal und würde ganz von alleine wieder verschwinden.
Doch da irrt er sich! Während es bei den anderen Trainingspartnern von Woche zu Woche bergauf geht, treten Fibromyalgiepatienten meist auf der Stelle. Schlimmer noch, die Beschwerden nehmen zu, je konsequenter sie das Studio aufsuchen. Bei manchen geht es mit der Fitness sogar stetig bergab.

Der Grund für den fehlenden Erfolg ist leicht zu erklären. Sport bedeutet eine erhöhte Belastung von Muskeln und Gelenken. Durch das Training wird der Körper infolge der niedrigen Reizschwelle mit Signalen überflutet. Während der Aktivität selbst kann das noch erfolgreich ausgeblendet werden, da die Schmerzschwelle durch die Aktivität angehoben wird. Doch in der folgenden Nacht oder am nächsten Tag melden sich die Muskeln umso deutlicher.

Ähnliches gilt für andere starke Reize, z.B. kräftige Massagen, Kältereize, grobe Nahrung, laute Geräusche, intensive Gerüche, grelles Licht, die Anwesenheit von vielen Menschen usw. Wer sich diesen starken Signalen aussetzt, fühlt sich überstimuliert und überfordert. Gehen Fibromyalgiepatienten in eine orthopädische Rehaklinik, die mit dem Krankheitsbild nicht ausreichend vertraut ist, kommt es nicht selten zu einer Verschlechterung der Symptome. Die meist überdosierten Anwendungen führen zu einem weiteren Absinken der Reizschwelle – die Patienten sind frustriert und enttäuscht.

Schonung: Die Prinzessin-auf-der Erbse-Lösung

Wenn Sport nicht hilft, vielleicht wäre dann das Gegenteil, die Schonung, besser? Tatsächlich stellen alle Betroffenen nach kurzer Zeit fest, dass es ihnen nirgendwo besser geht als auf der Couch oder im Bett. Gerade bei massiv erniedrigter Reizschwelle erscheint die Schonung als einzig praktikable Lösung. Diese Art der „Therapie“ ist nachvollziehbar.

Solange keine stärkeren Reize vorhanden sind, können diese auch bei niedrigster Schwelle nicht irritierend wirken. Durch die Schonung kommt es meist unmittelbar zu einem Nachlassen der Beschwerden. Die Symptome gehen zwar nicht vollständig weg, aber sie werden erträglicher.

Schonung kennt viele Gesichter:

- Verzicht auf Sport und Bewegung
- Vermeidung von Menschenansammlungen und Gesellschaft
- Vermeidung von Kälte durch sehr warme Kleidung, sehr warme Zimmertemperatur
- Vermeidung von lauten Geräuschen
- Vermeidung von intensiven Gerüchen
- Verzicht auf Kino, Theater
- Vermeidung von gleichzeitigen Eindrücken

Leidet jemand über längere Zeit unter einem Fibromyalgiesyndrom, dann erfolgt in aller Regel ein mehr oder minder ausgeprägter Rückzug. Doch dieser hat seinen Preis, das musste schon die Prinzessin auf der Erbse feststellen. Zwar schlief sie auf zwei Matratzen deutlich besser als auf einer. Aber die Freude über diesen Erfolg hielt nicht lange an. Ihre Sensibilität nahm weiter zu. Und so wurden immer mehr Matratzen notwendig.

Dauerhafte Schonung senkt nicht nur die Reizschwelle, es gehen auch Fähigkeiten verloren. Das reicht von körperlichen Prozessen (z.B. Muskelkraft) bis hin zu sozialen Kompetenzen (z.B. in sozialen und beruflichen Kontakten). Nach längerer Meidung auf vielen Gebieten wird man leicht überfordert, was dann mit Rückzug beantwortet wird. Dies ist einer der Teufelskreise des Fibromyalgiesyndroms.

Am Ende steht dann die Sehnsucht nach einer einsamen Insel, einem endlosen Urlaub in warmen Gefilden. Je länger das Krankheitsbild anhält, desto stärker vermischt sich der eigentliche Kern der Erkrankung (Schwellensenkung) mit dessen Folge (Rückzug und Kompetenzverlust). Während am Anfang der Entwicklung der Rückzug zu einer Entlastung von Schmerzen und Abgeschlagenheit führt, wird er später zu einer wesentlichen Ursache der erhöhten Sensibilität.

Kurz: Rückzug und Schonung sind die häufigsten Versuche, die Beschwerden zu lindern. Doch das, was kurzfristig durchaus hilfreich ist, wird langfristig zu einer Hauptursache für die Hartnäckigkeit der Beschwerden. Um keine Missverständnisse aufkommen zu lassen: Schonung und Rückzug sind im Falle von akutem Schmerz oder einer Verletzung äußerst sinnvoll. Bei chronischem Schmerz und bei anhaltender Überempfindlichkeit führt dieses spontane Verhalten allerdings in die Sackgasse.

Fallgeschichte

Edgar, ein etwas untersetzter Mann Mitte 40, war sehr sportlich gewesen. Vor allem liebte er das Tauchen. Er war damit überaus erfolgreich und drang in Tiefen bis zu 100 Metern hinab. Auch vor dem Tauchen in eiskalten Gebirgsseen schreckte er nicht zurück. Während einer partnerschaftlichen Krise bemerkte er überrascht, dass er vermehrt zum Frieren neigte, was ihm zuvor unbekannt gewesen war. Er bekam buchstäblich „kalte Füße". Edgar machte das, was vermutlich die meisten Menschen täten: Er zog sich wärmer an. Doch das Frieren wurde nicht besser. Im Gegenteil – es wurde deutlich schlimmer. Er gewöhnte sich an dickere Kleidung, ging nicht mehr so oft an die frische Luft und machte weniger Sport im Freien. Gleichzeitig musste er auf das Tauchen verzichten, da es ihm auch im Schutzanzug zu kalt war.

Im Verlauf von mehreren Jahren nahm Edgars Kälteempfindlichkeit immer weiter zu. Am Ende sah er sich gezwungen, selbst im Hochsommer lange Unterhosen, dicke Pullis und oft genug darüber noch einen Anorak zu tragen. Sogar bei 30° C Sommerhitze war ihm alles zu kalt. Im Winter versuchte er, das Haus möglichst nur in Ausnahmesituationen zu verlassen, da er die „unerträgliche" Kälte um den Gefrierpunkt nicht mehr tolerieren konnte. Die Folgen für Beruf und soziale Beziehungen lassen sich leicht ausmalen. *(Fortsetzung auf Seite 198).*

Sinnvolle Therapieverfahren: Anhebung der Reizschwelle

Weder Überforderung noch Meidung führen bei der Therapie weiter. Erfolg versprechend ist ein anderer Weg. Körper und Geist befinden sich bei chronischem Schmerz in einem Ausnahmezustand. Eine andauernde Bedrohung wird vermutet, und dementsprechend ist höchste Aufmerksamkeit folgerichtig. Das heißt: Die gesteigerte Sensibilität ist weder „Krankheit" noch „verrückt", sondern eine konsequente Einstellungsreaktion auf eine angenommene Bedrohung.

Auch wenn dieser Gedanke nun schon mehrfach geäußert wurde, scheint es mir wichtig, erneut deutlich zu machen, dass es das innere Warnsystem „eigentlich" gut meint. Es gibt sein Allerbestes, um den Menschen vor einer vermuteten Gefahr zu schützen. Diese Bedrohung gibt es objektiv betrachtet zwar nicht, entsprechende Signale werden aber aufgrund der Schwellensenkung tatsächlich wahrgenommen. Therapeutisch kommt es nun darauf an, das Gefühl der körperlichen und seelischen Bedrohung zu reduzieren und die übersteigerte Sensibilität und Daueranspannung wieder „herunterzufahren".

Nun nutzt es schlichtweg nichts, einem Betroffenen mitzuteilen, er sei ja keineswegs bedroht, das Ganze „bilde er sich nur ein". Damit tatsächlich ein Wandel eintreten kann, ist es notwendig, hautnah neue Erfahrungen zu machen. Die betroffenen Personen müssen in möglichst vielfältiger Weise erfahren, dass von Druck, Berührung, Wärme, Kälte, Muskelreizen, den inneren Organen genauso wenig wie von Lärm, Licht, Geruch usw. irgendwelche Gefahren ausgehen. Wenn diese beruhigenden Erlebnisse möglichst oft gemacht werden, lässt das Bedrohtheitsgefühl nach und der Körper kann es sich erlauben, die Reizschwelle nach oben zu verstellen, d.h. weniger empfindlich zu werden. Kurz: Je häufiger die Welt und der eigene Körper als sicher wahrgenommen werden, desto weniger achtsam muss das innere Warnsystem ein.

Sensitivierung und Habituation

Bei den Symptomen und Syndromen, die in diesem Buch dargestellt wurden, ist die erhöhte Sensibilität der Nerven und des Wahrnehmungsapparats wesentlich für deren Entstehung. Der Prozess sich steigernder Empfindsamkeit wird medizinisch als „Sensitivierung" bezeichnet. Eine gewisse Sensitivierung entsteht schon, wenn man sich kräftig am Bein stößt. Doch mit dem instinktiven Reiben der verletzten Stelle beruhigt sich das irritierte System rasch. Es war offenbar doch nicht so schlimm wie anfangs gedacht.

Anders verhält es sich, wenn Reize immer wieder auftreten und vor allem, wenn diese mit Angst gepaart sind. Dann kommt es zur einer erheblichen Zunahme der Reizempfindlichkeit, die Nerven werden sensibler und die Reizschwelle sinkt. Diese Prozesse wurden im Verlauf der bisherigen Darstellungen ausführlich geschildert (siehe Seite 76 „Wind-up").

Bezüglich der Sensitivierung sind besonders zwei Erkenntnisse interessant:

- Sensitivierung ist grundsätzlich nicht reizspezifisch, d.h. die Erregung eines Bereichs kann einen anderen überempfindlich machen. Betroffene Patienten kennen das nur zu gut. So können Kälte, Feuchtigkeit, Lärm oder Bauchschmerzen beispielsweise zu vermehrten Muskelschmerzen führen.
- Sensitivierung neigt zur Ausbreitung. Dies gilt grundsätzlich und kann als Sicherheitsmaßnahme verstanden werden. Angenommen, Sie begegnen beim Spaziergang einer Giftschlange, so werden Sie in der Folge dazu tendieren, sämtliche schlangenähnlichen Strukturen auf dem Boden (z.B. Stöcke) als bedrohlich anzusehen. Oder: Wenn irgendwo eine Kofferbombe gefunden wurde, ist man auf der sicheren Seite, wenn man in sämtlichen Koffern Bomben vermutet. Auch beim FMS neigen Beschwerden zur Ausbreitung. Dies kann örtlich (am Anfang lokal, dann überall), zeitlich (am Anfang gelegentlich, dann immer) oder in Bezug auf die Sinnesorgane sein (am Anfang nur Schmerzen, dann eine allgemeine Reizüberempfindlichkeit).

Habituation (Gewöhnung) ist das Gegenteil von Sensitivierung. Sie spielt im Alltag eine enorme Rolle. Ständig lernen wir, unwichtige Signale auszublenden, um nicht durch Reize überfordert zu werden. Wer in der Nähe einer Bahnlinie wohnt, der kann sich sogar an die vorbeidonnernden Züge gewöhnen. Im manchen Fällen geht das so weit, dass es den Lärmgeplagten gelingt, nachts weiterzuschlafen, sofern der Zug nach Fahrplan verkehrt. Eine innere Instanz sagt dann: „Aha, wie immer, der 2.34-Uhr-Zug. Nichts Besonderes! Du kannst weiterschlafen!" Ein Zug außerhalb der gewohnten Zeiten lässt den Schläfer aber schlagartig aufwachen.

Die Habituation folgt anderen Gesetzmäßigkeiten:

- Sie ist reizspezifisch. Wer sich daran gewöhnt hat, dass ein bestimmtes Geräusch ungefährlich ist, kann auf ein anderes mit hochgradiger Aufmerksamkeit reagieren. Zurück zum Beispiel mit der Schlange: Um nach der einmaligen Begegnung wieder zu einer inneren Sicherheit zurückzufinden, ist es nötig, sämtliche Merkmale von ungiftigen Schlangen zu erlernen. Wie unterscheidet sich ein Stock, eine Blindschleiche oder ein Lampenkabel von einer Kreuzotter? Bezüglich des FMS hat diese Regel erhebliche therapeutische Konsequenzen. Es genügt in aller Regel nicht, eine bestimmte Symptomatik (z.B. Schmerzen, Reizdarmsymptomatik) zu bessern, sondern es ist nötig, möglichst die gesamte Palette der Überempfindlichkeiten zu behandeln.
- Habituation ist nicht reaktionsspezifisch. Wenn erfolgreich gelernt wurde, dass z.B. Kälte keine Schmerzen mehr verursacht, wird damit die Schmerzverstärkung durch Bewegung keineswegs besser. Sensitivierung und Habituation sind die beiden Grundprinzipien im Umgang mit Informationen. Während die Sensitivierung dafür sorgt, dass wir bedrohliche Signale auf keinen Fall übersehen, sorgt die Habituation für den Schutz vor der Reizüberflutung. Unnötige Signale können lästig sein, übersehene aber tödlich! Daher geht die Sensitivierung schneller als die Habituation und deswegen ist die Therapie des FMS komplex. Der Körper braucht also gute, wiederholte und umfassende Gründe, eine Sensitivierung zu „verlernen". Diese Maßnahmen werden „multimodale Therapie" genannt. Man könnte sie auch als „multisensorische Habituation" (eine Gewöhnung vieler Sinne) bezeichnen.

Erfahrungsregeln

So weit einige grundsätzliche Überlegungen zur Therapie. Es gelten dabei bestimmte Erfahrungsregeln:

- Je ausgeprägter die Angst und die Schmerzen sind, desto langsamer und vorsichtiger sollten die Therapieschritte erfolgen. Bei der körperlichen Berührung kommt es in solchen Fällen darauf an, dass der Therapeut jeden Schritt minutiös mit dem Patienten abstimmt. Was ist wohltuend und was nicht? Was macht Angst, was nicht? Eine Behandlung aufs Geratewohl oder nach der 08/15-Methode ist bei hoher Sensibilität noch schlechter als gar keine Therapie.
- Um eine „Neuprogrammierung" der Schmerzverarbeitung zu erreichen, sind wiederholte Erfahrungen nötig. Dies ist so ähnlich wie beim Vokabellernen. Daher sind Verfahren, die gleichförmige und rhythmische Methoden verwenden, oft hilfreich. Aus demselben Grund sind intensivierte Therapien, z.B. mit täglichen Behandlungen, anfänglich sinnvoll.

- Lernen braucht Sicherheit. Wer sich in der Therapie als bedroht empfindet, kann sich nicht auf das Wagnis einer neuen Erfahrung einstellen. Dann wird im Gegenteil die Aufmerksamkeit eher erhöht und die Beschwerden nehmen folgerichtig zu. Daher müssen die Therapeuten berechenbar und verlässlich sein.
- Die Schwellensenkungen in den verschiedenen Sinnesqualitäten beeinflussen einander gegenseitig. Dauerhafter Schmerz beispielsweise macht empfindlich für Lärm, Kälte, Berührung usw. Dies gilt auch umgekehrt.

Durch eine Reduktion der Kälteempfindlichkeit wird etwa der Schmerz erträglicher. Daher verstärken sich Therapien gegenseitig, die auf eine Anhebung der verschiedenen Reizschwellen zielen. Dies ist einer der wesentlichen Gründe für die Anwendung der multimodalen Therapie.

- Rücksicht auf die hohe Empfindsamkeit und die Ängste von Betroffenen bedeuten jedoch nicht, zu meiden oder zurückzuweichen. Es gilt, Mut zu machen, langsam und in kleinen Schritten verlorenes Terrain wieder zurückzugewinnen. So haben die meisten unserer Patienten große Bedenken bei der Kältekammer (-80° C) und würden diese Therapie gerne auslassen. Wenn es jedoch gelingt – anfangs in Begleitung – diese Angst zu überwinden, wird die extreme Situation zu einer befreienden Erfahrung. Tatsächlich ist die Eiseskälte bei Weitem nicht so bedrohlich wie erwartet. Solche Erfolge öffnen den Weg zu weiteren Schritten.

Therapieverfahren

Auf den folgenden Seiten geht es nun um einzelne geeignete Therapieverfahren, die bei Fibromyalgie und verwandten Beschwerdebildern eingesetzt werden können. Es sind Methoden, die sich in der Praxis bewährt haben. Allerdings ist diese Liste weder vollständig noch erschöpfend. Letztlich sind alle Behandlungsstrategien sinnvoll, die in den Rahmen der obigen Überlegungen passen.

Selbsthilfe

Bei kaum einem Krankheitsbild ist die Selbsthilfe so wesentlich wie beim Fibromyalgiesyndrom. Sie ist nicht nur in sich hilfreich, sondern stärkt gleichzeitig das Selbstbewusstsein und das Empfinden für die eigene Kraft, was in der Wissenschaft als „Selbstwirksamkeit“ bezeichnet wird. Therapie und Selbsthilfe widersprechen sich nicht, sondern ergänzen sich gegenseitig. Bei Fibromyalgie ist eine Therapie ohne eigene Bemühungen nicht denkbar. Und das gilt vor, während und nach einer Behandlung.

Entspannungstechniken

Techniken wie autogenes Training, progressive Muskelrelaxation oder Meditation sind feste Bestandteile der Behandlung in den meisten Rehakliniken. Sehr viele Menschen haben dies einmal gelernt und praktizieren es im Alltag – nicht! Es fehlt meist an Zeit oder Durchhaltewillen.

Entspannungstechniken werden aus meiner Sicht in ihrer Wirksamkeit gleichzeitig über- und unterschätzt. Sie sind überschätzt, wenn man erhofft, durch regelmäßiges Üben Schmerzfreiheit zu erlangen. Die Studienergebnisse sind hier enttäuschend. Sie werden daher auch nicht in der deutschen Leitlinie empfohlen.

Auf der anderen Seite stellen sie dennoch ein notwendiges Element im Rahmen eines größeren Therapiekonzepts dar. Auf sie zu verzichten, würde ihre Wirksamkeit unterschätzen. Daher ist es sehr empfehlenswert, eine Methode zu erlernen, die den eigenen Vorlieben am nächsten kommt. Und sie sollte im Alltag praktikabel sein. Langwierige Vorbereitungen oder eine lange Dauer der Übungen werden einem regelmäßigen Training im Weg stehen. Es ist besser, täglich regelmäßig wenige Minuten eine Entspannungstechnik zu praktizieren als in großen Abständen eine halbe oder ganze Stunde. Häufig kommt eine dieser Methoden zum Einsatz:

- Das autogene Training wurde von dem deutschen Psychiater Johannes Heinrich Schultz in den Dreißigerjahren des 20. Jahrhunderts entwickelt. Es arbeitet mit wiederkehrenden, formelhaften Wendungen wie „rechter Arm ganz schwer“ oder „Atmung ruhig und regelmäßig“. Es zählt zu den am häufigsten gelehrten Methoden.
- Der amerikanische Arzt Edmund Jacobson entwickelte zur selben Zeit die

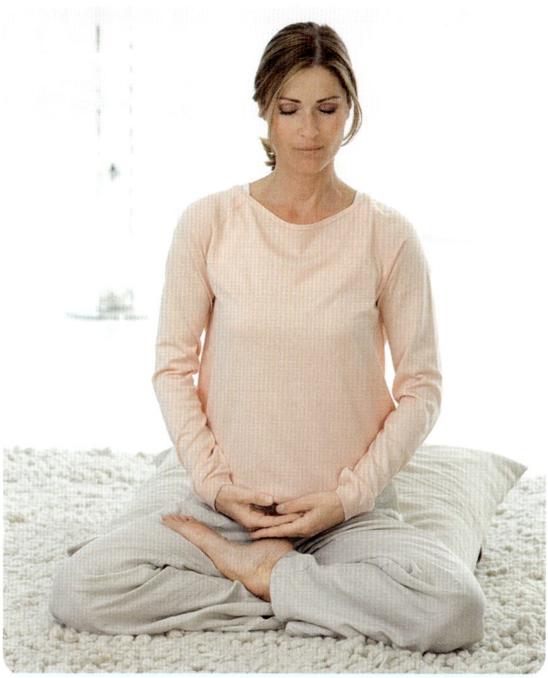

progressive Muskelrelaxation. Dabei werden einzelne Muskelgruppen erst angespannt und dann wieder entspannt. Gleichzeitig richtet sich die Achtsamkeit auf den Moment der Entspannung und führt so zu einer größeren Gelöstheit.
- Aus einer fernöstlichen Tradition kommt die Meditation. Sowohl im Buddhismus als auch im Hinduismus

ist sie ein wichtiger Schritt, um der Erleuchtung näherzukommen. Sie wird heute in vielfältiger Weise praktiziert, abgewandelt auch in nichtreligiösem Zusammenhang.

- Achtsamkeitsübungen können gleichfalls ausgesprochen hilfreich sein. Dabei richtet sich die ungeteilte Aufmerksamkeit auf einen bestimmten Bereich der Wahrnehmung. Am bekanntesten ist das stille Sitzen. Aber auch das bewusste Gehen, das ruhige Atmen, die Ausführung bestimmter konzentrierter Übungen, das eingehende Betrachten eines Gegenstands, das bewusste Hören einer Musik und vieles mehr können sich beruhigend auf die Gemütslage auswirken.
- Für viele Menschen sind Fantasiereisen ein wunderbarer Weg, um sich in kurzer Zeit vom Alltag zu distanzieren. Es kann sich um fertige Geschichten handeln, z.B. von einer CD, oder auch um selbst erzählte Geschichten, ähnlich wie vielleicht beim Einschlafen.
- Atemtechniken können ein äußerst wirksamer Weg zur Entspannung und zu innerer Ruhe sein. Sie sind insbesondere für Menschen empfehlenswert, die zur akuten oder chronischen Hyperventilation neigen (siehe Seite 167).
- Das stille Sitzen und die Ruhe sind nicht für alle Menschen gleichermaßen hilfreich. Auch in der Bewegung liegt sehr viel Potenzial für die Entspannung. Das kann das bereits erwähnte bewusste Gehen sein oder auch meditatives Joggen. Gerade für Männer ist diese Form der entspannten Bewegung oft ein guter Weg, Stress erfolgreich abzubauen.
- Auch die Hypnose sei in diesem Zusammenhang erwähnt. Die hohen Erwartungen, die sich manchmal mit der Hypnose verbinden, sind jedoch durch die bisherigen Untersuchungen nicht abgedeckt. Die Wirksamkeit der Suggestivmethode gilt bei FMS als eher gering.

Welche Technik auch immer man wählt, es empfiehlt sich, dies eine Zeit lang regelmäßig zu üben. In einer Gruppe, z.B. im Rahmen eines Kurses, geht das anfänglich oft leichter. Entspannungstechniken zu erlernen, ist kein Selbstzweck. Sie sollen als Methode dienen, um in Phasen der seelischen Belastung, Unsicherheit oder bei Schmerzen das innere Gleichgewicht wiederherzustellen. Wenn also Rückenschmerzen jemanden besonders quälen, dann kann ruhiges Atmen, das Bewusstsein von Schwere und Ruhe dazu beitragen, den Teufelskreis von Anspannung und Schmerz bei ihm zu unterbrechen.

Tipp: Einige Entspannungstechniken, die nur wenige Minuten dauern, können von der Seite www.weiss.de unter der Rubrik „Service“ kostenlos aus dem Internet heruntergeladen werden.

Wird die Übung häufiger durchgeführt, dann kann der vorgestellte Raum eine innere Zuflucht werden, die zum Auftanken und Entspannen dient. So entsteht eine Insel im Alltag, die jeder-

Eine besonders schöne Übung wird „der sichere Ort" genannt. Die Übung beginnt mit einer beliebigen Entspannungsmethode, z.B. einem ruhigen Sitzen, bei dem die Aufmerksamkeit auf der entspannten Atmung liegt. Nun begibt man sich in Gedanken an einen Ort, an dem man sich völlig sicher und geborgen fühlt. Das mag ein Ort aus der Kindheit sein, eine Erinnerung an einen Urlaub oder ein fantasierter märchenhafter Ort. Als Nächstes versucht man, sich diesen Ort möglichst intensiv vorzustellen. Wie es dort riechen mag, was man dort hört, sieht, empfindet oder wie es sich dort anfühlen kann. Nach einigen Übungssequenzen gewinnt dieser Ort eine festere Kontur. Nun ist es möglich, sich in Gedanken dort umzusehen, sich zu bewegen oder den Ort zu erforschen. Wer möchte, kann so z.B. über eine weite Wiese gehen oder in der Abendsonne am Strand stehen, während warme Wellen die Füße benetzen. Der Fantasie sind hier keine Grenzen gesetzt. Wichtig ist lediglich, dass man sich an diesem Ort sicher und geborgen fühlt.

zeit, ohne Flugreise, erreichbar ist. Anfänglich ist es nötig, sich etwas Zeit zu nehmen. Am Ende reicht es bereits, sich in Gedanken an diesen Ort zu versetzen, um sich bereits gelöster und sicherer zu fühlen. Auch dazu finden Sie einen Film im Internet: www.weiss.de/service

Genuss mit System

Unsere Sinnesorgane liefern nicht nur Gefahrenmeldungen. Sie berichten ebenso von anderen Dingen, die sich sowohl in der Außenwelt als auch in unserem Inneren abspielen. Sie können gleichfalls Wohlgefühl, Ruhe und Genuss vermitteln. Stehen diese Empfindungen im Vordergrund, dann verändert sich die Reizverarbeitung im Gehirn. Anspannung und Angst lassen nach, die wachsam-misstrauischen Gehirnteile beruhigen sich. Dabei lässt sich das Gehirn nicht leicht bekehren. Hat es vorher schlechte Erfahrungen gemacht, findet es erst durch das wiederholte sinnliche Erleben von Sicherheit und Wohlbefinden zur Ruhe. Aber durch ständiges Wiederholen – wiederum wie beim Vokabellernen – lassen sich die aus Vorsicht misstrauischen Hirnstrukturen schließlich überzeugen. Wieder langsam genießen zu lernen, ist also eine wunderbare Methode, die bei der Überwindung der Überreizung und damit z.B. bei chronischen Schmerzen hilft. Es ist der Kern dessen, was oft als „Verlernen" von Schmerzen oder anderen körperlichen Beschwerden bezeichnet wird.

Beispiel Chronischer Rückenschmerz

Bei chronischen Rückenschmerzen sind oft nicht die körperlichen Veränderungen wie die oft beschuldigten Bandscheiben für die Schmerzen verantwortlich. Es ist sehr viel häufiger die Kombination von Reizschwellensenkung und Muskelverlust, die zum Kreuz mit dem Kreuz führt. Wenn Schmerzen über Jahre oder gar Jahrzehnte vorhanden sind, dann werden selbst Minireize im Rücken als bedrohlich gewertet und als Schmerz verarbeitet. Der körpereigene Reizfilter „traut" sich nicht, die Signale aus dem Rücken auszusondern. Die Information könnte ja wichtig sein. Schonung ist die Folge, und das bedeutet auf die Dauer nichts Gutes. In dieser Situation muss der Körper nun lernen, dass die Signale der Lendenwirbelsäule nicht immer Bedrohung bedeuten. Therapeutisch werden daher sanfte, wohltuende Verfahren eingesetzt. Wärme, Streichmassagen, Ölmassagen, leichte Vibrationen in einer angenehmen, sicheren Atmosphäre sollen zu einem Zustand führen, in dem sich ein Patient vollständig wohl- und geborgen fühlt. Manche Betroffene sagen, sie könnten „schnurren" oder „wegdösen".

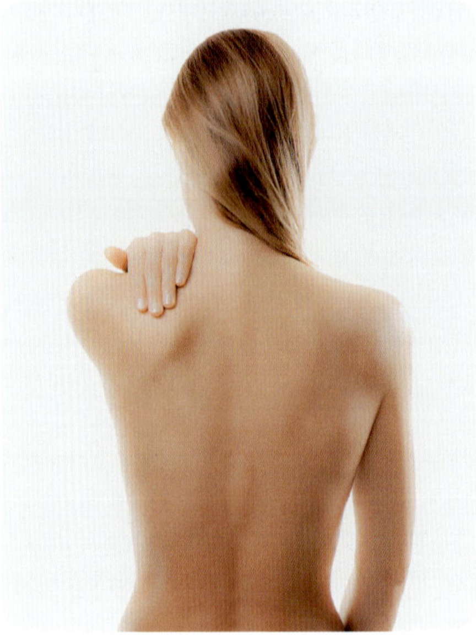

Nun können neue Verknüpfungen im Nervensystem entstehen. Das innere Warnsystem lernt, dass in diesem Fall Signale aus dem Rücken kommen, die höchst wohltuend sind. Dabei ist am Anfang ein gewisses Misstrauen durchaus sinnvoll. Es könnte ein einmaliger Zufall sein. Es könnte nur an einer Therapeutin gelegen haben, an einer bestimmten Therapiesituation, an der Klinik usw. Wird die positive Erfahrung jedoch immer wieder gemacht und sind unterschiedliche Personen, unterschiedliche Situationen und unterschiedliche Sinne darin involviert, dann kann sich das innere Warnsystem erlauben, die Signale aus dem Kreuz wieder vermehrt auszublenden. Je umfassender die Erfahrung, desto schneller geht der Prozess. Gelingt es auch, familiäre, soziale und berufliche Konflikte zu reduzieren und so das Gefühl von innerer Stabilität und Geborgenheit zu erhöhen, trägt dies entscheidend zur Heilung bei.

Hautpflege

Kaum ein Sinn ist so wichtig für Sicherheit und Wohlbefinden wie die Haut. Sie ist dicht besetzt mit Sensoren. Bis zu 400 davon finden sich auf einem einzigen Quadratzentimeter! Manchmal vergessen wir das im Alltag. Das war nicht immer so. Als Babys und Kleinkinder treten wir vor allem mit unserer Haut in Kontakt zur Umwelt.

Die Haut ist wie die Nase ein intimer Sinn. Ein guter Hautkontakt „berührt" uns auch innerlich. Das Kuscheln mit einer vertrauten Person, das Streicheln des geliebten Partners oder eine Körpermassage versetzen uns in eine zentrierte Selbstwahrnehmung und ruhige Entspanntheit. Sich in der eigenen Haut wohlzufühlen hängt nicht zuletzt von ihrer richtigen Pflege ab. Damit ist nicht nur die tägliche Körperhygiene gemeint. Pflegende Bäder, Eincremen oder Körperölungen sind von hohem Wert für die Seele. Insbesondere Körperöle, deren Verwendung schon Tausende von Jahren bekannt ist, haben nichts von ihrer Bedeutung als Genussmittel verloren. Öle pflegen nicht nur die Haut. Ihre Wirkung auf den Organismus reicht von belebend bis heilend und beruhigend.

Durch die Beimischung von Düften wird neben der Haut gleichzeitig die Nase angesprochen. Unser Riechorgan steht im unmittelbaren Kontakt zum sog. limbischen System, einer Hirnregion, in der die Gefühle zu Hause sind.

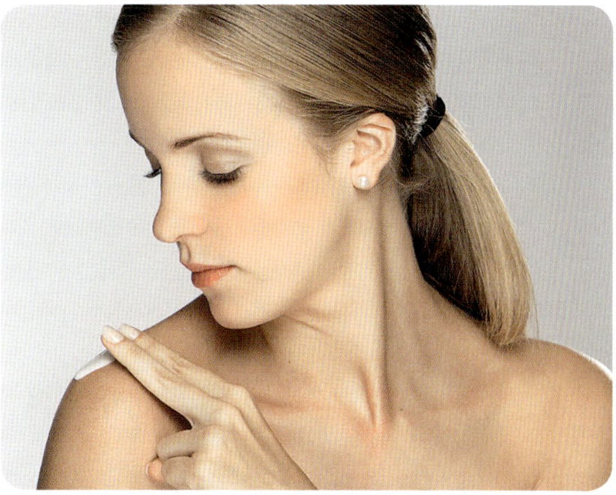

Kein Sinnesorgan ist so unmittelbar mit den Emotionen verbunden wie die Nase. Sie entscheidet unmittelbar, ob wir jemanden „gut riechen" können oder er uns „stinkt" (siehe Seite 143ff.).

Durch diese Duftbeimischungen gelingt es, die wohltuende Wirkung von Ölen weiter zu steigern. Das Öl legt sich wie eine sanfte Hülle um die Haut, es vermittelt ein Gefühl der Geborgenheit, der Sicherheit, des Schutzes. Das hilft, Stress abzubauen, zu entspannen und das Immunsystem auf natürliche Weise zu stärken.

Hier einige Anregungen für die Selbstzubereitung von Ölen. Die Zutaten gibt es in der Apotheke oder im Versandhandel.

- Mandelöl ist ein pflegendes, leichtes Öl, reich an ungesättigten Fettsäuren und Vitaminen. Es sorgt für ein feines und glattes Hautbild, Trockenheit und Rissen wird vorgebeugt.

- Jojobaöl ist sehr haltbar, enthält Mineralstoffe und Vitamine, speichert Feuchtigkeit und regeneriert beanspruchte Haut.
- Macadamiaöl ist für trockene und rissige Haut hervorragend geeignet.
- Aprikosenkernöl zieht leicht ein, speichert Feuchtigkeit, regt den Stoffwechsel an und mildert Fältchen.

Gute-Laune-Öl

50 ml Mandelöl

1 Tropfen Neroliöl, 20 Tropfen Orangenöl, 10 Tropfen Lavendelöl, 2 Tropfen Jasminöl

Frühlingsgefühle-Öl

60 ml Mandelöl

8 Tropfen Lavendelöl, 5 Tropfen Veilchenöl, 2 Tropfen Calendulaöl

Exotischer-Traum-Öl

60 ml Aprikosenkernöl

4 Tropfen Sandelholzöl, 7 Tropfen Rosenöl, 4 Tropfen Lavendelöl

Anti-Cellulite-Öl

50 ml Macadamiaöl

50 ml Weizenkeimöl, 20 Tropfen Zitronenöl, 20 Tropfen Orangenöl, 10 Tropfen Grapefruitöl

Gute-Nacht-Öl

50 ml Macadamiaöl, 50 ml Weizenkeimöl, 20 Tropfen Zitronenöl, 20 Tropfen Orangenöl, 10 Tropfen Grapefruitöl

Massage

Die genannten Öle können nicht nur zur Hautpflege, sondern auch für Massagen verwendet werden. Massagen sind bei Fibromyalgie eine der beliebtesten Therapieformen. Ärzte stehen dieser Behandlung oft etwas skeptisch gegenüber. Die Betroffenen gelten als „Großverbraucher“ von Massagerezepten. Es gibt eine Reihe von wissenschaftlichen Untersuchungen zu diesem Thema. Sie zeigen, dass Massagen eine gute kurzfristige Wirkung auf die Schmerzen haben. Doch langfristig sind die Wirkungen eher gering, wenn überhaupt vorhanden.

Doch Massagen gibt es nicht nur beim Physiotherapeuten. Es gibt verschiedene Formen der Selbstmassage, die fast so wohltuend sind wie professionelle Anwendungen. Sie lassen sich alleine oder mit der Hilfe von Freundin/Freund oder Partner/Partnerin durchführen.

Im Rahmen unserer Therapie empfehlen wir auch oft die Schröpfmassage: Ein Schröpfglas mit Gummiballon ist in der Lage, ein leichtes Vakuum zu erzeugen. Wird es leicht über die eingeölte Haut gezogen, ergibt dies einen wunderbaren Massageeffekt. Gleichzeitig nimmt die Durchblutung im massierten Gebiet zu. Wie das genau geht, wird in einem Film gezeigt. Mehr unter: www.weiss.de/service

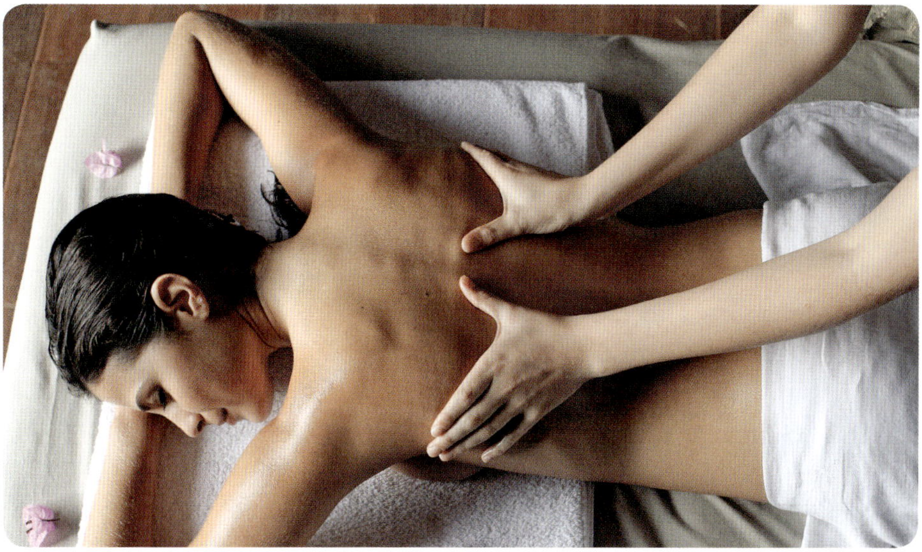

Wohltuende Wärme

Bei einer Abstimmung über die beste Therapiemethode würden die Betroffenen selbst wohl die Wärme auf Platz eins setzen. Abgesehen von wenigen Ausnahmen stimmen alle Patienten darin überein, dass Wärme rundum guttut.

Dabei spielt die Form der Anwendung eine eher geringe Rolle: Wärmekissen, Kirschkernkissen, heiße Rollen, heiße Duschen, heiße Bäder, Fangopackungen, Infrarotstrahler oder Infrarotkammer, Bio-Sauna oder traditionelle Sauna – alles wird als entspannend und schmerzlindernd empfunden. Wärme bewirkt eine Lockerung der Muskulatur, eine Verbesserung der Durchblutung und häufig eine Schmerzreduktion. Mit den unterschiedlichen Wärmeanwendungen stehen daher wertvolle und leicht einsetzbare Selbsthilfeverfahren für den Hausgebrauch zur Verfügung.

Neben der einfachen Anwendung spricht die schnelle Wirksamkeit für Wärme als Therapieform. Doch es gibt auch eine Schattenseite der Wärmetherapie. Wie auf Seite 121 dargestellt, wird die Fähigkeit zur Temperaturregulation durch beständige Wärmezufuhr auf die Dauer schlechter. Ausgerechnet dadurch steigt jedoch das Wärmebedürfnis – ein Teufelskreis!

Kälte: Sport für die Gefäßmuskeln

Daher kommt auch der Kälte eine Bedeutung bei der Selbsthilfe zu. Eine erneute Abstimmung unter Patienten würde die Kältetherapie sicher auf den letzten Platz verbannen. Eine Patientin

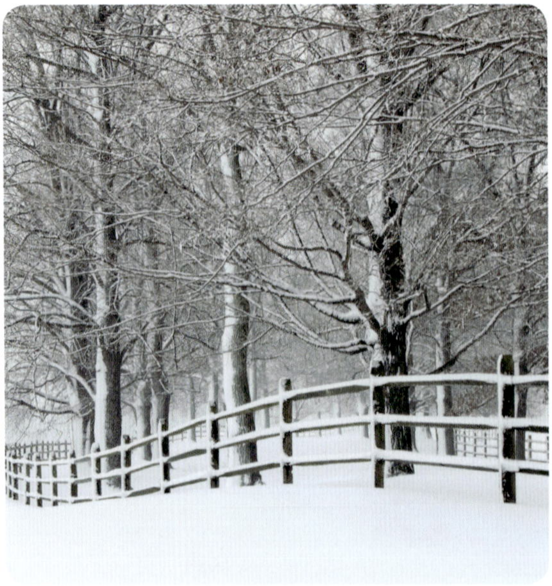

drückte es so aus: „Vor einer Operation hätte ich weniger Angst als vor der Kältekammer." Doch nur durch Kälte wird der Körper veranlasst, die Durchblutung der Gefäße zu drosseln und damit die Gefäßmuskulatur zu trainieren. Kälte ist also Sport für die Gefäßmuskeln – unangenehm, aber wirksam! Sehr viele Menschen leiden nicht nur unter Bewegungsmangel, sondern auch an Káltemangel. Durch die angenehme Temperierung aller Lebensbereiche wird die Temperaturregulation nicht mehr gefordert und wird daher schlechter. Die Folge heißt Frieren bzw. Wetterfühligkeit.

Die Therapie zu Hause ist gleichermaßen schlicht wie unangenehm. Sie beginnt morgens gleich nach dem Aufstehen. Einer möglichst heißen Dusche folgt eine eiskalte (nicht lauwarme!) Abkühlung. Dabei kann man für die ersten Tage mit Armen, Beinen und dem Gesicht beginnen. Doch dann folgen auch Bauch und Rücken. Im Winter ist es empfehlenswert, für kurze Zeit leicht bekleidet ins Freie zu gehen und sich dann drinnen wieder aufzuwärmen.

Bei einem Spaziergang ist es einen Versuch wert, sich nicht zu warm anzuziehen, sondern nur einen Pullover für den Notfall mitzunehmen. Im Schlafzimmer kann auf die Heizung verzichtet werden. Beim Besuch einer Sauna sollte kein Bogen um das eiskalte Tauchbecken gemacht werden. Kurz: Kälte wird gesucht, nicht gemieden. So unangenehm dies am Anfang sein mag, so positiv sind die Folgen: Das Frieren lässt innerhalb von wenigen Wochen nach.

Je größer die Temperaturdifferenzen sind, desto größer ist auch der Lerneffekt. Bei unserer Behandlung suchen die Patienten erst eine Infrarotkammer auf (ca. 70 bis 80° C) und bleiben dort, bis es ihnen wohlig warm ist. Direkt danach geht es in die Kältekammer (-80° C), in der sie auf der Stelle joggen. Anfänglich ist die Zeit in der außerirdischen Kälte nur kurz, meist 1 bis 2 Minuten. Doch bereits nach zwei Wochen sind ohne Mühe 4 oder 5 Minuten möglich.

Fallgeschichte (Fortsetzung v. S. 187)
Als ich Edgar die Kältekammer als The-

rapie empfehle, schaut er mich ungläubig an. Ich denke, für kurze Zeit zweifelt er an meinem Verstand. Wieso Kälteanwendungen, wenn er schon im warmen Zimmer friert? Doch nach einiger Überzeugungsarbeit lässt sich Edgar auf die Therapie ein, nicht zuletzt, weil am Anfang die Wärmekammer lockt.

An zehn Tagen absolviert Edgar dann das Training mit der gefürchteten Kälte. Am letzten Tag kommt er zu mir ins Sprechzimmer. Er könne es kaum fassen. Zwar habe ihn die Kältekammer am Anfang wirklich Überwindung gekostet, doch es sei ihm leichter gefallen als befürchtet. Tatsächlich habe er die Dauer seines Aufenthalts in der Kältekammer immer weiter steigern können.

Doch der eigentliche Erfolg sei ein anderer gewesen: Er habe sich zum ersten Mal wieder im Winter ins Freie getraut. Bei -6° C habe er einen einstündigen Spaziergang in normaler Winterkleidung unternommen!

Körperliche Aktivitäten

Es gibt mittlerweile eine Flut wissenschaftlicher Arbeiten über die Bedeutung von Bewegung bei der Behandlung von Fibromyalgie. Das einhellige Ergebnis: Regelmäßiges Training verbessert nicht nur die körperliche Leistungsfähigkeit, es reduziert auch Schmerzen, verbessert den Schlaf, vermindert Ängste und Depressionen und verbessert das Allgemeinbefinden. Nur wenige Aktivitäten (z.B. reines Krafttraining) zeigen keinen oder nur geringen Effekt. Obwohl sich die Forscher also einig sind – für viele Betroffene ist gerade die körperliche Aktivität eine schwer zu bewältigende Hürde. Im Folgenden sollen daher einige Anregungen gegeben werden, wie die eigene Fitness Schritt für Schritt wiederaufgebaut werden kann.

Tests zu Beginn

Wie erwähnt (siehe Seite 184) unternehmen viele Betroffene mit bestem Willen Versuche, den vernachlässigten Sport wiederaufzunehmen. Dabei kommt es jedoch häufig zu einer Überforderung. Manchmal liegt es an einer unrealistischen Einschätzung der aktuellen körperlichen Fähigkeiten. „Früher konnte ich doch soundso lange gehen, joggen oder Fahrrad fahren.“ – „Früher konnte ich doch mühelos auf diesen oder jenen Berg steigen.“ Wer sich an Fähigkeiten misst, deren Existenz schon einige Zeit zurückliegt, der wird dazu tendieren, sich zu überfordern. Am Anfang sollte daher eine ehrliche Analyse stehen, wie es um die aktuelle Fitness steht. Viele unserer Patienten haben hier nur sehr unklare Vorstellungen, da sie sich aufgrund ihrer Schmerzen kaum noch irgendeiner Belastung ausgesetzt haben. Um den Ausgangspunkt zu klären, lassen sich zwei sehr einfache Kraft- und Ausdauertests durchführen.

Chair-Rising-Test (Stuhl-Aufsteh-Test)

Für diesen einfachen Test benötigt man lediglich eine Stoppuhr und einen Stuhl. Die Aufgabe besteht darin, sich fünfmal hintereinander auf einen Stuhl zu setzen und wieder aufzustehen. Dabei kommt es auf die maximale Geschwindigkeit an. Bei der Durchführung sollten die Hände über der Brust gekreuzt werden, damit sie nicht zu Hilfe genommen werden. Ebenso ist darauf zu achten, sich vollständig aufzurichten und ebenso für ganz kurze Zeit mit dem Gesäß vollständig auf dem Stuhl zu sitzen. Auswertung: Bis zu einem Alter von 80 Jahren sollte die Übung innerhalb von 10 Sekunden möglich sein. Sportler können 5 Sekunden erreichen. Kürzere Werte sind nur durch Mogeln möglich (nicht richtig hinsetzen, nicht ganz aufrecht stehen).

6-Minuten-Gehtest

Auch dieser Test ist einfach durchzuführen. Notwendig sind eine ebene Strecke, eine Stoppuhr und die Möglichkeit, die zurückgelegte Entfernung zu messen. Dies ist etwa auf einem Sportplatz möglich. Als Alternative kann ein Begleiter die Strecke mit einem Fahrradcomputer oder mit dem Auto bestimmen. Es wird dann gemessen, welche Strecke innerhalb von 6 Minuten gegangen (nicht gejoggt) werden kann. Dabei sollte man sich anstrengen. Notwendige Pausen sind erlaubt. Es gibt für diesen Test Normwerte, die von Gesunden erreicht werden. Diese liegen bei Untrainierten zwischen 700 und 800 Metern in 6 Minuten. Sportler erreichen 1000 Meter und mehr. Natürlich sind diese Normalwerte vom Geschlecht, der Größe, dem Gewicht und dem Alter abhängig. Wer es ganz genau wissen will, findet ein Excel-Formular unter www.weiss.de im Bereich Service/Download.

Mit diesen Tests ist es möglich, eine erste Einschätzung seiner aktuellen Leistungsfähigkeit zu erhalten. Möglicherweise ist das Ergebnis ernüchternd, vielleicht sogar schockierend. Wir sehen viele Patienten, die weit über 10 Sekunden für das Chair-Rising benötigen oder

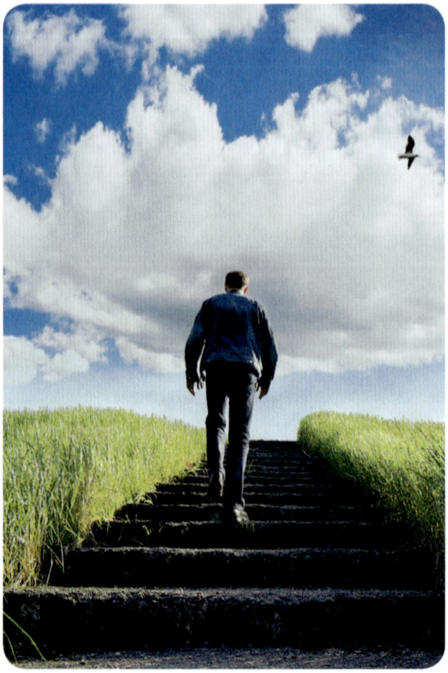

im 6-Minuten-Gehtest deutlich unter dem unteren Rand der Norm liegen. So helfen diese Tests, eine erste realistische Orientierung zu erhalten, in welchem Bereich die eigene Leistung angesiedelt ist. Dies und nicht die ehemalige Leistungsfähigkeit ist nun der Ausgangspunkt für alle weiteren Bemühungen. Von Zeit zu Zeit können die Messungen wiederholt werden, so ergeben sie eine recht gute Einschätzung, wie gut sich die Leistungsfähigkeit entwickelt.

Alltagstests

Wer es noch einfacher haben möchte, der kann auch im Alltag seine Leistungsfähigkeit abschätzen. Beispielsweise ist es möglich, die Zeit zu stoppen, die für den täglichen Weg zur Arbeit benötigt wird. In welcher Zeit können bestimmte Treppen bewältigt werden usw.? Hier gibt es zwar keine Normwerte, doch ist es so möglich, den Trainingsfortschritt für sich selbst zu dokumentieren.

Individuelles Training

Wenn das Testergebnis auf eine unterdurchschnittliche Leistungsfähigkeit hinweist, dann ist es nicht sinnvoll, sich gleich mit anderen, gesunden Gleichaltrigen zu messen. In einem normalen Gymnastikkurs oder einer normalen Walking-Gruppe würde man rasch Überforderung, Schmerzen und Frustration erleben. In solchen Fällen sollte die Fitness erst langsam aufgebaut werden. Doch was ist das richtige Maß für die adäquate Belastung?

Objektive Maßstäbe

Beim Sport benötigt die Muskulatur Energie (Zucker) und Sauerstoff. Ist beides ausreichend vorhanden, sind die Muskeln lange belastbar. Als Endprodukte entstehen lediglich Wasser und Kohlendioxid. Man spricht von einer aeroben Belastung. Anders ist dies, wenn nicht genügend Sauerstoff vorhanden ist, z.B. bei Spitzenbelastung.

Dann kann ein Muskel vorübergehend auf einen Reserveweg des Stoffwechsels zurückgreifen: Der Zucker wird nicht mehr vollständig verwertet, sondern zu Milchsäure umgebaut. Diese häuft sich im Gewebe an und lässt den Muskel wörtlich und im übertragenen Sinne „sauer“ werden. Nach einiger Zeit geht nichts mehr. Die Leistung fällt ab, Schmerzen setzen ein. Dies wird als anaerobe Belastung bezeichnet.

Bei Fibromyalgie empfiehlt sich ein aerobes Ausdauertraining, also ein Training, bei dem stets ausreichend Sauerstoff zur Verfügung steht. Die Grenze zwischen der aeroben und anaeroben Belastung bildet die sog. anaerobe Schwelle oder Laktatschwelle. Je trainierter ein Mensch ist, desto höher liegt dieser Schwellenwert, da eine trainierte Muskulatur besser mit Blutgefäßen versorgt ist. Die Laktatschwelle wird am besten während eines Belastungstests auf dem Fahrradergometer oder auf einem Laufband gemessen. Unter einer langsam ansteigenden Belastung wird aus dem Ohrläppchen mehrfach ein Tropfen Blut entnommen und die Menge des enthaltenen Milchzuckers bestimmt. Steigt die Konzentration in einer bestimmten Weise an, ist die Laktatschwelle gefunden.

Wird nun gleichzeitig der Puls zu diesem Zeitpunkt festgehalten, dann ergibt dies eine ausgezeichnete Orientierung, bis zu welcher Belastung das Training durchgeführt werden sollte. Dem Betroffenen wird also beispielsweise mitgeteilt: „Trainieren Sie bis zu einem Puls von 132 Schlägen pro Minute." Solche Untersuchungen werden von Ärzten (z.B. Sportmedizinern, Hausärzten) oder in Fitnessstudios durchgeführt. Trägt der Patient dann beim Training eine einfache Pulsuhr, kann er eine optimierte Belastung im aeroben Bereich erreichen. Deutlich ungenauer sind Abschätzungen mit verschiedenen Formeln. Es wird z. B. ein Training mit 70 bis 80 Prozent der maximalen Herzfrequenz empfohlen. Diese wird für eine Frau mit 226 minus Lebensalter angegeben und für den Mann mit 220 minus Lebensalter. Eine 50-jährige Frau hätte so eine geschätzte maximale Herzfrequenz von 176. Der Trainingspuls sollte dann zwischen 123 und 140 liegen.

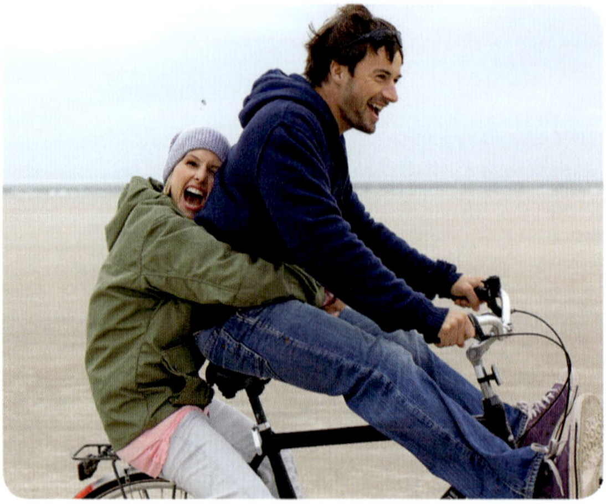

Subjektive Maßstäbe

Mit dem Training im aeroben Bereich ist bereits eine obere Grenze für die Belastung gezogen. Es ist sinnvoll, sich bis an diese Grenze zu fordern. Wer beständig weit unter der aeroben Schwelle bleibt, der macht nur kleine Fortschritte. Die Grenze längere Zeit zu überschreiten, wird mit Schmerzen bestraft.

Es gibt jedoch noch weitere Faktoren, die weniger objektiv zu definieren sind. Während des Sports sollten Fibromyalgiepatienten darauf achten, dass sie sich gefordert, aber nicht überfordert fühlen. Wer die Zähne zusammenpresst oder sich „durchbeißt", wird die Leistungsfähigkeit kaum dauerhaft steigern können. Während des Sports sollte die Freude an der Bewegung dagegen nicht zu kurz kommen. Bewegung mit anderen Betroffenen in einer Gruppe oder Sport mit Musik über Kopfhörer sind für viele Menschen positive Erlebnisse.

Fast noch wichtiger ist das subjektive Empfinden *nach* dem Sport. Die Bewegung darf ruhig spürbar sein, ein gewisses Muskelziehen und Müdigkeit gehören zu einem erfolgreichen Training dazu. Wer sich allerdings danach völlig zerschlagen fühlt und überall Schmerzen empfindet, der hat des Guten zu viel getan. In solchen Fällen sollte nach ein paar Tagen Pause ein moderateres Training erfolgen. War dies immer noch zu belastend, dann ist es sinnvoll, die Bewegung noch langsamer anzugehen. Das kann im Vergleich zur einstigen Leistungsfähigkeit beschämend wenig sein. Doch darauf kommt es nicht an. In solchen Fällen sind dann kleinere, wiederholte Trainingsmaßnahmen angesagt, die nicht zu Schmerzen und Zerschlagenheit führen. Das können etwa Mini-Spaziergänge oder das Gehen von einem oder zwei Treppenabsätzen sein.

Schließlich soll die gewählte Sportart auch zu den eigenen Vorlieben passen. Er macht wenig Sinn, nur aus Gesundheitsgründen ein Schwimmbad zu besuchen, wenn man den Geruch von Chlor und den Schwimmbadlärm innerlich ablehnt. Bewegungsformen, die Freude bereiten, werden dagegen wesentlich besser toleriert, auch verursachen sie im Anschluss weniger Schmerzen.

Trainingsmaßnahmen

Im Folgenden werden nun im Überblick verschiedene Trainingsmaßnahmen erwähnt, die sich bei Fibromyalgie und chronischem Schmerz besonders bewährt haben.

Thermalwasser/Spa-Anwendungen

Die sanfte Bewegung in warmem Wasser ist für die meisten Betroffenen eine reine Wohltat. Beim schwerelosen Gleiten stellt sich oft innerhalb von Minuten Befreiung vom Schmerz ein. Je wärmer das Wasser, desto angenehmer wird es in der Regel empfunden. Frauen, die zu Ödemen neigen, sollten kühleres Wasser bevorzugen. Ob das natürliche Thermalwasser wirklich besser wirkt, also eine eigene Heilwirkung hat, sei dahingestellt. Warmes Meerwasser (Thalassotherapie) sorgt jedoch durch den höheren Salzgehalt definitiv für einen stärkeren Auftrieb. So lässt es sich noch schöner treiben und entspannen.

Ein Trainingseffekt stellt sich natürlich erst ein, wenn im warmen Wasser Gymnastik- und Bewegungsübungen durchgeführt werden. Der große Vorteil dieser Form der Gymnastik liegt in der Entlastung von der Schwerkraft, was bei Gelenkerkrankungen oder Übergewicht von Bedeutung ist. Gerade bei starken Schmerzen, geringer Belastbarkeit oder zusätzlichen Gelenkerkrankungen sind Bewegungsübungen im Wasser eine ausgezeichnete Maßnahme. Nimmt die Belastbarkeit dann zu, lässt sich das Aquatraining auch anspruchsvoller ge-

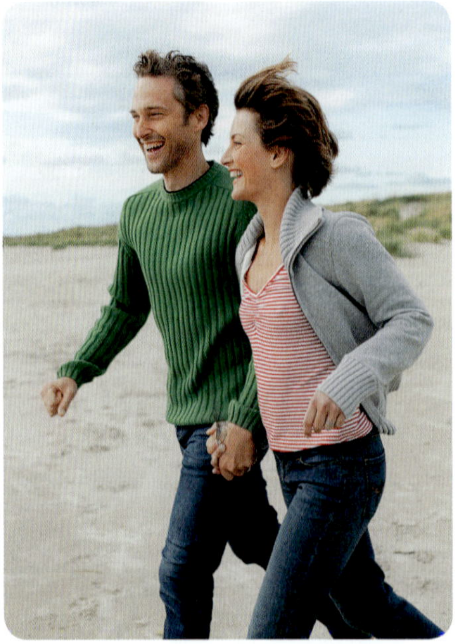

stalten. In Deutschland ist es möglich, Wassergymnastik auf Kosten der gesetzlichen Krankenkassen zu verordnen.

Auf dem entsprechenden Formular kann der Arzt einen Zeitraum von bis zu zwei Jahren wählen. Danach ist – nach jüngsten Gerichtsurteilen – eine unbegrenzte Verlängerung möglich. Die Rheuma-Liga bietet diese Therapieform praktisch flächendeckend auch in kleineren Orten an.

Aquajogging/Aquacycling

Eine erheblich höhere Belastungsstufe lässt sich durch Aquajogging oder Aquacycling erreichen. Bei der letzten Sportart sitzen die Teilnehmer auf einem Standfahrrad im Wasser, das ihnen etwa bis zur Brust reicht. Wiederum ist es möglich, relativ große Leistungen bei deutlich reduzierter Gelenkbelastung zu erzielen.

In letzter Zeit werden auch weitere Trainingsmethoden im Wasser angeboten, z.B. Aquatrampolin, bei dem ähnliche Effekte zu beobachten sind. Auch solche Therapieformen werden z.B. von der Rheuma-Liga angeboten.

Schwimmen

Natürlich ist bei Fibromyalgie auch das normale Schwimmen in Ordung. Ob es immer das gesunde, aber technisch schwierige Rückenschwimmen sein muss, scheint weniger bedeutend zu sein. Es kommt wohl eher darauf an, dass die Technik nicht zu kompliziert ist und die Bewegung Freude bereitet.

Spazierengehen/Wandern/ Walking

Eine der natürlichsten Bewegungsarten ist das Gehen. Für viele Fibromyalgiepatienten ist es eine der wichtigsten Übungen, um wieder in Schwung zu kommen. Der große Vorteil liegt im minimalen Aufwand und der großen Dosierbarkeit der Belastung.

Je nach Tagesform kann es einmal ein leichtes Schlendern mit besinnlichen Pausen und ein anderes Mal schweißtreibendes Walking sein. Beim Nordic Walking (mit Stöcken) können die Belastung nochmals um rund 20 Prozent gesteigert und Muskelgruppen trainiert werden, die sonst beim Walking nicht beansprucht sind. Übergewichtige und Menschen mit Arthrosen profitieren von der geringeren Gelenkbelastung. Obwohl die Technik des Stockeinsatzes nicht schwer zu erlernen ist, empfiehlt sich ein Kurs, wie er von vielen Volkshochschulen oder Sportvereinen angeboten wird.

Etwas futuristisch ist die Möglichkeit, fast in Schwerelosigkeit zu gehen oder zu joggen. Beim Antischwerkraft-Laufband („AlterG") läuft der Patient auf einem computerkontrollierten Laufbandsystem und ist taillenabwärts in einer luftdichten Kammer eingeschlossen. Über einen erhöhten Druck in der Kammer kann das Körpergewicht stufenweise um bis zu 80 Prozent reduziert werden. So ist ein Gehen wie auf Wolken ohne Schmerzen und Belastung möglich. Unsere Patienten sind davon begeistert. Allerdings ist das aufwendige System nur in wenigen Zentren verfügbar.

Fahrradfahren

Eine Entlastung der Gelenke und dosierte Belastung der Muskulatur ist auch beim Fahrradfahren möglich. Spaß gibt es gratis dazu. Wenn dazu noch die Umgebung und das Wetter stimmen, wird es zu einer der schönsten Bewegungsformen.

Der Aufwand ist minimal, eine Tour benötigt keine große Vorbereitung und sie kann auch sehr gut alleine durchgeführt werden. Wer ein altes Fahrrad im Keller hat, das er viele Jahre nicht mehr benutzt hat, der sollte sich über die neueren Entwicklungen bei Rädern informieren lassen. Diese sind nicht nur viel bequemer und vielseitiger geworden – mit elektrischen Antrieben kommen selbst Unsportliche in hügeligem Gebiet wieder in Schwung.

Yoga/Tai-Chi/Qigong

Meditative Bewegungsübungen in ihren verschiedenen Arten sind sicherlich eine weitere gute Empfehlung bei Fibro-

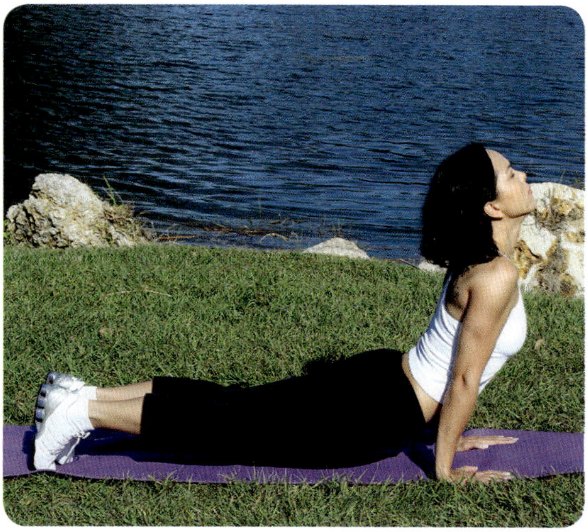

myalgie. Es gibt hierzu eine Reihe von wissenschaftlichen Arbeiten, die einen Erfolg der fernöstlichen Heilmethoden nachweisen konnten. Vorteilhaft sind vor allem die sanften, fließenden Bewegungen, während reine Dehnübungen weniger Erfolg zeigen. Das gilt vor allem für schmerzhafte Yogaübungen, die weniger empfehlenswert sind.

Vibrationstraining

Das Training mit Geräten ist bei Fibromyalgie oft schwierig, da es oft im Anschluss daran zu vermehrten Schmerzen kommt. Als effektiv hat sich jedoch ein Vibrationstraining erwiesen, das in der Lage ist, Muskulatur aufzubauen, die Koordination zu verbessern und gleichzeitig die Muskulatur zu lockern. Oft wird es als „Sport für Unsportliche" bezeichnet. Tatsächlich reicht sein Anwendungsgebiet von Schwerstkranken bis zu Hochleistungssportlern.

Das Grundprinzip ist einfach: Man steht mit beiden Beinen auf einer Wippe, die sich mit einer Frequenz zwischen 5 und 30 Mal in der Sekunde auf- und abwärts bewegt. Die Bewegungshöhe ist gering, sie beträgt nur wenige Millimeter. Dabei ist es nicht nötig, irgendetwas aktiv zu tun. Die Wippe wird über einen Elektromotor in Bewegung gesetzt. Der Mensch darauf gleicht die Bewegung automatisch mit den Beinen aus.

So kommt es zu einem rhythmischen Wechsel von Anspannung und Entspannung der Muskulatur. Durch die Bewegung werden in der Muskulatur Dehnreflexe ausgelöst. Auch ein Schlag mit dem Reflexhammer löst solche Dehnreflexe aus. Sie werden aus dem Rückenmark heraus gesteuert und unterliegen nicht der willentlichen Kontrolle. Somit handelt es sich bei diesem Training um eine grundsätzlich andere Form der Belastung als bei klassischen Trainingsmaßnahmen.

Angenommen, es wird 1 Minute bei 25 Hertz (also 25 Schwingungen in der Sekunde) trainiert, dann ziehen sich die Muskeln 1500 Mal in dieser Minute zusammen und entspannen sich dann erneut. Bei einem 5-Minuten-Training summieren sich auf diese Weise 7500 Zyklen! Solche Zahlen sind in einem normalen Training im Fitnessstudio nur mit einem mehrstündigen Training erreichbar. Das Vibrationstraining eignet sich auch für Patienten, die z.B. aufgrund von Schmerzen nicht mehr körperlich trainieren können.

Im Gegensatz zum Sport im Fitnessstudio ist das Training kaum belastend und kann auch von Menschen mit sehr geringer Leistungsfähigkeit durchgeführt werden. Entsprechende Geräte (z.B. Galileo) finden sich in Sportstudios, bei Physiotherapeuten und Ärzten.

Fitnessstudio

In einem Fitnessstudio gibt es vielerlei Geräte und Möglichkeiten, die eigene Form zu verbessern. Daher ist eine allgemeine Aussage zur Wertigkeit schwierig. Grundsätzlich sind jedoch alle Geräte und Trainingsformen ungünstig, die mit hohem Kraftaufwand und wenig Bewegung ausgeübt werden. Im

Anschluss an ein solches Training wird man häufig unter vermehrten Schmerzen zu leiden haben. Ein Gerätetraining, das mit geringeren Gewichten und einer größeren Zahl von Wiederholungen durchgeführt wird, wird eher imstande sein, die Fitness langfristig zu steigern. Auch hier spielt die Seele eine Rolle: Ein Studio mit angenehmem Ambiente, eine begleitende Freundin oder ein Saunabesuch danach, als Belohnung für die Anstrengung, tragen genauso zum Erfolg bei wie das Training selbst.

In mehrjähriger Arbeit haben wir zusammen mit der Rheumaliga Baden-Württemberg ein ausgezeichnetes online-Gymnastikprogramm entwickeln können, das Sie kostenlos nutzen können: https://bewegung.rheuma-liga-bw.de

Ernährung

Wenn Schmerzen die Bewegung hemmen, wenn Schlafstörungen und Mattigkeit die Aktivität bremsen und wenn Unternehmungen immer mühsamer werden, dann bleibt zur Lebensfreude manchmal nur noch ein gutes Essen. Das ist verständlich. Gerade Frauen sind dann dem Süßen und Hochkalorischen nicht abgeneigt. Das hat Folgen für die Konfektionsgröße und kann zu Beschwerden führen. Aufstoßen, Völlegefühl, Blähungen, Durchfall oder Verstopfung sind häufige Begleiterscheinungen des Fibromyalgiesyndroms.

Doch es gibt Abhilfe, die sowohl die lästigen Pfunde als auch die Bauchbeschwerden beseitigt. Dies ist eine entsprechende Ernährungsweise. Bei diesem Thema teilen viele Menschen eine leidvolle Erfahrung: Je gesünder die Ernährung, je mehr Rohkost und Vollkornbrot sie zu sich nehmen, desto schlechter geht es ihnen! Dies ist kein Wunder, stellt doch eine naturbelassene Nahrung hohe Ansprüche an den Magen-Darm-Trakt. Daran sind die meisten Menschen nicht gewöhnt. Ihr Verdauungsorgan muss sich der natürlichen Ernährung erst anpassen.

Es ist also wie beim Sport. Ohne ausreichende Vorbereitung und Fitness kann er seine positive Kraft nicht entfalten. Ein Untrainierter wird sich nach einem Lauf über viele Kilometer schmerzgeplagt und erschöpft fühlen, ein Trainierter belebt und vital. Wie sich die Muskeln stärken lassen, das ist einfach zu verstehen. Doch lassen sich auch Magen und Darm kräftigen? Das ist möglich. Und das in relativ kurzer Zeit. Die Grundlagen sind zwar dieselben wie beim Sport. Mit geringen Belastungen anfangen und dann Schritt für Schritt geduldig steigern. Konkret heißt das: Eine Zeit lang wird der Magen-Darm-Trakt geschont, dann erfolgt ein langsamer Aufbau der Ernährung. Zugegeben, der beschriebene Weg ist in den ersten 2 bis 3 Wochen nicht ganz leicht. Aber nach unserer Erfahrung und eigenen Untersuchungen ist gerade dies eines der wirksamsten Selbsthilfeverfahren. Auch in anderen Studien konnte gezeigt werden, dass sich sowohl Gewichtsreduktion (z.B. Fasten) als auch die langfristige Umstellung der Ernährung auf eine vegetarische Kost günstig auf die Schmerzsymptomatik auswirken. Die ausführliche Anleitung zum Ernährungsaufbau mit sehr vielen praktischen Hinweisen und Rezepten finden Sie in einem gesonderten Buch, das ebenfalls im Südwest Verlag erschienen ist.

Stufe 1: Schonung

In der ersten Stufe soll eine Beruhigung der Verdauungsorgane erreicht werden. Beschwerden sollen innerhalb von 1 bis 2 Wochen nachlassen. Gleichzeitig ist die Ernährung unterkalorisch, d.h. ein Gewichtsverlust setzt ein. Bei unseren Patienten purzeln durchschnittlich 6 bis 8 überflüssige Pfunde in knapp zwei Wochen. Wenn das nicht erwünscht ist, sollte mit ausreichend Butter, Öl oder Sahne im Essen gegengesteuert werden. Doch es geht nicht um das Gewicht alleine. Entwicklungsgeschichtlich gesehen gab es in der menschlichen Ernährung immer Phasen des Überflusses und des Mangels. Heute ist der Überfluss ein lebenslanger Dauerzustand.

Unser Körper ist zu einseitig mit der Problematik konfrontiert, wo er mit dem Nahrungssegen hin soll. Selbstverständlich ist eine gute Ernährung ein großer Fortschritt. Doch wir leiden gleichzeitig an diesem „Mangel an Mangel". Oft führt allein die Ernährungsumstellung bereits zu einem Nachlassen der Schmerzen. Es gibt also gute Gründe, sich auf die nicht ganz leichte erste Stufe einzulassen.

Bei der Schonung des Magen-Darm-Trakts spielen gekochtes Getreide, Kartoffeln und Reis die entscheidende Rolle. Sie bilden einen schützenden Film (Schleim), weswegen sie seit Jahrtausenden bei Verdauungsstörungen eingesetzt werden.

Das Getreide besitzt gleichzeitig einen hohen Faseranteil, womit die Muskulatur des Darms bereits leicht trainiert und der Darm massiert wird. Während rohes Getreide jedoch oft zu Reizungen des Darms mit Darmgeräuschen und Gasentwicklungen führt, ist das bei gekochtem Getreide weit weniger der Fall. Es wirkt fast so beruhigend wie Hafer- und Reisschleim. Kartoffeln, Reis oder Haferflocken sind in unserer Küche normal.

Getreide ist für viele Menschen heute – abgesehen vom täglichen Brot – eine unübliche Ernährungsweise. Das war nicht immer so, und in vielen Teilen der Erde bildet gekochtes Getreide noch heute die Basis der täglichen Ernährung. Es empfehlen sich drei Mahlzeiten am

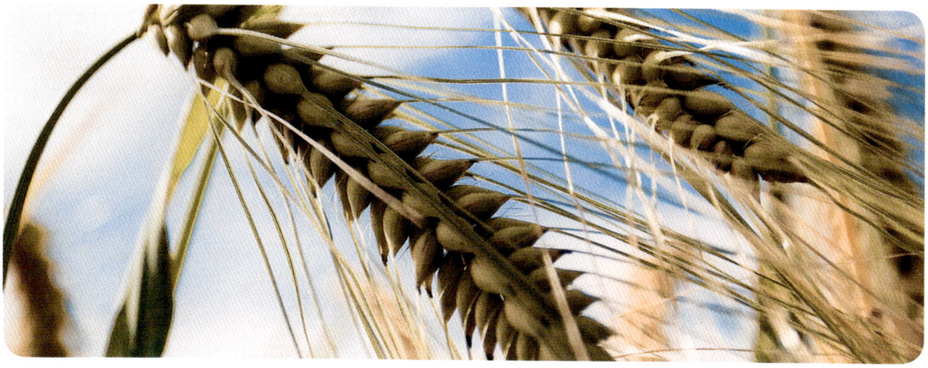

Tag mit ca. fünf Stunden Pause dazwischen. Manchen fällt es sehr schwer, solche Pausen einzuhalten. Sie begünstigen einen Blutzuckerabfall, der meist ca. zwei Stunden nach dem Essen eintritt. Diese „Hypoglykämie“ genannten Zustände sind unangenehm, aber ungefährlich. Im Rahmen der Ernährungsumstellung können sie ganz nebenbei überwunden werden.

Zwei Wochen lang sollen nun ausschließlich Suppen oder Breie gegessen werden. Morgens, mittags und abends! Keine Zwischenmahlzeiten, keine Süßigkeiten, nichts zum Knabbern und als Getränke nur Wasser und Tees. Hart, aber wirksam! Die Menge der Nahrung richtet sich nach dem Alter des Patienten, seiner körperlichen Belastung und vor allem der Verträglichkeit. Es empfiehlt sich, nur so lange zu essen, wie Hunger besteht. Der Rest bleibt stehen. Als Richtschnur kann pro Mahlzeit eine Menge zwischen 50 und 140 Gramm Getreide oder Reis gelten. Bei Kartoffeln sollte man großzügiger sein.

Das Getreide kann geschrotet in einem Naturkosthaus gekauft werden. Die Art der Körnung hängt vom Geschmack und vom Grad der Entzündung im Magen oder im Darm ab. Bei einer starken Entzündung oder bei der Neigung zu Blähungen empfiehlt es sich, das Getreide feiner zu mahlen. Ist der Darm sehr empfindlich, ist es sinnvoll, mit Haferflocken-, Kartoffel- oder Reissuppe zu beginnen.

Getreidesuppe

Nachdem das Getreide geschrotet wurde, wird es über Nacht oder wenigstens 30 Minuten lang in Wasser eingeweicht. Tipp: Durch Einweichen in einer schmackhaften Brühe schmeckt Getreide deutlich besser. Anschließend wird das Getreide in einer Gemüse- oder Fleischbrühe gekocht, bis keine harten Kornanteile mehr vorhanden sind (meist 15 bis 30 Minuten). Kartoffel- oder Reissuppe bereiten Sie in ähnlicher

Weise. Bei der Zubereitung der Brühe kann eine vorgefertigte Bio-Brühe oder ein Bio-Fond verwenden werden. Natürlich stehen auch Gewürze und Kräuter aller Art zur Verfügung. Die Brühe sollte wirklich schmecken.

Hafergrütze

Vielerorts ein traditionelles Gericht.

80 g Hafer, gemahlen
½ l Wasser
1 Prise Salz
½ Vanilleschote
Saft einer ½ Zitrone
1 Tabl. Süßstoff
½ TL Zimt

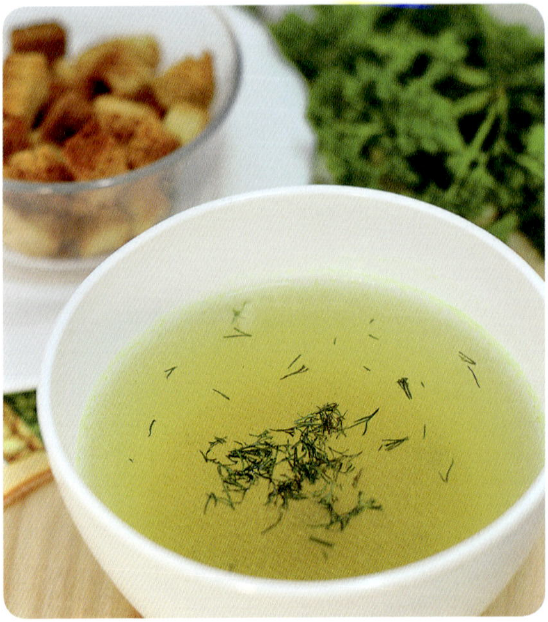

Den Hafer in Wasser mit dem Salz und der Vanilleschote ca. 10 Minuten gar kochen.
Zitronensaft mit Süßstoff süßen und mit Zimt unter den Hafer geben.

Buchweizengrütze

Vorgehen wie bei der Hafergrütze; der Hafer wird durch Buchweizen ersetzt. Am Anfang empfiehlt es sich, den Hafer und Buchweizen nur gemahlen zu kochen.

Indische Reissuppe

1 Messerspitze Safran
80 g 7-Korn-Reismischung
1 Zwiebel
1 kleine Zimtstange
1 Gewürznelke
1 Kapsel Kardamom
1 Lorbeerblatt
500 ml Gemüsebrühe
Saft einer halben Zitrone

Safran in einer Schüssel mit 2 Esslöffeln heißem Wasser übergießen und einweichen lassen.
Reis, Zwiebel, Zimt, Gewürznelke, Kardamom und das Lorbeerblatt in der Gemüsebrühe in ca. 15 Minuten gar kochen (siehe Packungsangabe).
Safran mit dem Einweichwasser zu der Suppe geben und mit Salz, Pfeffer und Zitronensaft abschmecken. Zwiebel entfernen.

Schnelle Gemüsebrühe

1 Zwiebel
je 100 g Knollensellerie und Lauch
1 Bund Petersilie
1 Lorbeerblatt
Pfeffer

Die Zwiebel, den Sellerie, Lauch und Petersilie sehr klein schneiden und mit dem Lorbeerblatt und Pfeffer in 1 Liter Salzwasser aufkochen und 15 Minuten bei schwacher Hitze garen.

Zum Schluss durchsieben. Diese Brühe kann man pur zu sich nehmen oder sie als Grundlage für andere Gerichte verwenden.

Kartoffelsuppe

400 g Kartoffeln
1 Zwiebel
1 Karotte
1 Stück Sellerie (ca. 50 g)
½ l Gemüsebrühe
Petersilie (ca. 3 Stängel)
Majoran
Salz
Pfeffer

Kartoffeln schälen, klein schneiden und mit Zwiebel, Karotte und Sellerie in der Gemüsebrühe gar kochen.

Zwiebel, Karotte und Sellerie entfernen, Kartoffeln eventuell pürieren. Petersilie klein schneiden und mit den Gewürzen verfeinern.

Reissuppe

80 g Reis (es gibt verschiedene Reissorten, z. B. Vollkornreis, Wildreis oder roter Reis, auch gemischt)
½ l Gemüsebrühe
1 EL Petersilie oder Kresse

Reis in Gemüsebrühe ca. 20 Minuten gar kochen (siehe Packungsangabe), würzen und Kräuter hinzufügen.

Kamutsuppe

50 g Kamut
¾ l Wasser
100 g Fleisch zum Kochen
1 Zwiebel
1 Karotte
1 kleines Stück Sellerie
¼ Stange Lauch
Salz
Pfeffer
Kräuter

Kamut abends einweichen. Wasser, Fleisch und Gemüse zum Kochen bringen.

Kamut zugeben und 80 Minuten bei geringer Hitze kochen. Gemüse und Fleisch entfernen und mit Salz, Pfeffer und Kräutern abschmecken.

Hirsesuppe

60 g Hirse
½ l Gemüsebrühe
1 Zwiebel
1 Karotte
1 Zucchino
Salz

Pfeffer
1 EL geschnittener Schnittlauch
Hirse auf ein Backblech schütten und eine Stunde bei 80° C im Backofen oder 70° C im Heißluftherd rösten. Dabei das Blech ab und zu rütteln.
Gemüsebrühe mit Zwiebel, Karotte und Zucchino aufkochen. Hirse zugeben, einmal aufkochen lassen und zugedeckt bei wenig Hitze 30 Minuten quellen lassen.
Anschließend die Zwiebel, Karotte und den Zucchino entfernen, mit Salz und Pfeffer abschmecken und den klein geschnittenen Schnittlauch zugeben.

Grünkernsuppe

50 g Grünkern (grob geschrotet)
½ l Gemüsebrühe
1 Zwiebel
Salz, Pfeffer
50 ml trockener Riesling
50 g Petersilie
Grünkern mindestens 2 Stunden – besser über Nacht – einweichen. Dann ca. 15 Minuten mit der Zwiebel in der Gemüsebrühe weich kochen. Mit Salz und Pfeffer abschmecken und zum Schluss den Wein zugeben. Suppe von der Kochstelle nehmen und Petersilie unterrühren. Zwiebel entfernen.

Gerstensuppe

80 g Nacktgerste, geschrotet
1 Zwiebel
1 Karotte
1 Stück Sellerie (ca. 50 g)
½ l Gemüsebrühe
1 EL Petersilie
1 TL Bärlauch
1 TL getrocknete Suppenkräuter
Gerste über Nacht einweichen.
Gerste mit Zwiebel, Karotte und Sellerie ca. 15 Minuten (bei nicht geschroteter Gerste ca. 80 Minuten) in der Brühe kochen lassen.
Karotte, Zwiebel und Sellerie entfernen. Petersilie, Bärlauch und getrocknete Suppenkräuter zugeben und ca. 5 Minuten ziehen lassen.

Stufe 2: Der Aufbau

In der zweiten Stufe wird die Nahrung langsam aufgebaut. Sie sollte etwa zwei Wochen dauern. Nun kommen schrittweise Gemüse, Obst und Salat hinzu.

Frühstück

Getreideschrot so lange kochen, bis es weich ist. Das überschüssige Wasser abgießen. (Das Getreide ähnelt dann eingeweichten Haferflocken.)
Dem warmen Getreide einen geriebenen Apfel und nach Geschmack weiteres Obst beifügen. Zur geschmacklichen Verbesserung können auch etwas Zitronensaft, Süßstoff und Gewürze (Vanille, Zimt) hinzugegeben werden.

Kartoffelsuppe

400 g Kartoffeln
1 Zwiebel

½ l Gemüsebrühe
1 Karotte
1 Sellerie (ca. 50 g)
Majoran
½ Bund Lauch
Petersilie (3 Stängel)
Salz
Pfeffer

Kartoffeln und Zwiebel schälen und klein schneiden. Beides ohne Fett andünsten und mit der Brühe ablöschen.
Karotte und Sellerie klein schneiden und dazugeben. Mit Majoran würzen und ca. 20 Minuten gar kochen.
Gemüse grob pürieren, Lauch und Petersilie fein schneiden und zur Suppe geben. Mit den Gewürzen abschmecken.

Gemüse-Reis-Suppe

1 kleine Zwiebel
1 Knoblauchzehe
½ Stange Lauch
1 Karotte
½ l Gemüsebrühe
100 g Vollkornreis
2 in Stücke geschnittene Tomaten
oder ½ Packung Tomaten in Stücken
3 Stängel Petersilie
Basilikum

Zwiebel schälen und in feine Ringe schneiden, Knoblauch schälen und durch die Knoblauchpresse drücken, Lauch putzen, dabei nur das Weiße und das zarte Grün verwenden, ebenso in feine Ringe schneiden, Karotte in Würfel schneiden.
Zwiebeln und Knoblauch ohne Fett andünsten, mit Gemüsebrühe ablöschen, Reis zugeben und ca. 40 Minuten gar kochen.
Nach 20 Minuten die Karotte zugeben. Wenn alles gar ist, die Tomaten und die feingehackten Kräuter zugeben. Suppe noch einmal aufwallen lassen und dann abschmecken.

Weizen-Gemüse-Suppe

80 g Weizenkörner, geschrotet
600 ml Wasser
1 ½ TL Gemüsehefebrühe
100 g Karotte
½ Kohlrabi
2 Stängel Petersilie

Weizen in der Brühe aufkochen und auf der Warmhaltestufe 10 Minuten lang quellen lassen.
Karotte und Kohlrabi raspeln, Petersilie fein hacken, zugeben und nochmals kurz aufkochen lassen, 5 Minuten ausquellen lassen.

Würziger Karotten-Reis

1 Zwiebel
1 Kapsel Kardamom
1 Gewürznelke
1 cm Zimtstange
125 g Vollkornreis
½ l Hühner- oder Gemüsebrühe
1 Lorbeerblatt
Salz
100 g Karotten
1 Frühlingszwiebel

Zwiebel schälen und fein hacken, ohne Fett andünsten, Kardamom, Nelke und Zimtstange hinzufügen, kurz rösten.
Reis zugeben und umrühren, bis alle Gewürze gut mit dem Reis vermengt sind. Die heiße Brühe angießen, Lorbeerblatt und Salz zugeben. Bei geschlossenem Topf den Reis ca. 45 Minuten köcheln lassen.
Inzwischen Karotten schälen und in feine Stifte schneiden. 10 Minuten vor dem Garende des Reises unter den Reis mischen.
Frühlingszwiebeln waschen und putzen, schräg in feine Ringe schneiden. Unter den fertigen Reis mengen und zugedeckt noch einige Minuten ziehen lassen.

Gemüsecurry mit Hirse

½ Zwiebel
80 g Hirse
½ l Gemüsebrühe

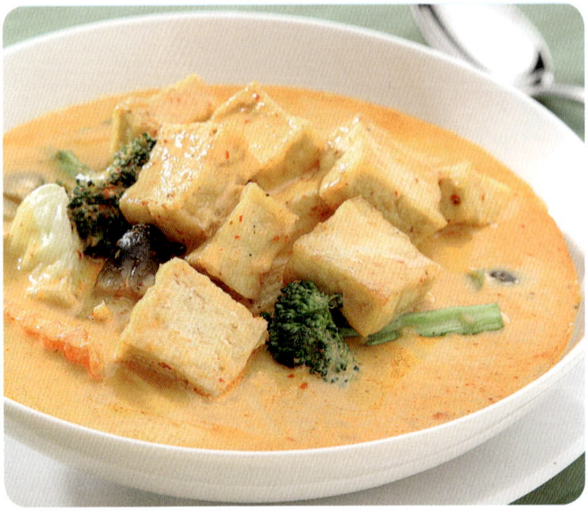

1 Karotte
3 Röschen Blumenkohl (eventuell tiefgefroren)
Curry
2 EL geschnittene Petersilie

Zwiebel klein schneiden und ohne Fett andünsten. Hirse zugeben und ca. 3 Minuten mitdünsten.
Mit Gemüsebrühe ablöschen, einmal aufkochen und bei geringer Hitze zugedeckt ca. 30 Minuten garen lassen.
Nach 15 Minuten klein geschnittenes Gemüse zugeben und gar kochen. Mit Curry und Kräutern würzen.

Hirsotto mit Gemüse

150 ml Gemüsebrühe
50 ml trockener Riesling
2 Zwiebeln
100 g Hirse (eventuell geröstet)
1 Karotte
1 Zucchino
½ Packung Tomaten in Stücken
Salz
frisch gemahlener weißer Pfeffer
1 EL Zitronensaft

Wein und Gemüsebrühe mischen und erhitzen. Eine Zwiebel schälen und fein hacken.
Zwiebel ohne Fett in der Pfanne goldgelb dünsten, Hirse dazugeben, mit der Flüssigkeit aufgießen, einmal aufkochen und zugedeckt bei schwacher Hitze 20 Minuten garen.
Zweite Zwiebel und die Karotte schälen und fein würfeln. Zucchino waschen,

putzen und in feine Streifen schneiden. Zwiebel glasig dünsten, Karotte dazugeben und bei geringer Hitze 5 Minuten dünsten. Zucchino und Tomatenstücke dazugeben und weitere 5 Minuten garen. Mit Salz, Pfeffer und Zitronensaft abschmecken, Hirse und Gemüse auf einem Teller anrichten.

Stufe 3: Anreicherung

In der nächsten Ernährungsstufe kommen nun Milchprodukte, Brot und noch mehr Obst und Gemüse hinzu. Auch für diese Stufe empfehlen sich zwei Wochen Dauer.

Cremiges Müsli mit Obst

4 EL Roggen, geschrotet
1 Banane
Süßstoff
1 EL Zitronensaft
1 EL Nüsse
1 Messerspitze Zimt
100 g Magerquark

Roggen über Nacht einweichen. Banane in kleine Stücke schneiden. Süßstoff und Zitronensaft über die Banane gießen. Nüsse klein hacken, mit Zimt mischen und zur Banane geben. Magerquark, gequollenen Roggen und Banane mischen. Die Banane kann durch jedes andere gut bekömmliche Obst ersetzt werden.

Süßer Reis mit Wassermelone

80 g Naturreis
200 ml Wasser
20 ml süße Sahne
1 Vanilleschote
Süßstoff
150 g Wassermelone
1–2 EL Hüttenkäse
1 EL Buttermilch

Reis, Wasser, Sahne und die aufgeschnittene Vanilleschote in einen Kochtopf geben und etwa 40 Minuten kochen. 20

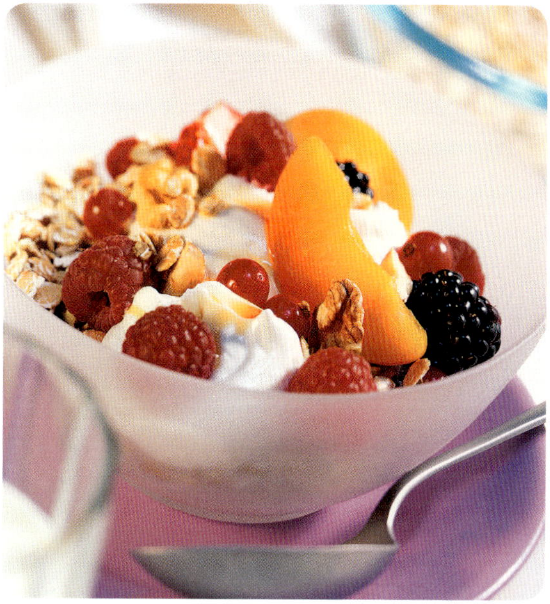

Minuten ausquellen lassen. (siehe Packungsangabe). Süßstoff hinzufügen. Wassermelone von den Kernen befreien, würfeln, mit dem Hüttenkäse und der Buttermilch mischen und unter den abgekühlten Reis ziehen.

Kartoffelsuppe

400 g Kartoffeln
1 Zwiebel
1EL Olivenöl
½ l Gemüsebrühe
1 Karotte
1 Stück Sellerie (ca. 50 g)
Majoran
½ Stange Lauch
Petersilie (3 Stängel)
Salz, Pfeffer
2 EL Sahne

Kartoffeln und Zwiebel schälen und klein schneiden. Beides in Olivenöl andünsten und mit Brühe ablöschen.
Karotte und Sellerie klein schneiden und hinzufügen. Mit Majoran würzen und das Gemüse in ca. 20 Minuten gar kochen.
Lauch und Petersilie fein schneiden und zur Suppe geben. Mit Gewürzen abschmecken und mit Sahne verfeinern.

Gemüse-Reis-Suppe

1 kleine Zwiebel
1 Knoblauchzehe
½ Stange Lauch
1 Karotte
2 EL Olivenöl
½ l Gemüsebrühe
100 g Vollkornreis
1 Tomate oder
½ Packung Tomaten in Stücken
3 Stängel Petersilie
Basilikum

Zwiebel und Knoblauch schälen, Zwiebeln in feine Ringe schneiden, Knoblauch durch Knoblauchpresse drücken. Lauch putzen, nur das Weiße und das zarte Grün verwenden, und ebenfalls in feine Ringe schneiden. Karotte in Würfel schneiden.
Zwiebeln und Knoblauch in Olivenöl andünsten und mit Gemüsebrühe ablöschen. Reis zugeben, in ca. 40 Minuten gar kochen. Nach 20 Minuten die Karotte zugeben und köcheln lassen, bis alles gar ist. Zum Schluss die Tomaten und die fein gehackten Kräuter zugeben. Suppe noch einmal aufwallen lassen und abschmecken.

Grünkerncremesuppe

1 Zwiebel,
1 EL Butter
½ l Gemüsebrühe
60 g Grünkern, grob geschrotet
50 ml trockener Riesling
2 EL Sahne
1 EL Sonnenblumenkerne

Zwiebel in Butter andünsten und mit Gemüsebrühe ablöschen.
Grünkern zugeben und unter ständigem Rühren gar kochen lassen. Zum Schluss Wein und Sahne zugeben.
Sonnenblumenkerne in einer Pfanne rösten und über die Suppe streuen.

Gemüse-Gersten-Suppe

100 g Blumenkohlröschen
Butter zum Anbraten
1 Zwiebel

60 g Gerste, grob geschrotet
½ l Gemüsebrühe
3 Stängel Petersilie
50 ml Sahne
Salz
frisch gemahlener weißer Pfeffer
1 Prise Muskatnuss

Blumenkohl in wenig Wasser bissfest kochen.

Butter in einem Topf erhitzen, klein geschnittene Zwiebeln darin goldgelb dünsten. Gerstenschrot zugeben, anrösten und mit Gemüsebrühe ablöschen. Aufkochen lassen und zugedeckt bei schwacher Hitze 5 Minuten ausquellen lassen. Petersilie klein schneiden und mit dem Blumenkohl zur Suppe geben. Zum Schluss die Sahne hinzufügen und mit Gewürzen abschmecken.

Tomatensuppe

¼ Gemüsezwiebel
1 TL Olivenöl

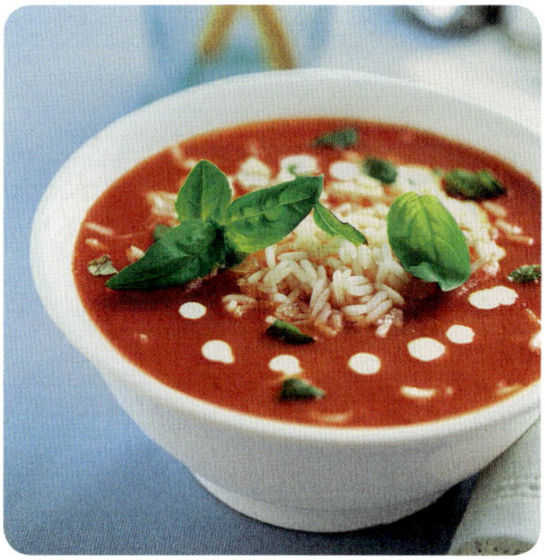

1 TL Tomatenmark
250 ml Gemüsebrühe
½ Packung Tomaten in Stücken
½ Bund Basilikum
1 Tomate
30 ml süße Sahne

Zwiebel schälen, klein schneiden und im heißen Öl andünsten.

Tomatenmark einrühren und mit Brühe und Tomaten ablöschen. Unter häufigem Rühren ca. 10 Minuten köcheln lassen; würzen. Basilikum waschen und bis auf einige Blättchen zum Garnieren fein schneiden. Tomate waschen und in Stücke schneiden.

Sahne, Tomatenstücke und Basilikum einrühren. Basilikumblätter zum Garnieren über die Suppe streuen.

Gurkensüppchen mit Gartenkräutern (kalt)

100 g Zucchini
¼ Salatgurke
1 Lauchzwiebel
½ kleine Zwiebel
1 TL Öl
250 ml Gemüsebrühe
½ Bund Schnittlauch
½ Bund Dill
¼ l gut gekühlte Buttermilch
Salz
weißer Pfeffer
evtl. Blüten von der Kapuzinerkresse

Zucchini, Salatgurke und Lauchzwiebel putzen und waschen. Zucchini fein würfeln. Gurke halbieren, entkernen

und fein würfeln. Lauchzwiebel in Ringe schneiden. Zwiebel schälen und hacken. Öl im Topf erhitzen. Zwiebel darin glasig dünsten. Zucchini, Gurke und Lauchzwiebel kurz mitdünsten. Mit Gemüsebrühe ablöschen, aufkochen und zugedeckt ca. 5 Minuten garen. Auskühlen lassen.
Kräuter waschen, trocken schütteln und fein schneiden. Die Hälfte des Gemüses aus der Brühe heben. Die Hälfte der Kräuter in die Brühe geben und alles pürieren. Buttermilch, übriges Gemüse und den Rest der Kräuter unterrühren. Abschmecken und evtl. mit den Kresseblüten garnieren.

Karotten-Reis-Puffer

250 ml Salzwasser
50 g Vollkornreis
1 Lauchzwiebel
2 EL (30 g) Magerquark
1 EL Mineralwasser
1 EL gehackte Kräuter
Salz
Pfeffer
½ Karotte (ca. 50 g)
1 kleines Ei
1 TL Öl

Salzwasser aufkochen. Reis darin zugedeckt ca. 25 Minuten köcheln lassen.
Lauchzwiebel putzen, waschen, klein schneiden. Mit Quark und Wasser verrühren und würzen. Lauchzwiebel und Kräuter unterheben.
Karotte schälen, waschen, raspeln. Mit Reis und Ei vermischen und würzen. 2 Puffer formen. In einer beschichteten Pfanne im heißen Öl pro Seite 3 Minuten braten. Auf einem grünen Salatblatt mit Quark anrichten.

Stufe 4: Normalisierung

Mit der dritten Stufe ist der Ernährungsaufbau abgeschlossen. Magen und Darm sollten sich deutlich besser (an)fühlen. Gleichzeitig dürfte die Waage einige Kilo weniger anzeigen.

Nun kann die Ernährung wieder weitgehend normal aussehen. Hierzu einige Empfehlungen:

- Reichlich Salate, Obst und Gemüse und komplexe Kohlenhydrate (Brot, Nudeln, Getreideprodukte, Kartoffeln).
- Nicht mehr als drei Mahlzeiten pro Tag mit etwa 5 Stunden Pause dazwischen. Längere Zeit ohne Nahrungsaufnahme schadet nicht.
- So wenig Zucker wie möglich; insbesondere wenig hochkonzentrierter Zucker wie Schokolade, Pralinen usw.
- Möglichst keine oder nur wenig Obstsäfte. 1 Liter Apfelsaft hat etwa so viele Kalorien wie 10 Äpfel. Der Sättigungswert von Äpfeln ist jedoch erheblich höher.
- Mehr Klasse statt Masse beim Fleisch. Ein bis zwei Mahlzeiten pro Woche sind in Ordnung. Fisch ist eine Alternative.
- Alkohol in Maßen.
- Ein wenig Kaffee schadet nicht.
- Essen sollte Freude bereiten!

Erholsamer Schlaf

Kaum etwas beeinflusst das Wohlbefinden so nachhaltig wie der Schlaf. Wer eine Nacht wirklich gut geschlafen hat, hat am Folgetag weniger Schmerzen. Leider ist so eine Traumnacht für FMS-Patienten eine Seltenheit. In der Regel wachen sie morgens zerschlagen, steif und oft geschwollen auf.

Hier die wichtigsten Tipps für erholsamere Nächte.

- Schlafmittel sind kein guter Rat. Sie helfen allenfalls kurzfristig und führen leicht zu Abhängigkeit.
- Pflanzliche Tabletten aus Hopfen und Baldrian können eine Alternative sein, wirken aber meist nicht ausreichend.
- Das erwähnte Amitriptylin ist in niedriger Dosis auch zur Schlafvertiefung hilfreich und macht nicht abhängig.

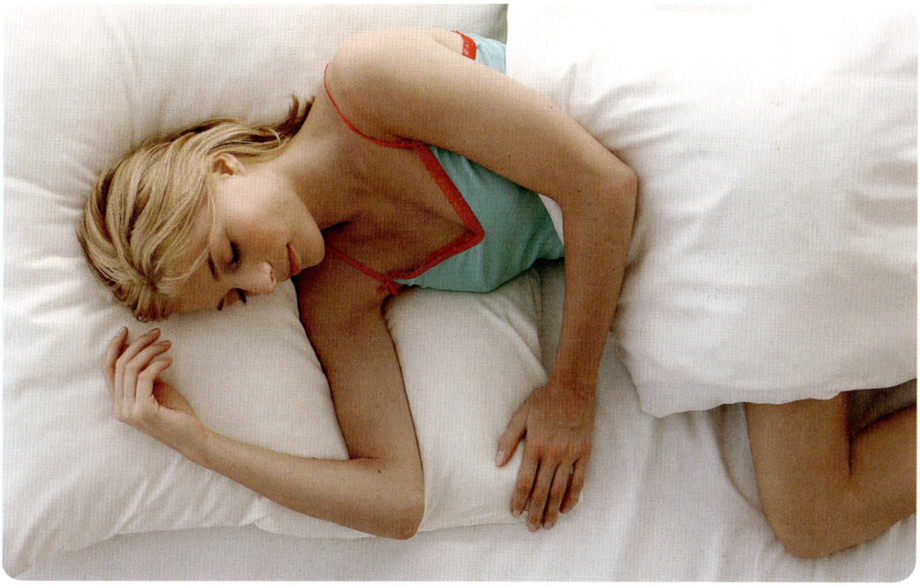

Oft sind nichtmedikamentöse Maßnahmen, die unter dem Stichpunkt „Schlafhygiene“ zusammengefasst werden, sehr viel wichtiger als Pillen und Tropfen.

- Gelassen bleiben: Schlaf ist ein Kind der Freiheit, so wie die Liebe. Beides kann man nicht erzwingen. Es ist eine der Paradoxien, dass der Schlaf umso schwerer kommt, je mehr man ihn herbeiwünscht. Merkwürdigerweise besteht also die erste und wichtigste Übung für einen gesunden Schlaf darin, ihn nicht unbedingt zu wollen und ihn schon gar nicht erzwingen zu wollen! Eine Nacht ohne Schlaf ist nämlich keineswegs eine

Katastrophe. Sogar mehrere oder gar viele Nächte ohne Schlaf führen nicht zu gesundheitlichen Schäden.

- Der nächste Schritt besteht darin, den Glauben an Ammenmärchen über Bord zu werfen. Vor allem den Glauben, dass nur langer Schlaf Erholung bedeutet. Es ist besser, kurz und gut zu schlafen, als sich endlos im Bett zu wälzen! Genauso wenig heißt früh zu Bett gehen auch früh einschlafen. Wer also wegen Einschlafstörungen immer früher zu Bett geht, um dann wenigstens nach Stunden Schlaf zu finden, tut sich keinen Gefallen.
- Es empfiehlt sich daher, einige Nächte Protokoll zu führen, wie viele Stunden tatsächlich geschlafen wurden. Beispielsweise ist jemand um 22 Uhr zu Bett gegangen, aber tatsächlich erst um 1.30 Uhr eingeschlafen, um gegen 7.30 Uhr morgens aufzuwachen. Die Zeit im Bett betrug 9 ½ Stunden, die geschlafene Zeit aber nur 6 Stunden.

In diesem Fall sollte die Zeit im Bett verkürzt werden. Eine Möglichkeit wäre, eine Zeit lang erst um 1.00 Uhr zu Bett zu gehen und dann den Wecker auf 7.00 Uhr zu stellen. Wenn das dann gut funktioniert, kann schrittweise versucht werden, die Nachtruhe etwas früher zu beginnen. So merkwürdig dieses Vorgehen vielleicht beim ersten Lesen klingt, es ist ein probates Mittel, um die quälende Schlaflosigkeit zu begrenzen. Die Angst vor dem Bett lässt nach.

- Im Rhythmus bleiben: Nach einer schlechten Nacht versuchen viele Menschen, das Defizit mit einem längeren Mittagsschlaf oder frühem Zubettgehen wieder auszugleichen. Das ist leider verkehrt. So wird der nötige „Schlafdruck“ genommen und das Grübeln wahrscheinlicher. Trotz Schlaflosigkeit sollten die gewohnten Schlafenszeiten eingehalten werden. Nur so kann verhindert werden, dass der Schlaf in seinem Rhythmus verschoben wird und man langsam in eine andere Zeitzone hinüberdriftet.
- Was man lassen sollte: Kaffee, Tee, Nikotin, Alkohol. Alles verschlechtert den Schlaf. Alkohol ist zwar ein hervorragendes Ein-, aber ein miserables Durchschlafmittel.
- Im Bett (fast) nur schlafen: Wenn sich der Schlaf nach 30 Minuten nicht einstellt, sollte man wieder aufstehen und so lange wach bleiben, bis einem die Augen fast zufallen. Das Gleiche gilt für Durchschlafstörungen. Wer nicht innerhalb kurzer Zeit wieder in den Schlummer zurückfindet, sollte aufstehen, statt darauf zu achten, wie die Minuten langsam verrinnen.
- Rituale: Das Einschlafen beginnt nicht in dem Moment, in dem sich die Lider schließen. Zu einem langen Tag gehört eine „Auslaufphase“, die möglichst gleichförmig, ja langweilig gestaltet werden sollte. Ein Kräutertee, entspannte Körperpflege und angenehme Bettlek-

türe bilden Teile eines Rituals, das hilft, Abstand von den Aufregungen des Tages zu erlangen.

- Grübeln verbannen: Es gibt für jede Aufgabe eine Zeit. Nachts um drei oder beim Einschlafen ist nicht die ideale Zeit, um schwerwiegende Probleme zu lösen. Um den Geist zu klären, kann es günstig sein, den Tag noch einmal Revue passieren zu lassen. „Was habe ich gut gemacht? Was war weniger gut? Was muss ich noch erledigen?"

Statt aber die letzten 24 Stunden in der üblichen Reihenfolge von morgens bis abends zu durchschreiten, macht man es diesmal rückwärts. Beginnend mit dem Zähneputzen am Abend geht man Schritt für Schritt bis zum Weckerklingeln am Morgen zurück. Emotional belastende Ereignisse werden dabei kurz betrachtet und dann zu den Dingen gelegt, die noch zu erledigen sind. Viele Menschen finden diese Übung übrigens so anstrengend, dass sie es vorziehen, lieber schnell einzuschlafen.

- Bewegung: Täglich eine halbe bis Dreiviertelstunde spazieren gehen oder Fahrrad fahren genügt bereits, um den Schlaf zu befördern. Mehr ist natürlich erlaubt. Eine Besonderheit gilt es allerdings zu beachten: Zwischen Sport und dem Zu-Bett-Gehen sollten einige Stunden liegen, in denen man zur Ruhe kommt.
- Das richtige Bett: Grundproblem der optimalen Schlafunterlage ist die Tatsache, dass der Mensch nicht wie eine Säule aufgebaut ist. Wir haben schwere und leichte Körperteile, die entsprechend unterschiedlich tief in die Matratze einsinken. Dieser schlichten Tatsache muss ein Bett gerecht werden. Das richtige Bett ist also im Kopf, Schulter- und Beinbereich deutlich weicher als dort, wo das schwere Becken aufliegt. Es gibt zahlreiche Systeme von Lattenrosten und Matratzen, die so aufeinander abgestimmt sind, dass der optimale Liegekomfort erzielt wird.

Wer gemeinsam mit seinem Partner ein Bett kauft, sollte darauf achten, dass ein 100-Kilogramm-Mann eine stabilere Unterlage benötigt als eine Frau, die gerade einmal 50 Kilogramm auf die Waage bringt.

Eine durchgehende Matratze mag zwar kontaktfreundlicher sein, gerät jedoch schon dann in Schwingung, wenn sich der Partner auf die andere Seite dreht. Getrennte Lattenroste und Matratzen sorgen für tieferen Schlaf.

Umgang mit Angst

Viele Patienten berichten, sie seien im Verlauf der Erkrankung immer vorsichtiger, ängstlicher und schreckhafter geworden. Sie trauten sich vieles nicht mehr zu, das sie früher „mit links" erledigt hätten. Große Menschenansammlungen, Partys, Gedränge auf der Straße seien für sie eine Qual. Manche können schlecht Fahrstuhl fahren, anderen wird

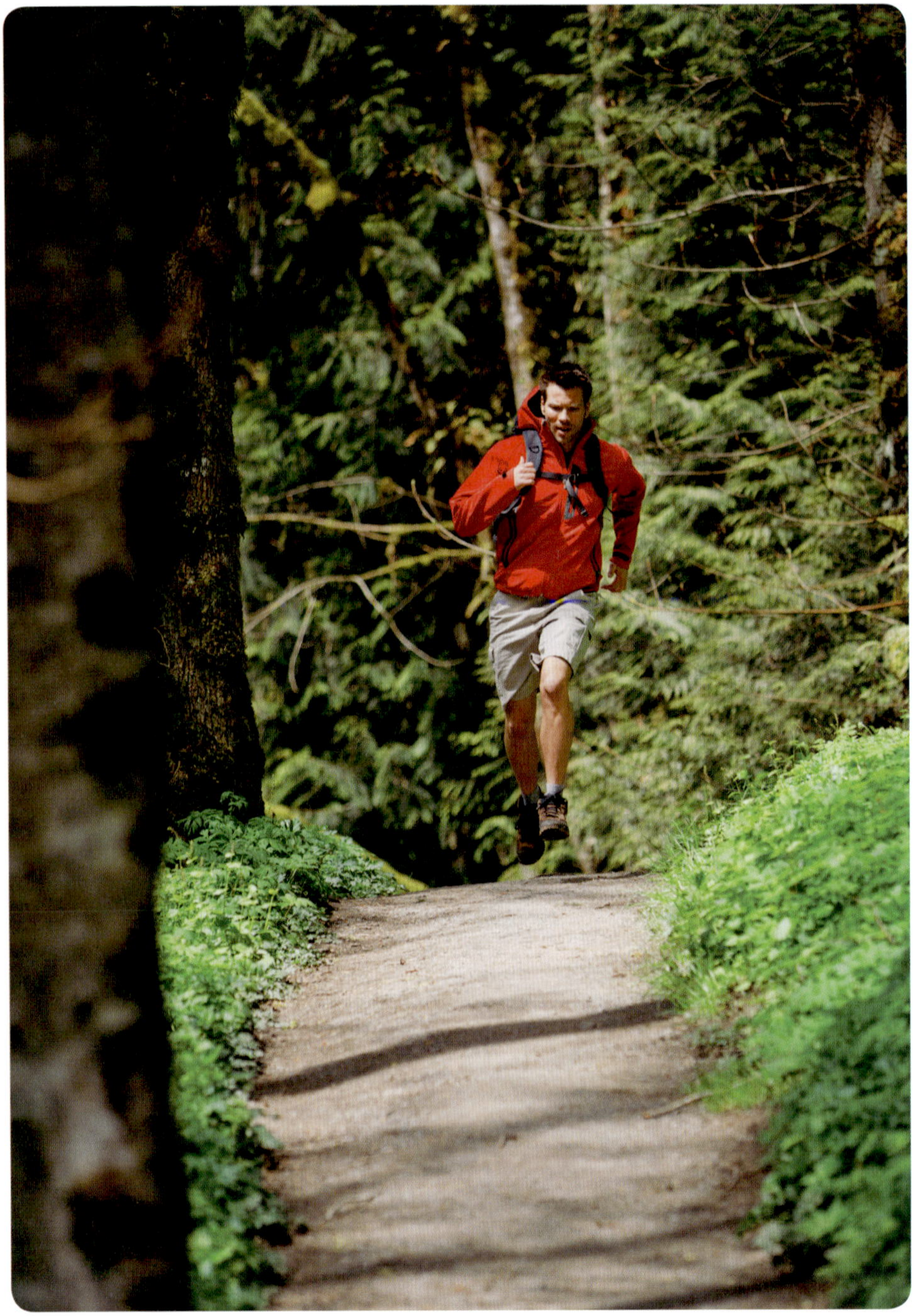

es eng, wenn sie in der Schlange an der Kasse warten müssen. Und die Partner schildern, die Betroffenen seien „anstrengende Beifahrer" geworden.

Schmerz und Angst bewirken Rückzug, Schonung und Meidung. Das ist bei akutem Schmerz und bei echter Bedrohung sinnvoll und notwendig. Vorsicht ist nicht nur die Mutter der Porzellankiste. Draufgänger sind schon oft draufgegangen. Doch bei chronischem Schmerz und bei anhaltender Angst verwandeln sich die sinnvollen Verhaltensweisen in Unsinn. Denn Meidungen tendieren dazu, sich selbst zu bestätigen.

Fallgeschichte

Vor einer Weile joggte ich einen Waldweg entlang. Dort begegnete mir ein Mann, der vergeblich versuchte, fünf Schäferhunde gleichzeitig an die Leine zu nehmen. Ohne Vorwarnung stürzte einer der Hunde auf mich zu und sprang mir an die Kehle. Es gelang mir, den Hund von meinem Hals wegzustoßen, wobei er sich jedoch schmerzhaft und lange in meiner Brust verbiss. Nach einem Gerangel konnte ich mich schließlich befreien.

Nachdem die Wunden einige Wochen später abgeheilt waren, begegnete ich beim Joggen auf der Straße erneut einem frei laufenden größeren Hund. Bei der Annäherung an das Tier nahm ich plötzlich eine unsichtbare Kraft wahr, die mich fast unaufhaltsam auf die andere Straßenseite ziehen wollte.

Wäre ich diesem Impuls gefolgt, hätte die Lernerfahrung gelautet: Ausweichen bedeutet, nicht gebissen zu werden! Bei der nächsten Begegnung wäre das Ausweichen schon etwas wahrscheinlicher gewesen. Und nach Dutzenden oder Hunderten von Ausweichmanövern wäre es wohl angebracht, von einer Hundephobie zu sprechen. Stattdessen joggte ich unter erheblicher Willensanstrengung, einigem Herzklopfen und etwas feuchten Händen an dem Hund vorbei. Der ignorierte mich einfach: Die Chance auf eine Hundephobie war verpasst!

Fibromyalgiepatienten machen ein ums andere Mal die Erfahrung, dass Meidung und Schonung erfolgreiche Strategien im Umgang mit der Krankheit sind. Keinen Sport zu treiben, Menschen und Herausforderungen aus dem Weg zu gehen, sind ähnlich erfolgreich, wie in dem genannten Beispiel dem Hund auszuweichen. Doch die Folgen sind fatal.

Die therapeutischen Strategien ähneln wieder den Methoden, die Fitness zu erhöhen: kleine Schritte gegen die Meidung und die übertriebene Angst.

Hier einige einfache Strategien für den Hausgebrauch:

- Angst, das wurde mittlerweile mehr als deutlich, ist ein normales Gefühl, das zum Leben unbedingt dazugehört. Die Menschheit wäre ausgestorben, wenn wir nicht alle zumindest zeitweise ziemliche Angsthasen wären.

- Die übertriebenen Ängste spielen sich in der Vorstellung ab. Der oben erwähnte Hund jagte den Puls in die Höhe, weil ihm ein bestimmtes Verhalten unterstellt wurde. Die meisten schweren Ängste sind „Kopfkino". Sich diese Filme immer wieder anzusehen, hat einen gewissen Unterhaltungswert, ist aber anstrengend, da sie so ungeheuer realistisch gedreht sind. Wenn das Kino im Kopf beginnt, ist es hilfreich, sich klarzumachen, dass die Produktion zwar vielleicht einen Oscar für die Dramatik verdient hätte, aber eben nur ein Film ist.
- Oft führt die Angst zur Hyperventilation. Rückatmung (siehe Seite 171) ist in solchen Fällen die Therapie der Wahl. Sie muss ausreichend lange durchgeführt werden. Eine Anleitung findet Sie auch im Internet: www.weiss.de/hyperventilation.
- Bei körperlichen Beschwerden (Herzklopfen, Durchfall, Schmerzen) führt die Vorstellung, was alles daraus entstehen könnte, nahtlos zu dem oben erwähnten Hollywoodstreifen. Günstiger ist es, das zu sehen, was jetzt tatsächlich an Beschwerden besteht. Also nicht: „Wenn mein Herz jetzt immer schneller schlägt, dann bleibt es womöglich stehen!", sondern: „Mein Puls beträgt gerade 112 Schläge pro Minute, das ist unangenehm, aber nicht bedrohlich, denn beim Sport geht er noch wesentlich höher."

Es ist unmöglich, in bestimmten Situationen die Angst zu unterdrücken. Sie ist einfach da. Hilfreich ist es, zu akzeptieren, dass die Angst vorhanden ist, aber der Aussage der Angst zu misstrauen. Diese Haltung ist nicht ganz einfach. Wenn die Angst also sagt: „Jetzt bleibt gleich das Herz stehen!", dann könnte der innere Dialog so lauten: „Ich habe unglaublich Angst. Das muss ich wohl jetzt erst einmal akzeptieren. Aber ich weiß auch, dass das Herz nicht stehen bleiben wird, obwohl es sich genau so anfühlt."

- Der nächste Schritt ist gleichfalls wesentlich. Statt vor der Angst wegzulaufen, sollte die Angst nur ausgehalten werden. Das geht am leichtesten, wenn eine Entspannungsübung durchgeführt wird, wie sie auf Seite 193 beschrieben ist. Also z.B. sich auf die Schwere und die ruhige Atmung zu konzentrieren. Auch die Erinnerung an ein Entspannungsbild kann sehr förderlich sein.
- An diesem Punkt lohnt es sich zu warten, bis die Angst langsam nachlässt. Also weder flüchten noch ausweichen, sondern abwarten heißt die Devise. Dabei empfiehlt es sich auszuhalten, bis die Angst nachlässt. Erinnerungen an frühere Erfolge verkürzen die Zeit.
- Wenn es dann so weit ist und die Panik zurückgeht, ist eine Belohnung für den Mut durchaus angebracht.

Noch ein Tipp: Mit den allerschlimmsten Ängsten zu beginnen, ist eine nervenaufreibende Strategie, die allerdings funktioniert. Sie wird als „Flooding"-Technik (= Überflutungstechnik) bezeichnet. Wer also Angst vor der Höhe hat, der erklettert in der Fantasie oder auch real den höchsten erreichbaren Turm. Hat er das geschafft, sind die zuvor gefürchteten Haushaltsleitern ein Klacks! Weniger schweißtreibend ist es jedoch, die Ängste nach ihrer Schwere zu ordnen und mit kleineren Herausforderungen zu beginnen. Schritt für Schritt werden dann größere Aufgaben angenommen. Es ist wie beim Sport.

Partnerschaft und Sexualität

Die meisten Menschen leben nicht wie Robinson Crusoe, sondern in Beziehungen. Jede schwere Erkrankung betrifft daher direkt oder indirekt auch den Partner oder die Partnerin. Bei Fibromyalgie müssen Partner mit den vielfachen Einschränkungen der Betroffenen zurechtkommen.

Dies gilt natürlich für jede Krankheit, doch ist es oft leichter, sich auf ein körperliches Handicap einzustellen. Bei einer körperlichen Behinderung ergibt sich meist rasch eine Aufgabenteilung. Der eine Partner erledigt dieses, der andere jenes.

Doch bei Fibromyalgie ist die Angelegenheit komplizierter. Zum einen ist es nicht möglich, Schmerz und Abgeschlagenheit von außen zu erkennen. Viele Patienten sehen ausgesprochen gut und vital aus, selbst wenn sie unter starken Schmerzen leiden. Zum anderen wech-

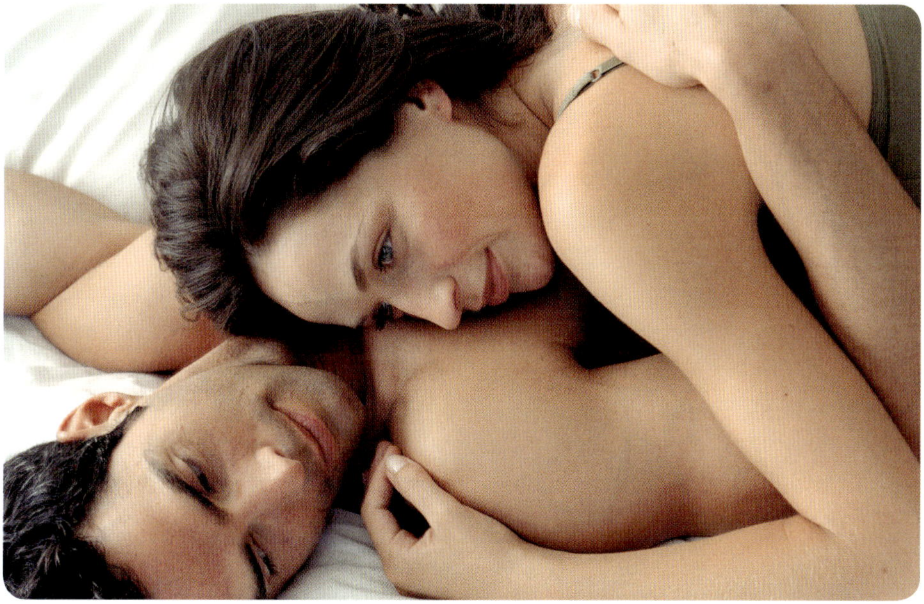

seln die Beschwerden. An einem Tag gelingt eine Arbeit mühelos, am nächsten ist sie schier nicht zu bewältigen. Und schließlich hängt die Leistungsfähigkeit auch von der seelischen Verfassung ab. Für den Partner ergibt sich also eine schwierige Gemengelage. Einmal kann der Betroffene etwas tun, einmal nicht. Liegt da nicht die Vermutung nahe, er könne schon, wolle aber nicht?

Wenn dann Ärger aufkeimt, verwandelt sich dieser oft bald in ein schlechtes Gewissen, insbesondere wenn im Nachhinein herauskommt, dass der Partner doch gesundheitlich eingeschränkt war. Daraus ergeben sich dann häufig verwirrende Mischungen aus Mitgefühl, Ärger und schlechtem Gewissen. Was ist zu tun? Die Antwort heißt, über diese Situation und die eigenen schwierigen Gefühle zu reden. Wenn für solche Gespräche Ruhe und Zeit eingeplant werden, dann bereichert das die Beziehung weit über das konkrete Problem mit der Krankheit hinaus. Praktische Anleitungen für konstruktive Paargespräche finden sich z.B. in den Büchern von Michael Lukas Moeller. Untersuchungen ergaben, dass gerade sehr liebevolle Menschen, die ihrem erkrankten Partner jeden Wunsch von den Augen ablesen möchten, diesem paradoxerweise mehr schaden als nutzen. Wie kommt das? Auch wenn die selbstlose Unterstützung zweifellos gut gemeint ist, fördert sie leider gleichzeitig die Inaktivität und die Meidung. Und das hat, wie schon mehrfach erwähnt, verheerende Konsequenzen. Bei einer akuten Erkrankung darf ein Mann seiner Frau für ein paar Tage wirklich alles abnehmen oder sie rückhaltlos verwöhnen. Doch bei chronischen Schmerzen wäre das ein Bärendienst.

Ein „guter" Partner sieht daher nicht nur das, was der Betroffene gerade kann, sondern auch das, was er bewältigen könnte, und unterstützt ihn, dorthin zu gelangen. Das ist zweifellos nicht ganz einfach. Gespräche über dieses Thema und das gemeinsame Entwickeln von Trainingsplänen können helfen, nicht in die Falle „Hilfsbereitschaft" zu tappen. Es gilt herauszufinden, was zu schaffen ist und wo noch Grenzen bestehen.

Um es an einem anderen Beispiel deutlich zu machen: Seit etwa zehn Jahren wird in der Schlaganfalltherapie ein neuer Ansatz (engl. *forced use* = erzwungener Gebrauch) praktiziert. Von ihm profitieren besonders Patienten, die bereits jahrelange Lähmungen eines Armes oder einer Hand aufweisen.

Das Prinzip ist einfach: Bei diesen Patienten wird die gesunde (!) Hand über lange Strecken des Tages so weggebunden, dass sie beim besten Willen nicht zu gebrauchen ist. Das sieht auf den ersten Blick brutal aus. Warum einen Menschen einschränken, der sowieso schon beeinträchtigt ist? Tatsächlich sind die Patienten erst einmal ziemlich hilflos.

Es bleibt ihnen dann aber nichts anderes übrig, als die gelähmte Hand mehr schlecht als recht für die täglichen Verrichtungen einzusetzen. Doch der Erfolg gibt der Methode recht. Im Verlauf von Wochen und Monaten nimmt die Funktion der Hand erstaunlicherweise wieder zu. Und dies sogar bei Fällen, die bereits seit vielen Jahren als hoffnungslos aufgegeben waren.

Auch bei chronischen Schmerzen wie Fibromyalgie liegen oft schon seit Jahren Einschränkungen vor. Durch systematisches Üben gelingt es oft, nach langer Zeit verblüffende Erfolge zu erzielen.

Chronische Schmerzen beeinträchtigen auch die Sexualität. Schmerzen dämpfen die Sehnsucht und das Verlangen. Wer Zahnschmerzen hat, schreibt keine Liebesbriefe! Bei chronischen Schmerzen wird zusätzlich die Berührung als latent bedrohlich oder unangenehm empfunden. Bestehen zusätzlich Schmerzen im Beckenbodenbereich, wird der Verkehr darüber hinaus erschwert. Auch der gesunde Partner wird in Nöte geraten, da er nie sicher sein kann, wie weit er Nähe herstellen darf. Viele Paare gelangen daher zu einem sehr eingeschränkten oder praktisch aufgehobenen Intimleben.

Die Schritte zu mehr Nähe und Intimität ähneln dem, was in Bezug auf die anderen Problemfelder gesagt wurde.

- Am Anfang steht das Gespräch über die Problematik. Wie verhält es sich mit der Angst vor der Berührung, der Angst vor dem Schmerz?
- Um erste Schritte einzuleiten, kann ein Paar besprechen, was an Berührung, an Zärtlichkeit möglich ist, ohne Angst oder Schmerzen auszulösen. Dabei ist der gesunde Partner für die Einhaltung der Grenze verantwortlich. An dieser Vereinbarung sollte dieser dann festhalten, selbst wenn er aufgefordert wird, weiter zu gehen. So kann im Betroffenen das Vertrauen entstehen, dass er sich auf den anderen verlassen darf. Statt vor allem die Situation zu kontrollieren, wird ein erster Raum für Genuss geöffnet.
- Falls ein erster Intimkontakt auf diese Weise angst- und schmerzfrei gelungen ist, können schrittweise neue Vereinbarungen getroffen werden. Im Zweifelsfall ist es besser, langsamer und vorsichtiger vorzugehen.
- Mit der Zeit können so Bereiche eröffnet werden, in denen die Furcht vor Verletzung langsam nachlässt.

Physiotherapie

Ein guter Physiotherapeut ist für viele Patienten so wichtig wie ein guter Hausarzt, da die nichtmedikamentöse Therapie bei Fibromyalgie einen zentralen Stellenwert besitzt und oft wirkungsvoller ist als Tabletten. Erneut sollte „gute" Physiotherapie weder Angst noch Schmerzen bereiten, sonst erhöht sich die innere Anspannung und damit die Schmerzbereitschaft. Eine wohltuende, entspannte und vertrauensvolle Atmosphäre fördert die Heilung.

Krankengymnastik

Nach jahrelanger Anspannung bestehen meist Verspannungen und Fehlbelastungen in vielen Körperbereichen. Die Krankengymnastik sollte sich daher gezielt um diese Problembereiche kümmern. Bei den verschiedenen Techniken gibt es keinen grundsätzlichen Unterschied zu anderen Patientengruppen. Es sollte besonders auf ruhige und schmerzarme Durchführung geachtet werden.

Massagen

Bei den Massagen steht die wohltuende Erfahrung des eigenen Körpers ganz im Vordergrund. Wenn die Sensoren „Genuss" statt „Schmerz" vermitteln, dann wird eine neue Lernerfahrung gemacht. Die Schmerzschwelle kann wieder ansteigen, der Schmerz wird „verlernt". Um das Schmerzgedächtnis positiv zu beeinflussen, haben sich sanfte Streichmassagen, Ölmassagen, Aromamassagen und ähnliche Genussmassagen sehr bewährt. Wenn mehr Druck ausgeübt wird, dann ist das sicher möglich, sollte aber zwischen Patienten und Therapeut genau abgesprochen sein.

Manuelle Lymphdrainage

Ödeme (Wassereinlagerungen) sind bei Fibromyalgie weitverbreitet. Bei einigen Patienten stehen die Ödeme so im Vordergrund, dass ich von Fibromyalgie vom „Ödem-Typ" sprechen möchte. Diese Patientinnen, es sind ausnahmslos Frauen, leiden morgens unter geschwollenen Augen, die Ringe klemmen an den Fingern und im Laufe des Tages kommt es zu Wassereinlagerungen an den Knöcheln oder Beinen. Nicht selten liegt auch ein Lipödem vor, also eine vermehrte Ansammlung von Fett im Bindegewebe, was zu „dicken Beinen" führt (siehe auch *Lipödem und Cellulite,* Südwest Verlag). Für diese Patientengruppe ist die manuelle Lymphdrainage ein wahrer Segen. Es handelt sich um eine sehr zarte Streichmassage zur Anregung des Lymphflusses. Im Anschluss fühlen sich Arme und Beine leichter und freier an. Ein Erfolgskriterium ist die Menge der im Anschluss an die Massage ausgeschiedenen Flüssigkeit.

Schröpfmassagen

Ähnlich wie die manuelle Lymphdrainage wirken verschiedene Formen der Schröpfmassage. Dabei wird in einer kleinen Saugglocke ein konstantes oder wechselndes Vakuum erzeugt, wobei der Schröpfkopf sanft über die eingeölte Haut gezogen wird. Die grundsätzlichen Regeln der Lymphdrainage sollten beachtet werden. Wie erwähnt, kann diese Technik auch für die Selbsthilfe zu Hause genutzt werden (online-Anleitung: www.weiss.de/schroepfen).

Andere Massagen und Physiotherapien

Auch bei weiteren Methoden liegen zumindest Hinweise für ihre Wirksamkeit vor:

- Pilates
- Tai-Chi
- Qigong
- Yoga
- Osteopathie
- Musiktherapie

Psychotherapie

Wenn bei körperlichen Beschwerden kein organischer Befund erhoben wird, dann wird häufig von seelischen Ursachen ausgegangen und neben Medikamenten (siehe nächstes Kapitel) eine Psychotherapie empfohlen. Zur Psychotherapie haben Patienten oft ein zwiespältiges Verhältnis.

Auf der einen Seite fühlen sie sich seelisch beeinträchtigt und suchen auf diesem Gebiet nach wirksamer Hilfe. Auf der anderen Seite haben sie häufig den Eindruck, dass diese Veränderungen eher Ergebnis als Ursache der Dauerschmerzen sind. Wie sieht es also um die Erfolge der Psychotherapie bei Fibromyalgie aus? Psychotherapie ist hilfreich! So das übereinstimmende Ergebnis der umfangreichen Forschung. Aber der Effekt ist nicht sehr groß. Schmerzen, Depressionen, Schlaf und Angst lassen kurzfristig ein wenig und mittelfristig etwas stärker nach.

Eine schnelle Hilfe ist durch eine Psychotherapie alleine also nicht zu erwarten. Aber sie kann im Rahmen einer umfassenden, sog. multimodalen Therapie eine äußerst wertvolle Ergänzung sein. Hier kann der Ort sein, um der Ursache von Ängsten, Verletzlichkeiten und Bedrücktheit auf die Spur zu kommen. Hier kann überlegt werden, wie es möglich ist, sich in Beziehungen freier zu verhalten. Und hier können Schritte zur Überwindung von Ängsten geplant werden.

In Deutschland werden prinzipiell zwei Formen der Psychotherapie von den gesetzlichen Krankenkassen erstattet: die analytisch orientierte Psychotherapie und die Verhaltenstherapie. Nach den Forschungsergebnissen haben die Verhaltenstherapeuten etwas bessere Erfolge als die Anhänger von Sigmund Freud. Allerdings ist zu bedenken, dass sich nur wenige Psychotherapeuten streng an eine der beiden Schulen halten. Je größer seine Berufserfahrung, desto reicher wird in der Regel die Methodenvielfalt eines Psychotherapeuten.

Für die Betroffenen ist es nicht ganz einfach, den richtigen Psychotherapeuten zu finden. Ein guter Weg ist es, zuerst den Hausarzt zu fragen. Er kennt vermutlich einige Seelenfachleute in der Nähe und kann eine Empfehlung geben. Auch wenn die Wartezeit für eine Psychotherapie möglicherweise viele Wochen beträgt, ist es sinnvoll, genau zu prüfen, ob der gefundene Psychotherapeut zur eigenen Person und den aktuellen Problemen passt. Dazu stehen einige „probatorische" (= Versuchs-)Sitzungen zur Verfügung. Bis zu fünf solcher Sitzungen können auch bei unterschiedlichen Therapeuten absolviert werden. Sträubt sich etwas im Inneren gegen den Therapeuten, ist es besser, einen zweiten oder dritten Fachmann aufzusuchen. Noch ein Tipp:

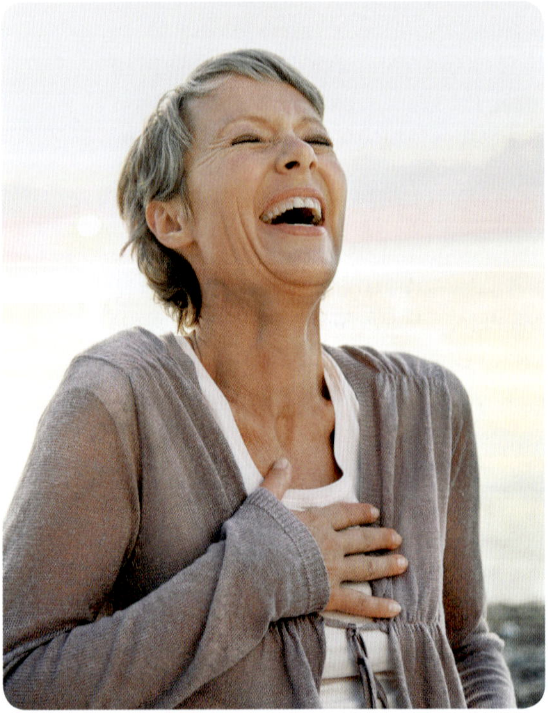

Falls ein Psychotherapeut glaubt, Fibromyalgie könnte ausschließlich durch Psychotherapie geheilt werden, dann kann das zu Komplikationen führen.

Lachen

Möglicherweise wundert es Sie, einen Abschnitt über das Lachen in diesem Buch zu finden. Wer am ganzen Körper unter Schmerzen leidet, hat doch wirklich nichts zu lachen! Das ist zweifellos richtig. Doch die Forschung vom Lachen (Gelotologie, griech. *gelos* = Lachen) hat ergeben, dass befreites Lachen innerhalb von Minuten zu einer Schmerzreduktion führt. Weiterhin wurde deutlich, dass Lachen eine Reihe von nicht zu unterschätzenden anderen Vorteilen aufweist. Lachen

- reduziert Stress,
- vermindert Ängste,
- schafft innere Distanz zum Leiden,
- wirkt gegen das Katastrophisieren,
- verbessert das Immunsystem,
- verbessert die Durchblutung,
- verbessert den Schlaf,
- befreit,
- und ist lustig!

Häufig wird eingewendet, dass dies ja alles gut und richtig sein könne. Doch was tun, wenn man sich überhaupt nicht lustig fühlte? Da hat die Lachforschung verblüffende Ergebnisse zutage gefördert: Lachen hilft nicht nur den unbekümmerten Menschen, die sich jeden Tag spontan vor Lachen schütteln. Auch echte Griesgrame können davon profitieren. Das Lachen muss nicht einmal echt sein oder von Herzen kommen. Der positive Effekt setzt bereits an, wenn jemand sich vor den Spiegel stellt und eine Weile trocken „ha-ha“ vor sich macht. Falls Sie das noch nie versucht haben, dann empfehle ich Ihnen diese Übung. Natürlich wirkt das am Anfang verklemmt und unecht. Doch mit ein wenig Selbstironie stellt sich bei den meisten Menschen nach einer Weile ein annähernd echtes Lachen ein. Und wenn man nur über sich selbst und die dumme Übung lacht. Am Anfang geht das in einer unbeobachteten Situation sicherlich leichter.

Doch es geht noch einfacher. Bereits das kräftige Anheben der Mundwinkel führt zu messbaren Veränderungen im Körper. Auch das können Sie während der Lektüre dieser Zeilen selbst erfahren. Ziehen Sie erst die Mundwinkel eine Weile nach unten und registrieren Sie die Auswirkung auf Ihr Gemüt. Anschließend umgekehrt. Ein Smiley-Gesicht färbt die Welt unmittelbar in leichte Rosatöne. Offensichtlich sind Lachen und Lächeln so tief in unserer Biologie verankert, dass sie eine entsprechende Wirkung auf uns haben, selbst wenn sie ohne jeden Anlass „ausgeführt“ werden.

Eine weitere Möglichkeit ist die Lektüre von humorvollen Büchern oder einer Sammlung von Witzen. Auch so kann die Stimmung, zumindest kurzfristig, verbessert und Schmerzen gelindert werden. Im Internet finden Sie gleichfalls mehr oder weniger witzige Seiten.

Fragt eine Frau aufgeregt ihren Arzt: „Herr Doktor, ich habe andauernd Kopfschmerzen, Ohrensausen, Rückenschmerzen, Wadenkrämpfe, Seitenstechen, Augenflimmern, Husten, Hexenschuss, Schwindelanfälle und Schüttelfrost … was fehlt mir denn bloß?“

Schaut sie der Arzt über den Brillenrand an: „Was soll Ihnen fehlen? Sie haben doch schon alles!“

Schließlich sind Filmkomödien eine wunderbare Möglichkeit, abends abzuschalten und einen geruhsamen Schlaf zu finden. Nach herzhaftem Lachen verbessert sich der Schlaf, Schmerzen und Ängste lassen nach. Kurz: Lachen ist wirksam, preiswert, nicht verschreibungspflichtig und bis auf den Muskelkater der Lachmuskeln ohne Nebenwirkungen.

Medikamente

Vielleicht lesen Sie dieses Kapitel als eines der ersten. Doch seien Sie vorgewarnt: Sie werden am Ende wahrscheinlich enttäuscht sein. Medikamente haben nur eine sehr begrenzte Wirksamkeit. Bei einer Schmerzerkrankung richten sich natürlich alle Erwartungen auf Schmerzmittel. Doch die meisten Betroffenen machen hier frustrierende Erfahrungen. Schmerz- und Rheumamittel wie Aspirin, Ibuprofen, Metamizol, Naproxen, Alprazolam, Tenoxicam oder Diclofenac helfen zwar gegen Kopfschmerzen und entzündete Gelenke, nicht jedoch gegen die Wanderschmerzen.

Tatsächlich gibt es viele wissenschaftliche Arbeiten zum Beitrag von Schmerz- und Rheumamitteln beim Fibromyalgiesyndrom. Die ernüchternde Antwort: Diese Medikamente helfen wenig bis nichts! Keines der Präparate zeigt einen überzeugenden, wiederholbaren und langfristigen Effekt bei der Behandlung von Muskel- und Gelenkschmerzen. Und dies gilt auch für die starken Schmerzmittel vom Morphintyp.

Schmerz- und Rheumamittel zeigen ihre Stärke bei entzündlichen Prozessen. Doch bei Fibromyalgie liegt ursächlich keine Entzündung, sondern eine Senkung der Schmerzschwelle

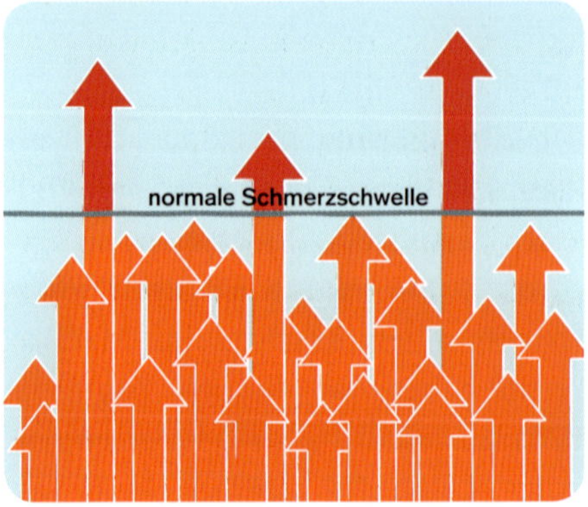

vor. Auf diese Veränderung haben die Schmerzmittel keinen Einfluss. Daher ist auch Kortison völlig unwirksam. Leidet ein Betroffener jedoch neben dem Wanderschmerz gleichzeitig unter einer Entzündung, kann er Aspirin & Co. mit Gewinn einsetzen. Keine Regel ohne Ausnahme. Ein starkes Schmerzmittel, Tramadol (Tramal® u.a.), kann in manchen Fällen hilfreich sein. Allerdings hat Tramadol eine doppelte Wirkung. Einmal bekämpft es den Schmerz und zum anderen wirkt es leicht antidepressiv. Der positive Effekt dürfte eher auf diesen letzten Aspekt zurückzuführen sein. Da es bei Tramadol aber zu Gewöhnung und Abhängigkeit kommen kann, sollte lieber gleich zu einem Antidepressivum gegriffen werden, das solche Nebenwirkungen nicht aufweist.

Da Schmerzmittel weitgehend wirkungslos sind, werden häufig Medikamente zur Muskelentspannung eingenommen. Ihre Wirkung ist nicht ohne Problematik. Manche von ihnen sind Varianten von Beruhigungsmitteln (z.B. Tetrazepam). Sie wirken zwar entspannend und lösend, bringen aber eine große Abhängigkeitsproblematik mit sich. Sie können allenfalls als kurzfristige Lösung dienen. Für Muskelentspannungsmittel mit einer anderen chemischen Herkunft liegen keine überzeugenden Studien zur Wirksamkeit vor.

Im Verlauf der Forschung wurden viele weitere Medikamente untersucht. Die meisten erwiesen sich als unwirksam. Das Wissen über diese Substanzen ist dennoch nützlich, um nicht alle enttäuschenden Erfahrungen am eigenen Leib machen zu müssen. Dies sind etwa Schlaf- und Beruhigungsmittel, die allenfalls wenige Tagen verwendet werden sollten, da andernfalls eine Gewöhnungs- und Abhängigkeitsgefahr besteht. Eine längerfristige Reduzierung der Schmerzen ist dagegen nicht zu erwarten.

Mittel gegen Viren (Virustatika) oder Interferone sind wirkungslos, da es sich beim FMS nicht um eine Viruserkrankung handelt. Eine lange Debatte besteht über die Wirksamkeit von Cannabispräparaten, also dem Wirkstoff aus Haschisch. Die bisherigen Studien zeigen nur eine geringe Wirksamkeit gegen Schmerzen. Erwartungsgemäß wirken die Fertigpräparate aus dem indischen Hanf entspannend und verbessern die Schlafqualität. Die in der Apotheke käuflichen Cannabis-Medikamente sind jedoch nicht für die Behandlung von FMS zugelassen und zudem teuer. Ihre Verwendung ist daher kritisch zu sehen. Auch von dem Einsatz von Mitteln gegen Parkinson (z.B. Pramiprexol) ist abzuraten. Eine Schmerzminderung ist nicht erreichbar. Gleichzeitig sind jedoch Nebenwirkungen häufig.

Ebenso wird der Einsatz von Hormonen (Östrogene, Testosteron, Calcitonin, Schilddrüsenhormone, Wachstumshormon, Kortison) immer wieder diskutiert. Doch ihre Wirkung enttäuscht. Sie sollten nicht zur Therapie des FMS eingesetzt werden. Selbstverständlich ist es notwendig, bei einer entsprechenden Unterfunktion Schilddrüsenmedikamente einzunehmen. Um die quälenden Schmerzzustände zu unterbrechen, wurden auch Infusionen mit schweren Narkose- und Betäubungsmitteln (Ketamin, Lidocain) durchgeführt. Doch selbst diese Substanzen erwiesen sich als wirkungslos.

Auch MAO-Hemmer (Antidepressivum), Neuroleptika (Mittel gegen Psychosen) oder Tropisetron (Mittel gegen Übelkeit) sollten nicht eingesetzt werden. Nach so vielen schlechten Nachrichten nun zu den guten: Es gibt tatsächlich eine Substanzgruppe, die regelmäßig zu nachprüfbaren und wissenschaftlich gesicherten Erfolgen führt. Es sind die Antidepressiva. Viele Patienten empfinden dies keineswegs als frohe Botschaft. „Ich bin doch nicht depressiv, ich habe Schmerzen!“, ist ein häufig geäußertes Statement.

Die Empörung ist jedoch fehl am Platz. Antidepressiva haben eine Vielzahl von Wirkungen. Die Stimmungsaufhellung ist nur eine davon. Beim Fibromyalgiesyndrom beruht der günstige Effekt auf einer Anhebung der Reizschwelle. Dieser Teil der Wirkung setzt bereits sehr frühzeitig und bei niedriger Dosis ein. Außerdem vertiefen die Präparate den Schlaf, lindern Angst und Anspannung und verbessern die vegetativen Beschwerden, z.B. die Reizdarmsymptomatik.

Antidepressiva sollten also durchaus Teil einer umfassenden Therapie sein. Doch auch bei diesen Mitteln darf die Erwartung nicht zu hoch geschraubt werden. Beschwerdefreiheit ist auch durch sie nicht möglich. Sie können aber die Schmerzen ein wenig lindern, ein wenig besser schlafen lassen und Angst und Anspannung ein wenig reduzieren.

Die meisten Antidepressiva sind hilfreich. Allerdings ragen einzelne aus der Menge hervor. Ganz vorne steht Amitriptylin, eines der ältesten Antidepressiva, das bereits seit 50 Jahren eingesetzt wird. Seine Wirkung beruht auf einer Erhöhung von Serotonin und Noradrenalin im Spalt zwischen den Nervenendigungen. Nebenbei hat Amitriptylin auch eine positive Wirkung bei Migräne und Spannungskopfschmerzen.

Die Dosierung ist wesentlich für den Erfolg. Bei Fibromyalgie liegt sie weit niedriger als bei Depressionen. Da viele Patienten sehr früh mit Nebenwirkungen reagieren, empfiehlt es sich außerdem, „einschleichend" zu therapieren. Die Devise heißt also: „Start low, go slow! (= Niedrig beginnen, langsam steigern!)" Dafür eignet sich Amitriptylin in Tropfenform am besten. Ein Tropfen (= 2 Milligramm) am Abend in ein wenig Wasser ist ein guter Beginn. Meist wird sich damit allein noch keine große Wirkung erzielen lassen. Abend für Abend lässt sich die Dosis dann steigern.

Ziel ist ein ruhigerer, erholsamerer Schlaf. Mit 3 bis 20 Tropfen ist dieser im Allgemeinen zu erreichen. Benommenheit am Morgen deutet auf eine zu hohe Dosis hin. Es ist möglich, die Dosis nur jeden zweiten oder dritten Tag zu erhöhen. Auch so lassen sich Nebenwirkungen reduzieren. Zum Vergleich: Depressionen werden mit 75 bis 150 Milligramm behandelt (37 bis 75 Tropfen).

Amitriptylin hat auch Nebenwirkungen und ist zu Recht verschreibungspflichtig. In den niedrigen Dosierungen sind diese jedoch meist gering bis vernachlässigbar. Andere wirksame Antidepressiva sind etwa Duloxetin, Paroxetin oder Fluoxetin. Auch hier empfiehlt sich eine langsame Steigerung der Dosis, was bei Tabletten jedoch etwas schwieriger ist. Eine andere Substanzgruppe sind Medikamente gegen Epilepsie. Auch diese dämpfen die übersteigerte Erregbarkeit und können mit Gewinn eingesetzt werden. Die bekanntesten Vertreter sind Gabapentin und Pregabalin (Lyrica®). In den USA sind Pregabalin und Duloxetin zur Behandlung von Fibromyalgie zugelassen. Bei beiden ist eine schwache Wirksamkeit nachgewiesen. Bei Duloxetin kann ein Einsatz, z.B. für 6 Monate, erwogen werden.

Naturheilkundliche Verfahren

Sehr viele Betroffene setzten ihre Hoffnung auf Präparate aus dem Schoß von Mutter Natur. Nach einer französischen Untersuchung verwenden zwei Drittel naturheilkundliche Präparate. Doch grundsätzlich ist kein pflanzliches oder naturheilkundliches Medikament bekannt, das zu einer wirklich überzeugenden und nachhaltigen Besserung der Schmerzen führen würde. Die Wirkungen der Zubereitungen aus Kräutern und Pflanzenextrakten sind in aller Regel deutlich schwächer als die ihrer chemischen Konkurrenten.

Bei den meisten Untersuchungen lässt sich im Vergleich mit Placebos kein Unterschied der Wirkung finden, was man bedauern mag. Wer eine innere Abneigung gegen Chemie im Allgemeinen hat, der kann überzeugende und nachhaltige Wirkungen mit Maßnahmen wie Wechselduschen, Kneipp-Anwendungen, Bewegung, Ernährung und Selbsthilfe erzielen, wie sie oben beschrieben sind. Dies sind ebenfalls Naturheilverfahren, und ihre Wirksamkeit ist bewiesen. Für wenige Substanzen und Verfahren liegen positivere Ergebnisse vor, die im Folgenden zusammengefasst werden sollen.

Es wird häufig behauptet, die Wirkung der **Homöopathie** beruhe allein auf dem Placeboeffekt, doch zumindest in einigen Untersuchungen schien die Wirkung besser zu sein. Zum Beispiel bei Rhus toxicum (apothekenpflichtig) war dies der Fall. Trotz der extremen Verdünnung des homöopathischen Präparats war eine gewisse Wirkung nachweisbar. Allerdings stellten sich in nachfolgenden Untersuchungen Zweifel an diesen Ergebnissen ein. Falls also Rhus toxicum oder ein anderes Präparat bei einem Betroffenen wirkt, kann diesem Patienten die Einnahme nur empfohlen werden. Das bedeutet aber nicht, dass andere im gleichen Umfang davon profitieren. Es sollte auch erwähnt werden, dass in anderen Untersuchungen die positive Wirkung der Homöopathie nicht nachvollzogen werden konnte.

Melatonin ist ein körpereigenes Hormon, das den Schlaf reguliert. Es gibt Studien, die eine deutliche Verbesserung des Schlafs durch 3 bis 5 Milligramm Melatonin nachweisen. Da es einen engen Bezug zwischen Schlaftiefe und Schmerzen gibt, kann sich der erholsamere Schlummer indirekt auch günstig auf die Schmerzlinderung auswirken. **Tryptophan** ist eine Aminosäure, die als Ausgangspunkt für die Produktion von Serotonin dient. Bei Fibromyalgiepatienten konnten einige Untersuchungen zeigen, dass bei ihnen ein niedrigerer Tryptophangehalt im Blut vorliegt. Patienten mit besonders wenig Tryptophan im Blut klagten auch über mehr Schmerzen.

Es liegt also nahe, vermehrt Tryptophan zu sich zu nehmen. Das müssen nicht unbedingt Medikamente sein. Die Aminosäure ist in zahlreichen Lebensmitteln enthalten. Diese Nahrungsmittel werden gern als „mood food“ (= Seelennahrung) bezeichnet, weil sie ein wenig entspannen und beruhigen. Reich an Tryptophan sind Getreideprodukte, Nüsse, Milchprodukte, vor allem Hartkäse, Fleisch und Fisch. Spaghetti bolognese mit viel Parmesan ist also nicht umsonst so beliebt.

Tryptophan-Tabletten gibt es auch in der Apotheke rezeptfrei zu kaufen. Durch die zusätzliche Aufnahme der Aminosäure wird bei einem Teil der Patienten der Schlaf vertieft und die Schmerzen ein wenig verbessert. Der Effekt ist nachweisbar, allerdings schwächer als bei einem Antidepressivum wie z.B. Amitriptylin. Beide Stoffe können miteinander kombiniert werden und verstärken sich so in ihrer Wirkung. Bei anderen Antidepressiva wie Fluoxetin ist dagegen Vorsicht geboten. Daher ist es sinnvoll, den Arzt auch über die Einnahme von nicht verschreibungspflichtigen Medikamenten zu informieren. Dies gilt ebenfalls für andere natürliche Substanzen, wie z.B. **Johanniskraut**, das den Abbau von zahlreichen Medikamenten beschleunigen kann.

Auch die **Akupunktur** lässt sich zu den Naturheilverfahren rechnen. Zu dieser fernöstlichen Nadelkunst liegen zahlreiche Studien vor. Die Ergebnisse sind widersprüchlich. Bei einigen Untersuchungen konnte eine Linderung der Schmerzen erreicht werden, bei anderen nicht. Nach meiner Erfahrung ist die Akupunktur zur Behandlung der generalisierten Schmerzen „überall" wenig geeignet. Bei örtlichen Beschwerden, z.B. im Nacken oder der Lendenwirbelsäule, spricht sie deutlich besser an. Da Akupunkturbehandlungen bei Rücken- und Kniegelenksschmerzen unter gewissen Umständen von den gesetzlichen Krankenkassen übernommen werden, ist sie sicherlich einen Versuch im Rahmen eines übergreifenden multimodalen Therapieprogrammes wert.

An die Akupunkturnadeln lässt sich auch ein kleines elektrisches Stimulationsgerät (wie bei TENS) anschließen. Die Betroffenen spüren dann ganz leichte Stromstöße an der Einstichstelle. Auch für diese Variante konnte in einer Studie ein positiver Effekt ermittelt werden. Mit der **Neuraltherapie** oder dem **Quaddeln** mit örtlichen Betäubungsmitteln lassen sich bei schmerzhaften Verspannungen Besserungen erzielen. Eine Therapie des FMS als Ganzes ist dadurch kaum möglich.

Die Wirkung von **TENS**, eine elektrischen Stimulation der Haut, ist eher gering. Sie wirkt eher örtlich, z.B. im Bereich der Hals- oder Lendenwirbelsäule. Zwar lassen sich die entsprechenden Geräte auf Kosten der gesetzlichen Krankenkassen verordnen, doch ist der Effekt nach meiner Erfahrung nicht überzeugend. Ob Magnetfeldmatten eine positive Wirkung haben, halte ich persönlich für zweifelhaft. Es gibt allerdings Studien mit einer geringen Anzahl von Patienten, bei denen die Schlafqualität verbessert wurde.

Immer wieder werden **Mineralstoffe**, **Vitamine** oder **Nahrungsergänzungsmittel** als Therapie bei Fibromyalgie

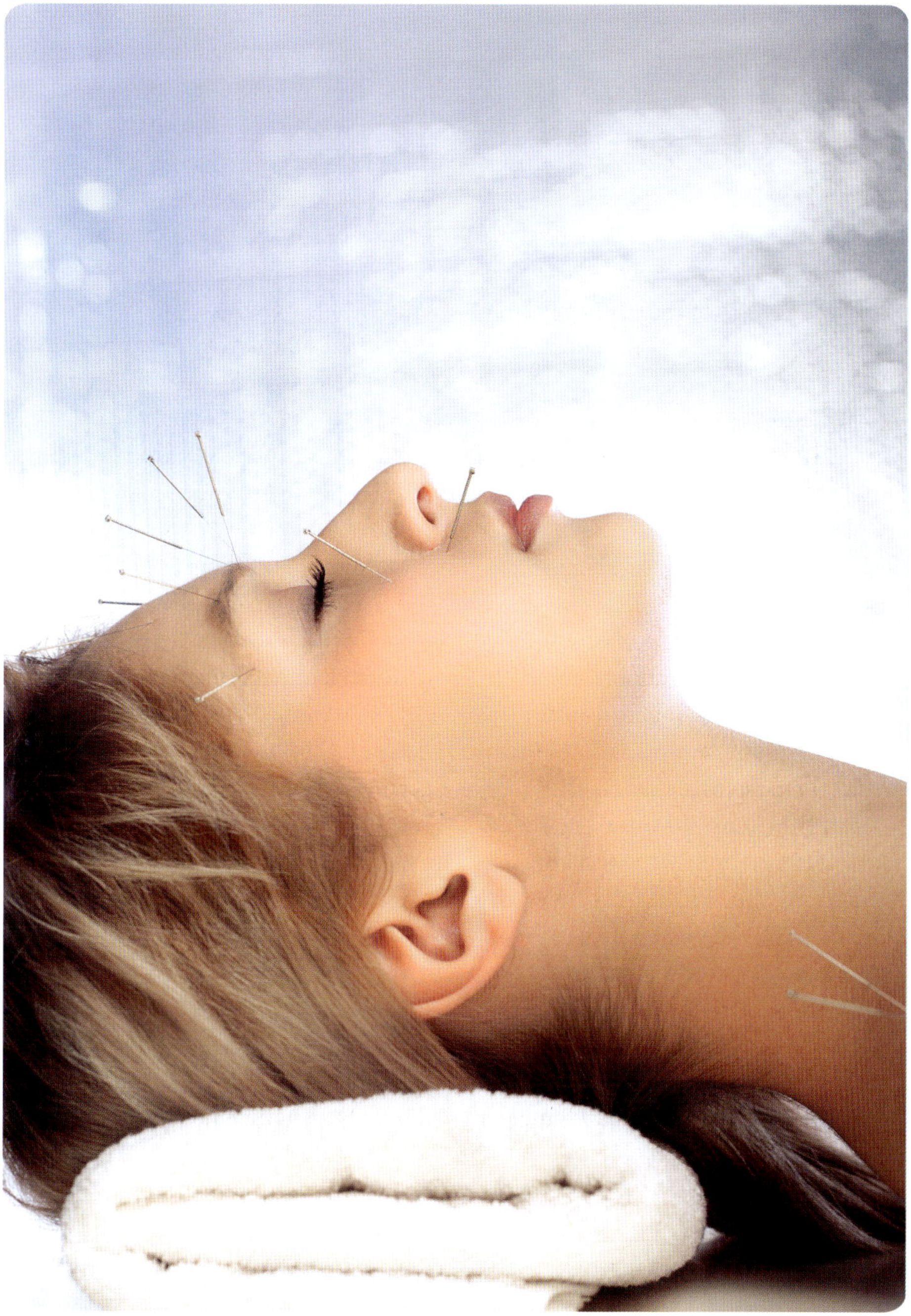

angeboten. Im Internet finden sich auch Berichte, dass durch spezielle Mixturen Schmerzen und Abgeschlagenheit „garantiert“ verschwänden. Eine reale Grundlage haben solche Versprechungen leider nicht.

Guaifenesin wird in Deutschland als Schleimlöser und Hustenmittel vertrieben. Die Substanz ist in mehreren Kombinationsmitteln enthalten (Fagusan®, Wick Hustenlöser®). Ob eine tatsächliche Wirkung vorliegt, erscheint zweifelhaft. Eine deutsche Kommission („Positivlisten-Kommission“) kam zu dem Ergebnis, dass keine relevante Wirkung bei Husten und Verschleimung nachweisbar sei.

Ein amerikanischer Arzt stellte nun in einem Buch die Behauptung auf, dass man durch Guaifenesin „vollständig“ frei von den Fibromyalgiebeschwerden werden könne. Die Begründung erscheint bizarr. Die Ursache für das Fibromyalgiesyndrom sei ein Gendefekt im Phosphatstoffwechsel, und mit Guaifenesin könne alles behoben werden. Wissenschaftlich nachgewiesen ist weder die Theorie noch die Wirkung von Guaifenesin bei Fibromyalgie. Auch wenn sich einige Betroffene vehement für diese Methode einsetzen – der Nachweis steht noch aus.

Bedauerlich ist die Verunsicherung, die durch solche oder ähnliche Heilsversprechungen ausgelöst wird. Dabei können an sich unwirksame Präparate durchaus bei einem Teil der Betroffenen eine positive Wirkung haben. Grundlage ist wieder der Placeboeffekt. Die Patienten „schwören“ dann auf ihre Methode, da sie den Erfolg ja selbst hautnah erlebt haben. Das ändert nichts daran, dass sich in größeren Studien kein Erfolg nachweisen lässt.

Für Betroffene ist es immer schwierig herauszufinden, ob eine bestimmte Methode oder ein Medikament seriös ist oder nicht. Vorsichtig sollte man sein,

- wenn im Internet oder in Annoncen mit sensationellen Erfolgen geworben wird,
- wenn derjenige, der informiert, das Produkt auch gleich verkauft,
- wenn das Präparat nur im Ausland und nicht in einer deutschen Apotheke bestellt werden kann,
- wenn das Präparat exotischer Herkunft (Urwald, indianisch, chinesisch usw.) ist,
- wenn nur Erfahrungsberichte von einzelnen Personen vorliegen,
- wenn eine kleine Gruppe von Personen sich sehr vehement für die Substanz einsetzt und möglicherweise gleichzeitig behauptet, die Wahrheit über das Wundermittel würde von der „bösen Schulmedizin“ unterdrückt.

Selbsthilfegruppen

Selbsthilfe, das wurde bereits umfangreich dargestellt, ist für die erfolgreiche Therapie unumgänglich. Doch wie sieht

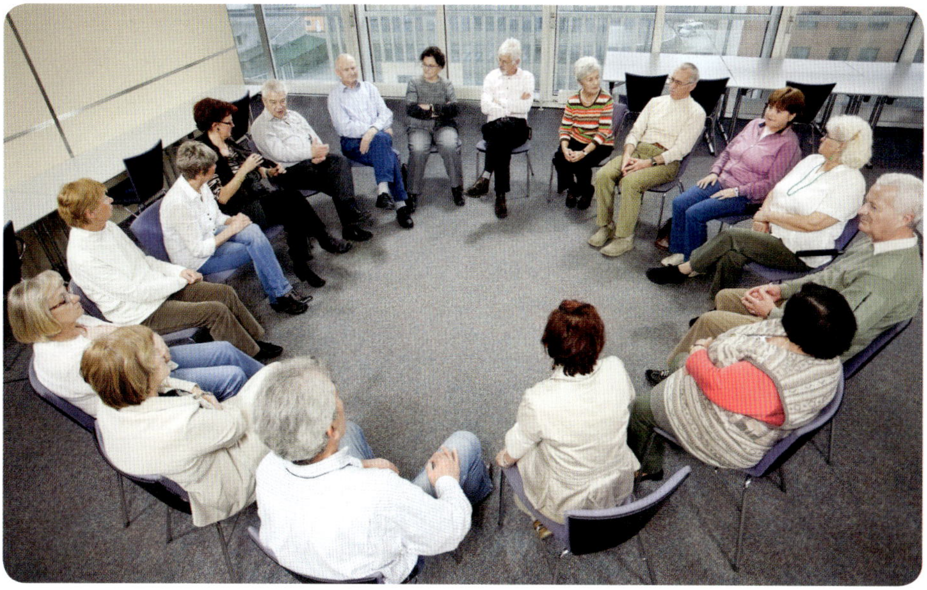

es mit dem Erfolg von Selbsthilfe*gruppen* aus? Können sie bei der Überwindung der Erkrankung eine unterstützende Funktion übernehmen? Die Frage allein mag überraschen, doch kommen manche Forscher zum Ergebnis, dass die Teilnahme an einer Selbsthilfegruppe mit einer Zunahme der Beschwerden einhergeht. Natürlich, mag man da entgegnen, denn schließlich werden die Kränkeren eher Kontakt mit einer Selbsthilfegruppe aufnehmen als diejenigen, die nur wenig leiden.

Der Einwand ist zweifellos richtig. Allerdings gibt es noch einen weiteren Aspekt: Manche Betroffene, die erstmalig eine Selbsthilfegruppe besuchen, fühlen sich dort zwar verstanden, aber auch von den vielen schlimmen Schicksalen bedrückt und entmutigt. Kommt ein Dutzend Personen zusammen, denen es allen schlecht geht, die keine Hilfe erfahren und die nur wenig Hoffnung haben, dann ist die Stimmung nicht gerade aufbauend. Manche Gruppen sind derart von den schlechten Erfahrungen ihrer Mitglieder geprägt, dass sie nicht mehr an Besserung glauben können. Vielfach geht es dann vor allem um die Frage, wie eine Rente oder eine Minderung der Erwerbsfähigkeit (MdE) oder eine Schwerbehinderung (GdB) zu erreichen ist. zu erzielen ist. Die Teilnahme an solch einer Gruppe kann die eigene Hilflosigkeit noch verstärken und damit auch die eigenen Beschwerden eher verschlechtern.

Natürlich ist es zeitweise wohltuend,

einmal in einer Runde von verständnisvollen Menschen über die eigenen Beschwerden und Nöte zu sprechen, vielleicht auch einmal richtig zu jammern. Doch die eigentliche Stärke der Selbsthilfe liegt auf einem anderen Gebiet. Selbsthilfegruppen können nämlich vollständig anders sein.

Sie können helfen, auf die vielen Fragen Antworten zu finden. Wie verläuft die Krankheit bei anderen? Wie reagieren Partner, Kinder, Physiotherapeuten oder Ärzte auf die Krankheit? Wo findet man Therapeuten oder Kliniken, die sich mit den Beschwerden auskennen? Welche Verfahren haben anderen Betroffenen helfen können? Mit welchen Medikamenten haben die Gruppenmitglieder gute bzw. schlechte Erfahrungen gemacht?

Optimal ist eine Gruppe aus meiner Sicht, wenn sich die Aktivitäten nicht nur auf Austausch und Information beschränken, sondern die Gruppe darüber hinaus eigene Aktivitäten entwickelt. Das kann gemeinsame Gymnastik sein, gemeinsame Unternehmungen, vielleicht eine Wanderung oder auch ein Umstellen der Ernährung. Gymnastik kann von einem Arzt über lange Zeit (zwei Jahre und mehr) als „Funktionstraining" verordnet werden und wird dann z.B. von einem Physiotherapeuten der Rheuma-Liga durchgeführt. So kann es gelingen, die Folgen der Schmerzen, die vom Muskelabbau bis zum sozialen Rückzug reichen, wieder rückgängig zu machen und neue Kompetenzen und Kontakte zu gewinnen.

Möglicherweise findet man nicht gleich die richtige Gruppe. Doch vielfach gibt es mehrere Selbsthilfetreffen in der Nähe. Auch hier wählerisch zu sein, bewährt sich langfristig. Wenn sich eine Gruppe aktiv mit der Erkrankung auseinandersetzt, stehen die Chancen auf Erfolg deutlich besser. Darüber hinaus macht die Teilnahme an einer dynamischen Gruppe bedeutend mehr Spaß!

Multimodale Therapie

Das Fibromyalgiesyndrom ist eine Erkrankung, die viele Bereiche des Körpers beeinflusst. In der Anfangsphase der Forschung bestand die Hoffnung, die komplexen Beschwerden würden sich durch einzelne Medikamente, durch eine einzige körperliche oder psychotherapeutische Behandlungsmethode erfolgreich beseitigen lassen. Doch dem ist nicht so. Heute ist klar, dass nur durch ein Zusammenspiel mehrerer Behandlungsmethoden relevante Fortschritte erzielt werden können. Dabei gibt es noch keine Einigkeit, wie eine optimale Therapie im Einzelnen zusammengesetzt sein sollte. Nicht zuletzt hängt dies auch von der örtlichen Verfügbarkeit und den damit verbundenen Kosten ab. Es macht wenig Sinn, auf die wohltuende Wirkung von Meerwasser zu setzen, wenn man selbst im Hoch-gebirge wohnt. Fast alle der bisher aufgeführten Methoden und Medikamente lassen sich sinnvoll miteinander kombinieren. Grundsätzlich sollten verschiedenartige Elemente miteinander verbunden sein, die vor allem auf Folgendes abzielen:

- Entspannung
- Erholsamen Schlaf
- Reduktion von Angst und Anspannung
- Besserung des Magen-Darm-Trakts
- Verbesserung der Wärme-Kälte-Regulation
- Verbesserung der körperlichen Leistungsfähigkeit
- Verbesserung der Kraft und Beweglichkeit

Letztlich kommt es darauf an, sich an Körper, Geist und Seele wieder sicher und gesund zu fühlen und verlorene Fähigkeiten zurückzugewinnen.

Solche umfassenden Therapieangebote gibt es im ambulanten Bereich leider nur selten. Meist ist es nötig, eine Rehaklinik („Kur") aufzusuchen. Eine solche Therapie muss zuvor vom Kostenträger (Kranken- oder Rentenversicherung) genehmigt werden. Den Antrag füllt der Hausarzt aus. Zusätzliche Atteste von anderen behandelnden Ärzten (z.B. Orthopäde, Rheumatologe, Schmerztherapeut) sind sinnvoll.

Doch auch bei eindeutiger Notwendigkeit und guter Begründung wird ein größerer Teil der Reha-Anträge erst einmal abgelehnt. Die so zurückgewiesenen Patienten fühlen sich dann häufig enttäuscht und missverstanden. Sie haben den Eindruck, dass ihre Beschwerden nicht ernst genommen werden. Es empfiehlt sich, eine derartige Ablehnung nicht allzu persönlich zu nehmen. Es ist für die Mitarbeiter der Sozialversicherungen oft nicht ausreichend möglich, das Einzelschicksal zu erkennen.

Ein Widerspruch gegen die Entscheidung lohnt sich! Er kann ohne weitere Begründung innerhalb von 4 Wochen eingereicht werden. Eventuell können weitere Unterlagen oder eine ausführlichere Begründung nachgereicht werden. Sinnvoll kann auch ein Gespräch mit der Fachkraft einer Selbsthilfeorganisation (z.B. Rheuma-Liga), einem Sozialverband (z.B. VdK) oder einem Rentenberater sein. Im Widerspruchsverfahren steigt die Anzahl der genehmigten Reha-Aufenthalte erkennbar an.

Wenn auch dies nicht fruchtet, kann innerhalb weiterer 4 Wochen nach Erhalt des zweiten Ablehnungsbescheids eine Klage beim Sozialgericht eingereicht werden. Spätestens dann sollte der Kontakt mit einem Rechtsberater gesucht werden. Dessen Kosten müssen in der Regel allerdings selbst getragen werden. Das Sozialgerichtsverfahren an sich dagegen ist kostenfrei.

Die Behandlungsprogramme und die Erfahrung mit dem Krankheitsbild unterscheiden sich bei den einzelnen Kliniken erheblich. Es ist daher lohnend, sich zuvor über die infrage kommenden Krankenhäuser zu informieren und die „Wunschklinik" im Antrag zu erwähnen. Es kann vorkommen, dass die vom Kostenträger vorgeschlagene Klinik nicht optimal erscheint. In diesem Fall ist es wichtig zu wissen, dass die Versicherten hier ein Mitspracherecht haben. Wenn der Hausarzt dann das Attest beifügt, worin er die richtige Wahl der Klinik anzweifelt, dann bestehen gute Chancen, die gewünschte Einrichtung genehmigt zu bekommen.

Mehr zu juristischen Fragen, Rentenantrag, Grad der Behinderung oder Gutachten finden Sie im Internet unter www.weiss.de/rente.

Beispiel für eine multimodale Therapie

Was geschieht nun tatsächlich, nachdem das Zimmer in der Klinik bezogen und der Schrank eingeräumt wurde? Beispielhaft sei das angeführt, was ich in meiner Praxisklinik anstrebe. Das erste Therapieelement ist etwas, was sich nur schwer beschreiben lässt. Es ist der Wohlfühlfaktor. Dies ist der Eindruck, willkommen und angenommen zu sein. Bei einer Erkrankung, die mit so viel Verunsicherung und Angst verbunden ist, muss ein Behandlungsteam Freundlichkeit, Kompetenz und Ruhe ausstrahlen. Wer als Betroffener den Eindruck hat, am richtigen Ort zu sein, kann sich innerlich öffnen und auf einen – zumindest phasenweise – anstrengenden Therapieprozess einlassen.

Transparenz und Klarheit sind bei allen Therapien genauso unabdingbar. Unsicherheit führt zu Anspannung und damit zu erhöhter Schmerzempfindlichkeit. Aufklärung über das Krankheitsbild, das Behandlungskonzept, den Ablauf der Therapie, die möglichen Kosten und den eigenen Therapieplan schafft Orientierung und Sicherheit. Daher sollte immer die Möglichkeit bestehen nachzufragen, warum die eine oder andere Maßnahme erfolgt.

Hervorragend ist es, wenn die Stimmung im Team und unter den Patienten nicht nur freundlich, sondern auch fröhlich ist. Wenn während der Behandlungen auch herzlich gelacht wird, trägt das zum Heilungserfolg erheblich bei. Als ich einmal in eine Gruppe von Patienten kam, die sich gegenseitig glucksend Geschichten über ihre Mimosenhaftigkeit erzählten, war mir bezüglich deren Therapieaussichten gar nicht bange. Solcher Humor schafft Abstand zu den eigenen Beschwerden, und das alleine ist therapeutisch.

Ein wesentlicher Teil des Tages wird von Physiotherapie oder physikalischer Therapie ausgefüllt. Dabei sollen zwei Ziele erreicht werden: Beruhigung und Entspannung auf der einen Seite und eine Zunahme von Beweglichkeit, Muskelkraft sowie allgemeiner Leistungsfähigkeit auf der anderen. Sind die Schmerzen und/oder die Angst sehr ausgeprägt, stehen zu Beginn sanfte Anwendungen im Vordergrund. Das sind zum Beispiel Streich-, Aroma-, Öl- oder sogar Hot-Stone-Massagen. Durch diese Behandlungen soll eine Veränderung der Reizverarbeitung erreicht werden. „Schmerz" soll durch „Genuss" ersetzt werden. Die Signale aus Haut und Bewegungsapparat sollen weder Angst noch Bedrohung vermitteln, sondern im Gegenteil Sicherheit und Wohlbehagen. Wenn also ein zuvor schmerzgeplagter Patient bei einer Aromamassage behaglich wegdämmert, ist dieses Ziel erreicht.

Das zweite Ziel betrifft die Rückgewinnung verlorener Fähigkeiten. Langanhaltender Schmerz führt in aller Regel auch zu Schonung und Meidung. Physische und psychische Kräfte haben bei den meisten Patienten deutlich nachgelassen. Nun kommt es darauf an, diese wieder aufzubauen. Das betrifft viele Bereiche. Ganz direkt ist das die muskuläre Kraft.

Da die üblichen Fitnessgeräte meist ungeeignet sind, setzen wir gerne auf Vibrationsplatten (z.B. Galileo) oder Ausdauerbelastungen (Walking, Fahrradfahren, Bewegung im Wasser oder Joggen mit reduzierter Schwerkraft). Das richtige Ausmaß der Belastung zu finden, ist nicht immer einfach. Oft liegt zwischen Unter- und Überforderung nur ein sehr schmaler Grat. Zu wenig Belastung schafft keine Fortschritte, zu viel Training verursacht Schmerzen.

Die meisten Betroffenen haben auch eine eingeschränkte Wärmeregulation, was sich in leichtem Frieren oder Schwitzen äußert. Durch einen Wechsel von Wärmetherapie (Infrarotkammer) mit anschließender Kältetherapie (Kältekammer) gelingt es meist sehr rasch, eine Verbesserung zu erzielen. Dazu kommt, dass viele Betroffene in der Kältekammer unmittelbar schmerzfrei werden. Das Wechselduschen am Morgen zielt auf die gleiche Wirkung.

Viele leiden auch unter Ödemen (Wassereinlagerungen). Hier sind manuelle Lymphdrainage, apparative Kompression oder andere Methoden zur Verbesserung des Lymphflusses meist segensreich. Bei praktisch allen Patienten führen wir eine Ernährungsumstellung nach dem oben (siehe Seite 207) beschriebenen Muster durch. Wenn die Begeisterung über den Verzicht anfänglich auch nicht sehr groß ist, ändert sich die Beurteilung am Ende doch erheblich. Sie wird am Ende meist als eines der wirksamsten Verfahren gegen die vielfältigen Beschwerden bezeichnet. Neben einem oft erwünschten Gewichtsverlust von ca. 3 bis 4 Kilogramm in 2 Wochen lassen außerdem die Reizmagen- und Reizdarmbeschwerden deutlich nach. Zusätzlich trägt die Ernährungsumstellung zu einem erholsameren Schlaf und zur Reduktion der Schmerzen bei.

Im Verlauf des weiteren Nahrungsaufbaus wird der Magen-Darm-Trakt nun an eine Ernährung gewöhnt, die reich an Fasern und Rohkost ist. Damit ähnelt die weitere Ernährungsumstellung einem körperlichen Trainingsprogramm („Darmjogging") mit einem Abhärtungseffekt. Eine Verbesserung der Schlafqualität sollte ebenfalls Teil eines multimodalen Therapiemodells sein. Dabei kommt neben der medikamentösen Therapie (z.B. niedrig dosiertes Amitriptylin) vor allem Schlafhygiene zum Einsatz (siehe Seite 219).

Weitere therapeutische Elemente sind das Erlernen von Entspannungsmethoden, ggf. Atemtherapie und eine gezielte psychotherapeutische Behandlung. Falls eine längere Psychotherapie sinnvoll ist, sollte diese am Wohnort durchgeführt werden. Die geschilderten Maßnahmen dauern zwischen einem halben bis zu einem ganzen Tag. In der ersten Woche empfinden viele Patienten die vielen, oft ungewohnten Reize als anstrengend. Doch gerade durch diese Auseinandersetzung wird gelernt, die zahlreichen Signale neu zu bewerten.

Die Mühe lohnt sich. Es zählt für mich zu den schönsten Erfahrungen meines medizinischen Alltags, wenn ich erleben darf, wie schnell sich Veränderungen einstellen können. Die meisten Patienten leiden zu Beginn der Therapie unter Schmerzen, die sie zwischen 7 und 10 VAS (Visuelle Analogskala: 10 ist der schlimmste Schmerz) angeben. Doch im Verlauf von 2 bis 3 Wochen reduzieren sich diese meist auf Werte zwischen 2 und 4 VAS; manchmal sogar noch niedriger. Vergleichbares gilt für Beschwerden wie Abgeschlagenheit, Müdigkeit, Ängstlichkeit, Schlafstörungen oder Magen-Darm-Beschwerden.

Daher gelten multimodale Therapieverfahren derzeit als der „Goldstandard" einer wirksamen Behandlung des Fibromyalgiesyndroms. Wie die optimale Therapie im Einzelnen strukturiert sein sollte, wie sich die Therapie für unterschiedliche Untergruppen des FMS unterscheiden sollte, ist derzeit noch nicht ausreichend erforscht. Vielfach wird dies von erfahrenen Ärzten/Therapeuten intuitiv richtig entschieden.

Persönliche Therapie zu Hause

Falls Sie dieses Buch bisher ganz oder zum großen Teil gelesen haben, dann haben Sie nun weitgehende Kenntnisse über die Ursachen und Hintergründe des Fibromyalgiesyndroms und über Erfolg versprechende Therapieverfahren. Was können Sie nun konkret zu Hause tun, wenn Sie kein spezielles FMS-Zentrum um die Ecke haben? In diesem Fall sollten Sie eine – oder besser – mehrere der erwähnten Selbsthilfeverfahren durchführen. Welche Verfahren das sind und wie viele gleichzeitig zur Anwendung kommen, hängt natürlich vom Krankheitsstadium und der Verfügbarkeit ab. Wenn es in Ihrer Stadt ein Thermalbad gibt, sollten Sie es möglichst häufig nutzen. Liegt es dagegen ein oder zwei Fahrtstunden entfernt, schrumpft dessen Nutzen. Vermutlich haben Sie bei der Lektüre der Selbsthilfeverfahren schon überlegt, was für Sie infrage kommt und was nicht.

Wie bereits bei der multimodalen Therapie ausgeführt, besteht auch die Selbsthilfe immer aus einer Mischung aus Verwöhnung und Abhärtung (siehe Habituation, Seite 188f.). Entspannung, Entlastung und Schonung sind zwar kurzfristig wohltuend, langfristig aber droht ein Verlust an Fähigkeiten. Bewährt haben sich Kombinationen, die folgende Elemente enthalten:

- Bei der medikamentösen Behandlung ist vor allem Amitriptylin in niedriger Dosis einen Versuch wert (S. 234). Andere Antidepressiva sind auch möglich.
- Methoden der Schlafhygiene (siehe Seite 219) sind hilfreich. Erholsamer Schlaf führt meist zu einem Nachlassen der Schmerzen.
- Kaum etwas ist so sinnvoll wie die beschriebene Ernährungsumstellung (Seite 207). Wenn die Dauerirritationen im Bauch nachlassen, hat das positive Konsequenzen auch für andere Symptome.
- Bei Schwellungen (Ödemen) sind die manuelle Lymphdrainage und die Bewegung im Wasser notwendig. Wirkungsvoller als ein oder zwei Therapien pro Woche über Monate sind tägliche Anwendungen für kurze Zeit.
- Schwimmen, Aquajogging, Wassergymnastik oder Ähnliches bieten eine wunderbare Möglichkeit, in der Entlastung zu trainieren.
- Dosierte und sich steigernde Ausdauerbelastungen gehören zu einem persönlichen Trainingsprogramm dazu. Walking, Fahrradfahren oder ähnliche Bewegungsformen haben sich besonders bewährt.
- Einfach, aber wirkungsvoll ist Wechselduschen z.B. am Morgen. Wesentlich ist das abschließende kalte Duschen. Ähnliches gilt auch für einen Besuch der Sauna oder Infrarotkammer.
- Regelmäßig Gymnastik, Yoga, Tai-Chi oder andere Bewegungsübungen dienen der Koordination und verbessern die Beweglichkeit. Übungen nach DVD sind hilfreich, ersetzen aber nicht die Anleitung durch einen Physiotherapeuten.
- Entspannungsverfahren (siehe ab Seite 190) sollten zur eigenen Person passen. Statt gelegentlich eine halbe Stunde zu üben, sind kurze Sequenzen für wenige Minuten leichter umzusetzen.
- Lachen ist wirksam und frei von Nebenwirkungen.
- Wie auch bei der manuellen Lymphdrainage ist es bei der Physiotherapie oft hilfreicher, in kurzer Zeit möglichst

viele Termine zu verdichten, z.B. für 1 bis 2 Wochen.

Wellness-Woche

In Deutschland sind die Grenzen für Massagen und Krankengymnastik der gesetzlich Versicherten eng gesteckt. Einem Hausarzt steht für Physiotherapie nur ein knappes Siebtel des Betrags zur Verfügung, den er für Medikamente ausgeben kann. Verordnet er mehr als

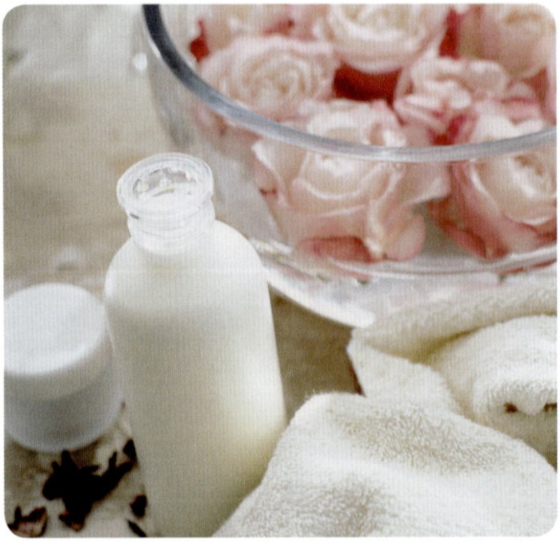

vorgesehen, droht ihm ein „Regress", d.h. er muss möglicherweise selbst für die Mehrverordnung aufkommen. Kein Wunder also, dass viele Patienten ihre Hausärzte als „knauserig" erleben. Die dauerhafte und regelmäßige Versorgung mit Massagen und Krankengymnastik rund um das Jahr ist also für die allermeisten Patienten illusorisch. Meist beschränkt sich die Therapie auf eine Verordnung von 6 Anwendungen im Quartal, die dann in der Regel einmal pro Woche ausgeführt werden.

Wirkungsvoller erscheint eine andere Vorgehensweise. Damit meine ich die „persönliche Wellness-Woche". In dieser Zeit, z.B. einer Urlaubswoche, werden möglichst viele der oben dargestellten Selbsthilfeverfahren konzentriert eingesetzt. Eine solche Woche kann z.B. aus 7 Tagen Schonkost, täglich Gymnastik, Schwimmen oder Thermalbad, Entspannungsübungen, Spaziergängen, Fahrradfahren und einmal am Tag einen Besuch beim Physiotherapeuten bestehen. Wenn dann noch ein Saunabesuch, ein Abend mit Freunden, ein heiterer Film oder ein Besuch im Theater eingeplant wird, dann kann sich so eine persönliche Wellness-Woche mit einer stationären Maßnahme durchaus messen. Klotzen statt kleckern ist also oft eine bessere Vorgehensweise. Und wenn es nicht für eine ganze Woche reicht, können bereits einige Tage oder ein Wochenende viel bewirken.

Vom Umgang mit Rückschlägen

FMS tritt nicht wie Masern oder Röteln nur einmal im Leben auf. Meist kommt es zu typischen Krankheitsschüben. Gute und schlechte Zeiten wechseln einander ab. Nach körperlicher Belastung, bei Kälte und Feuchtigkeit, nach längerem Stress, nach Infekten, bei Schlafmangel und in der kalten Jahreszeit kommt es regelmäßig zu einer Verschlechterung. Auch eine erfolgreiche stationäre oder teilstationäre Therapie mit oft überraschender Besserung schützt nicht notwendigerweise vor späteren Verschlechterungen.

Bei FMS reagiert der Körper aufgrund einer realen oder vermuteten Gefahr mit einer sehr starken Senkung der Reizschwelle, was zu einer Überflutung mit Signalen führt. Die Folge ist die bekannte Fülle der Symptome, die Stress, Angst und eine weitere Reizschwellensenkung verursachen können. Die Fähigkeit, die Schwelle so extrem abzusenken, bleibt sicherlich über einen langen Zeitraum erhalten. Daneben verharrt jemand, der solch einen Zustand erlebt hat, häufig in einer latenten Anspannung: „Hoffentlich kommen diese Schmerzen nie wieder!“ Es scheint, als ob das Innere immer „auf der Lauer“ läge. Weniges kann ausreichen, um den Teufelskreis von Misstrauen, erhöhter Aufmerksamkeit, Schwellensenkung und Schmerzen wieder zu aktivieren.

Kommt es erneut zu Schmerzen, so sollte vor allem die „Katastrophisierung“ vermieden werden. Also, tief durchatmen und nachdenken! Warum reagiert mein Körper mit solchen Symptomen? Was macht ihm Angst? Wodurch fühlt er sich bedroht? Habe ich mich überfordert? – Das sind gute erste Fragen. Als Sofortmaßnahme sind verwöhnende Verfahren angesagt: Wärme, Massagen, mehr Schlaf, eine warme Badewanne usw. Möglicherweise ist auch ein Wellness-Wochenende ein gute Idee. Wenn das nicht reicht, können weitere Selbsthilfeverfahren oder auch professionelle Hilfe zum Einsatz kommen. Irgendwann lassen die Symptome dann in aller Regel nach.

Es ist wesentlich festzuhalten, was sich als wirksam erwiesen hat, um bei einem nächsten Schub bereits vorbereitet zu sein. Jeder Fibromyalgiepatient kann so im Laufe der Zeit einen persönlichen Erste-Hilfe-Kasten mit erfolgreichen Methoden füllen. Kommt ein Rückschlag, ist er vorbereitet.

Wenn auf diese Weise einige Rückfälle erfolgreich überwunden worden sind, lässt die Daueranspannung nach, und allein das wirkt in sich therapeutisch. Nichts gibt so viel Sicherheit und Selbstvertrauen wie die Erfahrung, die Beschwerden aus eigener Kraft überwunden zu haben. Insofern können Rückschläge auch als Chance verstanden werden. Je häufiger sie erfolgreich abgeschlossen wurden, desto seltener kommen sie wieder.

Nachwort

Das Fibromyalgiesyndrom ist keine rätselhafte Krankheit mehr. Die Ursachen sind zweifellos vielschichtig. Nach der Lektüre des Buches sollten Sie jedoch erkennen können, welche Faktoren bei Ihnen am wichtigsten waren. Ich hoffe, es wurde auch deutlich, dass FMS gut behandelbar ist. Die Therapie ist im Grunde einfach, aber nicht leicht! Einfach sind die wirksamen Methoden Wärme, Kälte, Bewegung, Massagen, Gespräche und wenige Medikamente, leicht in der Durchführung.

Nicht ganz so leicht ist es, die geeignete Kombination dieser Verfahren zu ermitteln. Für kürzere Zeiten (wenige Wochen) kann so eine Therapie sogar komplex und aufwendig sein. Wenn es aber möglich ist, eine solche multimodale Therapie durchzuführen, lassen die Erfolge meist nicht lange auf sich warten. Nicht immer ist solch eine umfangreiche Therapie verfügbar. Das mag finanzielle, organisatorische oder andere Gründe haben.

Doch das allein ist kein Grund zur Verzweiflung. Bei kaum einem Krankheitsbild spielt die konsequente Selbsthilfe eine so große Rolle wie beim FMS. Auch Selbsthilfe lässt sich zu einem multimodalen Programm kombinieren und steht manchmal der professionellen Hilfe in nichts nach. Lassen die Schmerzen nach, wird der Schlaf erholsamer und beruhigt sich das überreizte Nervenkostüm, es entsteht wieder Raum für echte Lebensqualität. Patienten mit Fibromyalgie zeichnen sich – das wurde oft wiederholt – durch hohe Sensibilität aus. Ohne die quälenden Beschwerden kann diese Sensibilität sich wieder zu einer positiven Kraft entfalten. Die Betroffenen sind wieder in der Lage, sich in andere einzufühlen und mitzuschwingen, ohne sich bedrängt zu fühlen. Sie können ihre Rolle in Familie, Partnerschaft und Beruf wieder ausfüllen und ihre echten Qualitäten einbringen. Statt Beschwerden zu verursachen, kommen nun die guten Seiten ihrer Schwingungsfähigkeit zum Tragen.

Die Erkenntnisse über das Fibromyalgiesyndrom haben in den letzten 20 Jahren ungemein zugenommen. Dennoch ist das Wissen von heute der Irrtum von morgen. Ich hoffe, dass wir in den nächsten Jahren weitere Fortschritte erleben dürfen.

Ich bemühe mich, neue Erkenntnisse und Therapieverfahren im Internet zu veröffentlichen. Unter www.weiss.de/fibromyalgie finden Sie Ergänzungen zu diesem Buch, zahlreiche Filme, Podcasts, Forschungsprojekte, ein Forum und vieles andere zum Krankheitsbild. Bei Fragen können Sie auch eine E-Mail an info@weiss.de schicken.

Register

Impressum

5. Auflage 2022

Hinweis
Die Ratschläge/Informationen in diesem Buch sind von Autor und Verlag sorgfältig erwogen und geprüft, dennoch kann eine Garantie nicht übernommen werden. Eine Haftung des Autors bzw. des Verlags und seiner Beauftragten für Personen-, Sach- und Vermögensschäden ist ausgeschlossen.

Bildnachweis
ddp-images: 120; F1 Online: 132 (Pixtal); Fotolia: 56; iStockphoto: 44, 73, 81, 96, 101 re., 194, 198, 200, 205, 209, 210, 214, 239; Jaeger, Christa: 104; Jump fotoagentur: 10, 28, 36, 83, 134, 139, 142, 197, 202, 204, 219, 225 (Kristiane Vey), 76 (Andy), 109 (forster & martin), 164, 191, 230 (Martina Sandkühler), 184 (Reinke Productions), 235 (Annette Falck); Hansen, Gunter: 91, 93; mauritius-images: 47 (imagebroker/ Matthias Hauser); Getty Images: 14/15 (Ozan Hatipoglu/Flickr), Jupiter/Getty Images: 18, 40/41, 58/59, 115, 118, 123, 137, 143, 147, 160, 162, 176, 180/181, 195, 222; Plainpicture: 70 (Michael Knaupp), 127 (Folio Images); Photodisk: 88, 151, 246; Privat: 32, 172; Shutterstock: 52; Südwest Verlag, München: 98 (Olonetzky, Nicolas), 100 li. (Bonisolli, Barbara), 107 (Nagy, Michael), 130 (Rolf Seiffe), 215 (Martina Urban), 217 (Antje Plewinski),
Grafiken: © Tilman Leher

Bildredaktion
Christa Jaeger

Projektleitung
Dr. Harald Kämmerer

Layout und Satz
Lore Wildpanner, München

Redaktion
Monika Schmidt, Claudia Fritzsche, Susanne Schneider

Umschlaggestaltung
R.M.E. Eschlbeck / Kreuzer / Botzenhardt unter Verwendeung eines Motivs von iStockphoto/Stefan Redel und privat (Autorenfoto)

Druck und Verarbeitung
Alcione, Trento

Printed in Italy

ISBN 978-3-517-08439-8

MIX
Papier aus verantwortungsvollen Quellen
FSC® C021956

Penguin Random House Verlagsgruppe N001967